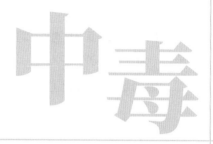

# 中毒

# 经典案例及处置

刘永生 王祖兵 ◎主编

中国人口出版社
China Population Publishing House
全国百佳出版单位

**图书在版编目（CIP）数据**

中毒经典案例及处置 / 刘永生，王祖兵主编 .-- 北京：中国人口出版社，2022.6

ISBN 978-7-5101-8102-3

Ⅰ.①中… Ⅱ.①刘…②王… Ⅲ.①中毒 – 急救 – 案例 Ⅳ.① R595.059.7

中国版本图书馆 CIP 数据核字（2021）第 231588 号

# 中毒经典案例及处置
ZHONGDU JINGDIAN ANLI JI CHUZHI

刘永生　王祖兵　主编

| | |
|---|---|
| 责 任 编 辑 | 刘继娟 |
| 装 帧 设 计 | 侯　铮 |
| 责 任 印 制 | 任伟英　王艳如 |
| 出 版 发 行 | 中国人口出版社 |
| 印　　　刷 | 河北巴彩丰包装制品有限公司 |
| 开　　　本 | 710 毫米 ×1 000 毫米　1/16 |
| 印　　　张 | 24.75 |
| 字　　　数 | 380 千字 |
| 版　　　次 | 2022 年 6 月第 1 版 |
| 印　　　次 | 2022 年 6 月第 1 次印刷 |
| 书　　　号 | ISBN 978-7-5101-8102-3 |
| 定　　　价 | 120.00 元 |

| | |
|---|---|
| 网　　　址 | www.rkcbs.com.cn |
| 电 子 信 箱 | rkcbs@126.com |
| 总编室电话 | （010）83519392 |
| 发行部电话 | （010）83510481 |
| 传　　　真 | （010）83538190 |
| 地　　　址 | 北京市西城区广安门南街 80 号中加大厦 |
| 邮 政 编 码 | 100054 |

# 编 委 会

# 前　言

　　随着科学技术的进步和化学工业的快速发展，各种类型化学物质也越来越多，数量非常庞大。来自中国标准化协会（CAS）的数据显示，2021年底，全球已有的有机化合物和无机化合物数量近2亿种，且以每个工作日数万种的速度增加。来自国际主要知识产权组织的数据显示，2016年中国化学品专利申请量占比超过50%。随着化学工业的发展，新物质的利用，在丰富人们物质生活的同时，也对人类健康带来潜在危害的风险。据世界贸易组织（WTO）估计，全球每年发生严重的中毒事件为10万~50万起，造成约100万人死亡。据我国卫生健康行政部门调查分析，伤害和中毒长期居我国居民死因的第五位。此外，职业中毒一直是我国除尘肺病外最为严重的职业病，尤其是突发的化学中毒事件，因其可预见性差、病因复杂、突发性强、波及面广、病死率高，严重威胁公众生命安全和社会稳定，已成为重大的公共卫生问题。

　　因毒物种类繁多，中毒的临床表现复杂而隐匿，病情急，可危及生命；且很多时候，因中毒现场的破坏很难提供中毒患者准确的毒物接触史。一方面要求现场处置人员抽丝剥茧寻找线索；另一方面要求临床医生通过快速的临床推断予以诊断和救治，而正确的评估处置需要长期专业的实践。中毒往往涉及多器官系统，需要综合治疗以及呼吸机、血液净化、血流动力学监测和体外膜氧合等多种技术的支持，是一个多学科的救治过程。

　　为进一步加强中毒救治队伍建设，规范现场处置和临床治疗方案，提高中毒治愈率，降低病死率和伤残率，提升中毒救援实战能力，我们面向全国开展中毒案例征集，并从征集的案例中遴选出部分典型案例。本书在前期第一册的基础上对遴选出的案例加以梳理、剖析，汇编成第二册。

本书包括两章，第一章是中毒事件相关知识，包括突发公共卫生事件概述、突发中毒事件概述、突发中毒事件现场流行病学调查、中毒事件处置的个体防护、突发公共卫生事件危机心理以及中毒事件处置现场检测六个方面内容。第二章是中毒案例剖析，每个案例均有事件经过、处置（救治）过程、分析讨论以及案例点评等内容。

本书主要面向从事中毒预防控制、卫生应急、临床救治的相关专业人员。本书收录的所有案例均为全国各地真实案例，由参与处置（救治）的专业人员编写。由于案例资料的来源不一，某些历史数据无法溯源和弥补，有些案例详略有别，加之编者的知识水平和能力有限，在章节安排、内容选择、案例分析、案例点评等方面难免有不足之处，恳请专家学者和广大读者批评指正。

编　者

2021 年 12 月

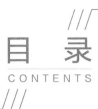

# 目 录
CONTENTS

## 第一章 ▶ 中毒事件相关知识

## 第二章 ▶ 中毒案例剖析

# 附　件

# 第一章
# 中毒事件相关知识

## 第一节　突发公共卫生事件概述

### 一、突发公共事件的定义

突发公共事件指突然发生，造成或者可能造成重大人员伤亡、财产损失、生态环境破坏和严重社会危害，危及公共安全的紧急事件。可以分为以下几类。

1.自然灾害：洪涝、旱灾，气象灾害，地震、海洋、生物灾害和森林火灾等。

2.事故灾难：重大各类安全生产、交通运输、危险化学品、公共设施和设备、辐射、环境污染和生态破坏等事故。

3.公共卫生事件：重大传染病疫情、群体性不明原因疾病、食品安全和职业中毒事件、重大动物疫情及其他严重影响公众健康和生命安全的事件。

4.社会安全事件：恐怖袭击事件、经济安全事件、涉外突发事件等。

### 二、突发公共卫生事件的定义

（一）定义

2003年5月9日，在全国抗击传染性非典型肺炎之际，国务院颁布了《突发公共卫生事件应急条例》，条例中对突发公共卫生事件的定义进行了明确的规定：突发公共卫生事件是指突然发生，造成或者可能造成社会公众健康严重损害的重大传染病疫情、群体性不明原因疾病、重大食物和职业中毒以及其他严重影响公众健康的事件。

（二）分类

1. 重大传染病疫情：是指某种传染病在短时间内发生，波及范围广泛，出现大量的病人或死亡病例。其发病率远远超过常年的发病水平。如1988年上海甲型肝炎暴发，2003年传染性非典型肺炎（SARS）疫情，2004年青海鼠疫疫情，2019年底暴发的新型冠状病毒肺炎疫情等。

2. 群体性不明原因疾病：是指一定时间内（通常是指2周内），在某个相对集中的区域（如一个医疗机构、自然村、社区、建筑工地、学校等集体单位）内同时或者相继出现3例及以上相同临床表现，经县级及以上医院组织专家会诊，不能诊断或解释病因，有重症病例或死亡病例发生的疾病。

群体性不明原因疾病具有临床表现相似性、发病人群聚集性、流行病学关联性、健康损害严重性的特点。这类疾病可能是传染病（包括新发传染病）、中毒或其他未知因素引起的疾病。

3. 重大食物和职业中毒：是指由于食品污染和职业危害的原因而造成的人数众多或者伤亡较重的中毒事件。中毒可通过吞服、吸入有毒物质或者有毒物质与人体接触所产生。

4. 其他严重影响公众健康的事件：是指具有突发事件特征，造成或者可能造成对社会公众健康的严重损害，影响社会稳定的重大事件，如医源性感染暴发，生物、化学、核和辐射恐怖事件，严重威胁或危害公众健康的环境污染事件等。

## 三、突发公共卫生事件的特征

1. 突发性和意外性　突发公共卫生事件都是突然发生、突如其来的，一般是不容易预测的。

2. 多样性　我国地域广阔，人口众多，自然因素和社会因素复杂，导致我国突发公共卫生事件的种类也呈多样性，主要包括生物病原体所致疾病、食物中毒、不明原因引起的群体性疾病、有毒有害因素污染造成的群体中毒、急性职业中毒、各种自然灾害以及生物、化学、核和辐射恐怖事件等。

3. 群体性或公共性 突发公共卫生事件的公共性和群体性是指突发公共卫生事件危害的不是特定的个体，而是不特定的社会群体。

4. 危害的严重性 突发公共卫生事件涉及范围广，影响范围大，对公众健康、生命安全、社会经济发展、生态环境等造成严重危害。

5. 处理的综合性和系统性 许多突发公共卫生事件不仅是一个公共卫生问题，还是一个社会问题，需要各有关部门共同努力，需要全社会动员起来参与这项工作，联防联控，群防群治，在政府的领导下综合协调，才能最终战胜突发公共卫生事件，将其危害降到最低限度。

6. 周期性 突发公共卫生事件不论其大小都具有周期性，根据其发生、发展的过程可将其分为潜在期、暴发期、持续发展期、消除期四个时期。

7. 国际性 伴随着全球化进程的加快，突发公共卫生事件的发生具有一定的国际互动性，一些重大传染病可以通过交通、旅游、运输等各种渠道在国际间进行远距离传播，如 2020 年新型冠状病毒肺炎疫情在全球的大流行。

## 四、突发公共卫生事件的分级

根据突发公共卫生事件的性质、危害程度、涉及范围，划分为一般（Ⅳ级，蓝色）、较大（Ⅲ级、黄色）、重大（Ⅱ级，橙色）和特别重大（Ⅰ级，红色）四级。

（一）特别重大突发公共卫生事件

有下列情形之一的为特别重大突发公共卫生事件（Ⅰ级）：

1. 肺鼠疫、肺炭疽在大、中型城市发生并有扩散趋势，或肺鼠疫、肺炭疽疫情波及 2 个以上的省份，并有进一步扩散趋势。

2. 发生传染性非典型肺炎、人感染高致病性禽流感病例，并有扩散趋势。

3. 涉及多个省份的群体性不明原因疾病，并有扩散趋势。

4. 发生新传染病或我国尚未发现的传染病发生或传人，并有扩散趋势，或发现我国已消灭的传染病重新流行。

5. 发生烈性病菌株、毒株、致病因子等丢失事件。

6. 周边以及与我国通航的国家和地区发生特大传染病疫情，并出现输入性病例，严重危及我国公共卫生安全的事件。

7. 国务院卫生行政部门认定的其他特别重大突发公共卫生事件。

（二）重大突发公共卫生事件

有下列情形之一的为重大突发公共卫生事件（Ⅱ级）：

1. 在一个县（市）行政区域内，一个平均潜伏期内（6天）发生5例以上肺鼠疫、肺炭疽病例，或者相关联的疫情波及2个以上的县（市）。

2. 发生传染性非典型肺炎、人感染高致病性禽流感疑似病例。

3. 腺鼠疫发生流行，在一个市（地）行政区域内，一个平均潜伏期内多点连续发病20例以上，或流行范围波及2个以上市（地）。

4. 霍乱在一个市（地）行政区域内流行，1周内发病30例及以上，或波及2个以上市（地），有扩散趋势。

5. 乙类、丙类传染病波及2个以上县（市），1周内发病水平超过前5年同期平均发病水平2倍。

6. 我国尚未发现的传染病发生或传人，尚未造成扩散。

7. 发生群体性不明原因疾病，扩散到县（市）以外的地区。

8. 发生重大医源性感染事件。

9. 预防接种或群体预防性服药出现人员死亡。

10. 一次食物中毒人数超过100人并出现死亡病例，或出现10例以上死亡病例。

11. 一次发生急性职业中毒50人及以上，或死亡5人及以上。

12. 境内外隐匿运输、邮寄烈性生物病原体、生物毒素造成我国境内人员感染或死亡的。

13. 省级以上人民政府卫生行政部门认定的其他重大突发公共卫生事件。

（三）较大突发公共卫生事件

有下列情形之一的为较大突发公共卫生事件（Ⅲ级）：

1. 发生肺鼠疫、肺炭疽病例，一个平均潜伏期内病例数未超过5例，流行范围在一个县（市）行政区域以内。

2.腺鼠疫发生流行，在一个县（市）行政区域内，一个平均潜伏期内连续发病 10 例以上，或波及 2 个以上县（市）。

3.霍乱在一个县（市）行政区域内发生，1 周内发病 10~29 例，或波及 2 个以上县（市），或市（地）级以上城市的市区首次发生。

4.一周内在一个县（市）行政区域内，乙类、丙类传染病发病水平超过前 5 年同期平均发病水平 1 倍以上。

5.在一个县（市）行政区域内发现群体性不明原因疾病。

6.一次食物中毒人数超过 100 人，或出现死亡病例。

7.预防接种或群体预防性服药出现群体心因性反应或不良反应。

8.一次发生急性职业中毒 10~49 人，或死亡 4 人及以下。

9.市（地）级以上人民政府卫生行政部门认定的其他较大突发公共卫生事件。

（四）一般突发公共卫生事件

有下列情形之一的为一般突发公共卫生事件（Ⅳ级）：

1.腺鼠疫在一个县（市）行政区域内发生，一个平均潜伏期内病例数未超过 10 例。

2.霍乱在一个县（市）行政区域内发生，1 周内发病 9 例及以下。

3.一次食物中毒人数 30~99 人，未出现死亡病例。

4.一次发生急性职业中毒 9 人及以下，未出现死亡病例。

5.县级以上人民政府卫生行政部门认定的其他一般突发公共卫生事件。

## 五、突发公共卫生事件法律、法规

2003 年，国务院颁布了《突发公共卫生事件应急条例》；2004 年和 2013 年，分别对《中华人民共和国传染病防治法》进行了修订。《突发公共卫生事件应急条例》和《中华人民共和国传染病防治法》的颁布和实施，是从根本上建立国家突发公共卫生事件应急机制的重大举措，为我国应对突发公共卫生事件提供了更有力的法律武器，标志着我国应对突发公共卫生事件进一步纳入法制化管理轨道，也标志着我国突发公共卫生事件应急机制进一步完善。

现在已经颁布的与突发公共卫生事件应急有关的法律法规还有《中华人民共和国突发事件应对法》《中华人民共和国职业病防治法》《中华人民共和国食品安全法》《中华人民共和国国境卫生检疫法》《中华人民共和国动物防疫法》《中华人民共和国执业医师法》《国内交通卫生检疫条例》《病原微生物实验室生物安全管理条例》《使用有毒物品作业场所劳动保护条例》《危险化学品安全管理条例》《放射事故管理条例》《核事故医学应急管理规定》《突发公共卫生事件与传染病疫情监测信息报告管理办法》《食物中毒事故处理办法》等，这些法律法规对保障突发公共卫生事件应急处理起到了重要作用。

## 六、突发公共卫生事件的应急管理

应对突发公共卫生事件是对社会公众承受能力的考验，更是对卫生部门维护国家安全、社会稳定和人民群众利益的能力的考验，也是对卫生部门履行政府社会管理和公共服务职能的能力的考验。2003年传染性非典型肺炎疫情暴发后，我国非常重视突发公共卫生事件应急处置能力建设，逐步建立健全我国处置突发公共卫生事件的应急机制。2019年新冠肺炎疫情发生以来，我国突发公共卫生事件的应急反应机制、疾病预防控制体系和卫生监督执法体系进一步得到完善。

（一）突发公共卫生事件应急工作方针和原则

遵循预防为主、常备不懈的方针，贯彻统一领导、分级负责、反应及时、措施果断、依靠科学、加强合作的原则。

（二）报告与信息发布

国务院卫生行政主管部门制定突发事件应急报告规范，建立重大、紧急疫情信息报告系统。

突发事件监测机构、医疗卫生机构和有关单位发现突发公共卫生事件情形之一的，应当在2小时内向所在地县级人民政府卫生行政主管部门报告；接到报告的卫生行政主管部门应当在2小时内向本级人民政府报告，并同时向上级人民政府卫生行政主管部门和国务院卫生行政主管部门报告。

县级人民政府应当在接到报告后2小时内向设区的市级人民政府

或者上一级人民政府报告；设区的市级人民政府应当在接到报告后 2 小时内向省、自治区、直辖市人民政府报告。

省、自治区、直辖市人民政府应当在接到报告 1 小时内，向国务院卫生行政主管部门报告。

国务院卫生行政主管部门对可能造成重大社会影响的突发事件，应当立即向国务院报告。

国家建立突发事件举报制度，公布统一的突发事件报告、举报电话。任何单位和个人有权向人民政府及其有关部门报告突发事件隐患，有权向上级人民政府及其有关部门举报地方人民政府及其有关部门不履行突发事件应急处理职责，或者不按照规定履行职责的情况。接到报告、举报的有关人民政府及其有关部门，应当立即组织对突发事件隐患、不履行或者不按照规定履行突发事件应急处理职责的情况进行调查处理。

国家建立突发事件的信息发布制度。国务院卫生行政主管部门负责向社会发布突发事件的信息。必要时，可以授权省、自治区、直辖市人民政府卫生行政主管部门向社会发布本行政区域内突发事件的信息。信息发布应当及时、准确、全面。发布内容包括：

1. 突发公共卫生事件性质、原因；

2. 突发公共卫生事件发生地及范围；

3. 突发公共卫生事件人员的发病、伤亡及涉及的人员范围；

4. 突发公共卫生事件处理和控制情况；

5. 突发公共卫生事件发生地的解除。

（三）应急处理

1. 应急预案

国务院卫生行政主管部门按照分类指导、快速反应的要求，制定全国突发事件应急预案，报请国务院批准。省、自治区、直辖市人民政府根据全国突发事件应急预案，结合本地实际情况，制定本行政区域的突发事件应急预案。应急预案包括以下主要内容：

（1）突发事件应急处理指挥部的组成和相关部门的职责；

（2）突发事件的监测与预警；

（3）突发事件信息的收集、分析、报告、通报制度；

（4）突发事件应急处理技术和监测机构及其任务；

（5）突发事件的分级和应急处理工作方案；

（6）突发事件预防、现场控制，应急设施、设备、救治药品和医疗器械以及其他物资和技术的储备与调度；

（7）突发事件应急处理专业队伍的建设和培训。

2.应急处理

（1）政府采取的应急处理措施　突发事件发生后，国务院和省级政府应当按照规定启动预案，对突发事件进行统一领导和指挥。应急处理指挥部有权紧急调集人员、储备的物资、交通工具以及相关设施、设备；必要时对人员进行疏散或者隔离，并可以依法对传染病疫区实行封锁；根据突发事件应急处理的需要，可以对食物和水源采取控制措施。突发事件发生地的人民政府有关部门根据职责要求，服从应急处理指挥部的统一指挥，立即到达规定岗位，采取有关的控制措施。

县级以上地方人民政府接到突发事件的报告后，应当立即组织力量对报告实行调查核实、确证，采取必要的控制措施，并及时报告调查情况；应当保证突发事件应急处理急需的医疗救护设备、救治药品、医疗器械等物资的生产、供应；应当对传染病暴发、流行区域内流动人口的预防工作，采取就地隔离、就地观察、就地治疗的措施，对需要转诊的人员进行转诊；应当提供必要的资金，保障因突发事件致病、致残的人员得到及时、有效的救治；对参加突发公共卫生事件应急处理的医疗卫生人员给予适当补助和保障津贴；对参加应急处理工作做出贡献的人员给予表彰和奖励；对因参与应急处理工作致病、致残、死亡的人员按照国家有关规定给予相应的补助和抚恤。

（2）卫生行政部门采取的应急处理措施　突发事件发生后，国家卫生健康委和省级卫生行政部门应当组织专家对突发事件进行综合评估，初步判断突发事件的类型，向政府提出是否启动预案的建议；通报和发布信息；国务院卫生行政主管部门对新发现的突发传染病，根据危害程度、流行强度，依照《中华人民共和国传染病防治法》的规定及时宣布为法定传染病，宣布为甲类传染病的，由国务院决定；对新发现的传染病、不明原因的群体性疾病、重大食物中毒和职业中毒事件，国务院卫生行政主管部门应当尽快组织力量制定相关的技术标准、规范和控制措施。县级以上地方卫生行政部门应当对突发事件现场等采取控制措施，宣传突发事件防治知识，及时对易受感染的人群和其他易受损害的人群采取应急接种、预防性投药、群体防护等措施；接到交通工具上发现传染病患者、疑似传染病患者的报告后，立即组织有关人员采取相应的医学控制措施。

（3）其他有关部门采取的应急处理措施 参加应急处理指挥部工作，根据预案规定的职责要求，服从突发事件应急处理指挥部的统一指挥，做好应急处理的有关工作；切实履行职责，保证突发事件应急处理工作的正常进行；根据突发事件预案的要求，保证应急设施、设备、救治药品和医疗器械等物资储备和供应；发现可能引起突发事件的情形时，应当及时向同级人民政府卫生行政部门通报；铁路、交通、民航行政主管部门根据各自的职责，依法对交通工具上的传染病患者及密切接触者采取控制措施；公安机关依法协助有关部门对拒绝配合接受隔离治疗、医学观察措施的患者、疑似患者和传染病患者密切接触者强制执行。

（4）医疗卫生机构采取的应急处理措施 医疗卫生机构应当对传染病做到早发现、早报告、早隔离、早治疗，切断传播途径，防止扩散。医疗卫生机构、监测机构和科学研究机构应当服从突发事件应急处理指挥部的统一指挥，相互配合协作，集中力量开展相关的科学研究工作。国家卫生健康委和其他有关部门指定的专业技术机构有权进入突发事件现场进行调查、采样、技术分析和检验。医疗卫生机构应当对因突发事件致病的人员提供医疗救护和现场救援；对就诊的患者必须接诊治疗，并书写详细、完整的病历记录；对需要转诊的患者应当按照规定将患者及其病历复印件转送至接诊的或者指定的医疗机构；应当采取卫生防护措施，防止交叉感染和污染，如对医院内被污染场所、物品、排泄物的卫生处理，患者、疑似患者尸体的消毒处理，使用有效防护用品防止医务人员感染等；应当对传染病患者密切接触者采取医学观察措施。医疗机构收治传染病患者、疑似传染病患者应当依法报告所在地的疾病预防控制机构。疾病预防控制机构接到报告后应当立即对可能受到危害的人员进行调查，根据需要以及《中华人民共和国传染病防治法》等法律、法规、规章的规定采取必要的控制措施，如对患者、疑似患者、密切接触者的流行病学调查和医学观察，对被污染场所、物品进行卫生处理，对在医疗机构外死亡的患者、疑似患者的尸体进行消毒处理等。

（刘永生、李阳　重庆市职业病防治院）

**参考文献：**

[1]《中华人民共和国传染病防治法》，2004 年修订，2004 年 12 月 1 日施行，2013 年 6 月 29 日修改。

[2]《中华人民共和国职业病防治法》，2001 年 10 月 1 日通过，2002 年 5 月 1 日实施，2018 年 12 月 29 日第四次修正。

[3]《突发公共卫生事件应急处理条例》，2003 年 5 月 7 日通过，2003 年 5 月 9 日实施，2011 年 1 月 8 日修订。

[4]《国家突发公共卫生事件应急预案》，2006 年 2 月 26 日发布。

[5]《群体性不明原因疾病应急处置方案》（卫应急发〔2007〕21 号）。

[6]钱宇平．流行病学［M］．北京：人民卫生出版社，1986．

[7]卫生部人才交流服务中心．突发公共卫生事件应急处理［M］．济南：山东大学出版社，2004．

[8]李士雪，单莹．新型冠状病毒肺炎研究进展述评［J］．山东大学学报（医学版），2020，58（3）：19-25．

# 第二节 突发中毒事件概述

## 一、突发中毒事件的概念

突发中毒事件是指在短时间内，毒物通过一定方式作用于特定人群造成的健康影响事件。这里所指的突发中毒事件是指毒物造成的急性群体性健康影响。不包括慢性中毒事件、放射性同位素和射线装置失控导致人员受到异常照射引起的辐射事故以及病原微生物引起的感染性和传染性疾病等。

## 二、突发中毒事件成因

突发中毒事件多数是并发、继发或其他类别公共事件的衍生事件，事件主体往往是其他事件，形成的原因由以下四类突发公共事件造成。

1. 自然灾害：我国是自然灾害频发的国家，各类自然灾害都能够伴生或次生出毒物造成人体伤害事件，如 2008 年汶川地震，氮肥厂泄漏的氨气造成了近千人中毒；火山爆发时均能够释放出有毒气体；2011 年 8 月台风"梅花"冲垮大连化工企业堤坝，造成化学物质泄漏引起周边群众暴露。因此，在自然灾害的应对准备、处置中都要充分考虑区域内有毒物质，及时开展风险评估，并进行应急处理。

2. 事故灾难：我国发生的事故灾难主要是安全生产事故和环境事故，在这两类事故中，人群中毒防范、应对处置是最主要的目标。1984 年印度博帕尔农药厂异氰酸甲酯泄漏造成 5500 人死亡，20 万人中毒。1999 年洛阳东都商厦大火，造成 309 人死亡均为有毒烟雾窒息所致。2003 年重庆开县井喷造成 10000 人到医院就诊、2142 人住院治疗、243 人死亡。此类事件还包括突发职业危害事件，引起职业人群急性中毒。

3. 公共卫生事件：主要包括食品安全原因引起的突发中毒事件、药品本身及污染引起的群发事件等类型。此类事件涉及面广，除对公众健康影响外，多数伴有社会安全问题产生。如 2003 年发生在辽宁、吉林、贵州等地的"豆奶中毒"事件以及亚硝酸盐中毒事件。

4.社会安全事件：此类能够引起中毒的事件主要有化学恐怖事件、投毒犯罪、服毒自杀等。这类事件发生突兀，往往无明确先兆、社会危害大、影响社会安定和国家安全。如 1995 年东京地铁沙林毒气事件就是恐怖分子在地铁中投放神经毒气沙林致使 12 名乘客死亡，5000 余人中毒。我国近年发生多起投毒犯罪也造成了严重的公众健康危害。2002 年造成 42 人死亡、近 400 人严重中毒的南京特大中毒事件就是食品被投毒所致。

## 三、突发中毒事件特点

1.事件发生突然：突发中毒事件与其他类别突发公共卫生事件相比出现更为突然，往往是在一次泄漏事故、爆炸事件后，或无任何明显征兆就出现人群毒物危害。毒物在常温常压下可以呈固态、液态或气态，不同状态的毒物通过环境介质、食品、饮用水等途径进入人体，引发群体性中毒。气态有毒物质能够以很快的速度扩散，毒物污染的食品在现代物流分配体系下能够短时间被运送到大范围的区域，人体的呼吸道、消化道对毒物吸收快，这些环节决定了中毒事件发生的突然性。

2.暴露与发病关系密切：毒物对人群健康影响的规律性较强，特定毒物暴露、人体代谢、内剂量水平、剂量效应、健康结局明确，从暴露到发病的潜伏期相对较短，个体间差异小，这些特点决定了中毒事件易被发现，暴露危险因素容易识别，这也为快速有效处置突发事件提供了可能。但在有些事件中会出现混杂因素多，事件原因隐匿，病因迟迟不能确定的情况。如 20 世纪 70 年代开始出现的云南猝死，持续存在了近 40 年，造成了 400 余人死亡，至今不能明确原因。

3.毒物暴露个体的健康影响相同或相近：毒物进入机体造成健康影响往往具有器官（组织）特征，一般把主要受到影响的器官（组织）称为靶器官。一种毒物在特定进入机体途径和量的条件下，健康影响是一定的。也就是在临床上表现出特定的症状、体征，或出现典型的综合征。这些特点是明确中毒诊断、确定严重程度和病情转归的重要观察点。但也有些毒物影响的靶器官不明显。

4. 快速响应，早期采取恰当处置措施是成功应对各类中毒事件的关键：中毒事件发生突然、事件危害进展迅速，受到伤害的个体病情进展快，多数具有自限性。故要有效地应对此类事件，必须尽早介入事件防控，切断引起健康危害的毒物与人群的接触，减少暴露人数、降低暴露剂量和暴露时间，就能够将事件危害控制到最低水平。明确高效的组织体系、响应快速的专业应急团队、强有力的保障机制是实现快速响应的基础。

5. 防范和减少公众毒物暴露是应急工作重点：从剂量—反应关系来看，毒物暴露剂量决定人群健康损害程度。所以中毒事件卫生应急成功的关键是控制公众毒物暴露，通过开展风险评估，按人群暴露情况进行分类处理。对事故核心区的中毒患者要采取有效措施转移到洁净区域，去除污染衣物，开展皮肤清洗等洗消工作；根据毒物扩散规律对周边人群进行疏散，并开展健康监护，早期发现问题采取相应的应急措施。

## 四、中毒事件卫生应急组织体系及职责

### （一）卫生行政部门

在国务院统一领导下，国务院卫生行政部门负责组织、协调全国突发中毒事件的卫生应急工作，负责统一指挥、协调特别重大突发中毒事件的卫生应急处置工作。国家卫健委卫生应急办公室负责突发中毒事件卫生应急的日常管理工作。

各级地方卫生行政部门在本级人民政府领导下，负责组织、协调本行政区域内突发中毒事件的卫生应急工作；配合相关部门，做好安全生产或环境污染等突发事件中，涉及群体中毒的卫生应急工作。按照分级处置的原则，省级、地市级、县级卫生行政部门分别负责统一指挥、协调重大、较大和一般级别的突发中毒事件的卫生应急工作。

### （二）专家咨询组织

根据原卫生部《突发中毒事件卫生应急处置预案》规定，各级卫

生行政部门设立突发中毒事件专家组织，其主要职责包括以下几方面。

1. 对突发中毒事件应急准备提出咨询建议，参与制订、修订突发中毒事件相关预案和技术方案。

2. 对确定突发中毒事件预警、事件分级及采取相应的重要措施提出建议，对突发中毒事件应急处理进行技术指导，对突发中毒事件应急响应的终止、后期评估提出咨询意见。

3. 承担突发中毒事件应急指挥机构和日常管理机构交办的其他工作。

（三）专业机构的职责

各级各类医疗卫生机构是突发中毒事件卫生应急的专业技术机构，要结合本单位职责做好应对突发中毒事件的各种准备工作，加强专业技术人员能力培训，提高应对的技术水平和能力。发生突发中毒事件后，在卫生行政部门的统一领导下，开展卫生应急处理工作。

1. 化学中毒救治基地及指定救治机构：国务院卫生行政部门及地方各级政府卫生行政部门应当确立本级化学中毒救治基地或指定救治机构，作为承担突发中毒事件卫生应急工作的主要医疗机构。化学中毒救治基地及指定救治机构应做好以下工作。

（1）国家级化学中毒救治基地要根据需要承担或统筹指导特别重大级别的突发中毒事件现场卫生应急工作和中毒患者救治工作，以及指导和支持地方救治基地卫生应急工作；全面掌握突发中毒事件卫生应急处置技术，开展中毒检测、诊断和救治技术的研究；协助国家卫生健康委制订突发中毒事件卫生应急相关技术方案；负责全国突发中毒事件的毒物检测、救治技术培训和指导，以及开展全国化学中毒信息咨询服务工作。

（2）省级化学中毒救治基地开展辖区内重大突发中毒事件现场医学处理工作；负责辖区内的突发中毒事件的救治技术指导和培训；开展中毒检测、诊断和临床救治工作，以及中毒信息咨询工作等。

（3）市（地）级化学中毒救治基地或指定救治机构，负责辖区内较大突发中毒事件的现场处理和临床诊治技术指导；面向辖区提供中毒信息服务；承担本辖区内中毒事件现场医学处理工作。

（4）县（市）级化学中毒救治基地或指定救治机构，负责辖区内一般突发中毒事件的现场处理和临床诊治技术指导；面向辖区提供中毒信息服务；承担本辖区内中毒事件现场医学处理工作。

2. 相关医疗机构

（1）开展突发中毒事件和中毒病例报告工作。

（2）开展中毒患者的现场医疗救治、转运、院内诊疗工作。

（3）向当地人民政府卫生行政部门报告中毒患者转归情况。

（4）协助疾病预防控制机构开展中毒患者的流行病学调查，并采集有关生物样本。

3. 疾病预防控制机构

（1）开展突发中毒事件的监测、报告和分析工作。

（2）开展突发中毒事件的现场调查和处理，提出有针对性的现场预防控制措施建议。

（3）开展突发中毒事件的现场快速鉴定和检测，按照有关技术规范采集样本，开展中毒事件样本的实验室鉴定、检验和检测工作。

（4）组织开展突发中毒事件暴露人群的健康监护工作。

（5）开展突发中毒事件人群健康影响评价工作。

4. 卫生监督执法机构

（1）在卫生行政部门领导下，协助对参与突发中毒事件处置的医疗卫生机构有关卫生应急措施的落实情况开展督导、检查。

（2）协助卫生行政部门依据有关法律法规，调查处理突发中毒事件卫生应急工作中的违法行为。

（3）根据"三定"规定明确的职责，对突发中毒事件肇事单位和责任单位进行卫生执法监督。

（四）卫生应急专业队伍

各级卫生行政部门成立突发中毒事件卫生应急专业队伍，配备必要处置和保障装备，定期组织专业培训、演习和演练。建立管理制度及调配机制。队伍接受本级卫生行政部门调用，参与突发中毒事件应急处理工作。

## 五、突发中毒事件分级

2011 年，按照《卫生部突发中毒事件卫生应急预案》，根据突发中毒事件危害程度和涉及范围等因素，将突发中毒事件分为特别重大（Ⅰ级）、重大（Ⅱ级）、较大（Ⅲ级）和一般（Ⅳ级）突发中毒事件四级。在《国家突发公共卫生事件应急预案》修订前，食物中毒及急性职业中毒事件按照其分级标准执行。

1. 特别重大突发中毒事件（Ⅰ级）

有下列情形之一的为特别重大突发中毒事件：

（1）一起突发中毒事件，中毒人数在 100 人及以上且死亡 10 人及以上；或死亡 30 人及以上。

（2）在一个县（市）级行政区域 24 小时内出现 2 起及以上可能存在联系的同类中毒事件时，累计中毒人数 100 人及以上且死亡 10 人及以上；或累计死亡 30 人及以上。

（3）全国 2 个及以上省（自治区、直辖市）发生同类重大突发中毒事件（Ⅱ级），并有证据表明这些事件原因存在明确联系。

（4）国务院及其卫生行政部门认定的其他情形。

2. 重大突发中毒事件（Ⅱ级）

有下列情形之一的为重大突发中毒事件：

（1）一起突发中毒事件暴露人数 2000 人及以上。

（2）一起突发中毒事件，中毒人数在 100 人及以上且死亡 2~9 人；或死亡 10~29 人。

（3）在一个县（市）级行政区域 24 小时内出现 2 起及以上可能存在联系的同类中毒事件时，累计中毒人数 100 人及以上且死亡 2~9 人；或累计死亡 10~29 人。

（4）全省 2 个及以上市（地）级区域内发生同类较大突发中毒事件（Ⅲ级），并有证据表明这些事件原因存在明确联系。

（5）省级及以上人民政府及其卫生行政部门认定的其他情形。

3. 较大突发中毒事件（Ⅲ级）

有下列情形之一的为较大突发中毒事件：

（1）一起突发中毒事件暴露人数 1000~1999 人。

（2）一起突发中毒事件，中毒人数在 100 人及以上且死亡 1 人；或死亡 3~9 人。

（3）在一个县（市）级行政区域 24 小时内出现 2 起及以上可能存在联系的同类中毒事件时，累计中毒人数 100 人及以上且死亡 1 人；或累计死亡 3~9 人。

（4）全市（地）2 个及以上县（市）区发生同类一般突发中毒事件（Ⅳ级），并有证据表明这些事件原因存在明确联系。

（5）市（地）级及以上人民政府及其卫生行政部门认定的其他情形。

4. 一般突发中毒事件（Ⅳ级）

有下列情形之一的为一般突发中毒事件：

（1）一起突发中毒事件暴露人数在 50~999 人。

（2）一起突发中毒事件，中毒人数在 10 人及以上且无人员死亡；或死亡 1~2 人。

（3）在一个县（市）级行政区域 24 小时内出现 2 起及以上可能存在联系的同类中毒事件，累计中毒人数 10 人及以上且无人员死亡；或死亡 1~2 人。

（4）县（市）级及以上人民政府及其卫生行政部门认定的其他情形。

此分级是用于突发中毒事件的卫生应急，对于事件原因是食品安全、职业安全、环境灾难等，整体应急工作按照相应预案分级。

## 六、中毒事件卫生应急处置的基本任务

1. 应急响应原则

发生突发中毒事件时，各级卫生行政部门在本级人民政府领导下和上一级卫生行政部门技术指导下，按照属地管理、分级响应的原则，迅速成立中毒卫生应急救援现场指挥机构，组织专家制定相关医学处置方案，积极开展卫生应急工作。

2. 分级响应

Ⅰ级响应：国务院卫生行政部门组织有关专家对事件进行分析论证，向国务院和全国突发公共事件应急指挥部提出Ⅰ级应急响应的

建议。

Ⅱ级响应：由省级人民政府卫生行政部门组织有关专家对事件进行调查分析论证，向本级人民政府和国务院卫生行政部门提出Ⅱ级应急响应的建议。

Ⅲ级响应：由市（地）级人民政府卫生行政部门组织有关专家对事件进行分析论证，向本级人民政府和上一级卫生行政部门提出Ⅲ级应急响应的建议。

Ⅳ级响应：由县（市）级人民政府卫生行政部门组织有关专家对事件进行分析论证，向本级人民政府和上一级卫生行政部门提出Ⅳ级应急响应的建议。

3. 分级响应的实施

（1）各级人民政府卫生行政部门：各级人民政府卫生行政部门在本级人民政府或本级突发中毒事件应急指挥部的统一领导，以及上一级人民政府卫生行政部门的业务指导下，调集卫生应急专业队伍和相关资源，开展突发中毒事件卫生应急救援工作。

（2）各级医疗卫生机构：按职责分工实施应急响应工作。

（3）非事件发生地区应急响应的实施：可能受突发中毒事件影响的毗邻地区，应根据突发中毒事件的性质、特点、发展趋势等情况，分析本地区受波及的可能性和程度，重点做好以下工作：

1）密切关注事件进展，及时获取相关信息。

2）加强重点环节的监测，必要时可发布本地区预警信息，并采取必要的控制措施，如暂停可疑水源、可疑食品或其他物品的供应。

3）组织做好本行政区域的应急处理所需的人员与物资准备。

4）开展中毒预防控制知识宣传和健康教育，指导公众识别和停止接触可疑有毒物质，提高公众自我保护意识和能力。

（4）现场处置：具备有效防护能力、正确处置知识和技能的医疗卫生应急人员承担突发中毒事件卫生应急现场处置工作，并详细记录现场处置相关内容，按流程后送以及做好交接工作。

1）脱离接触：卫生部门积极配合公安消防、安全生产监督管理、环境保护等部门控制中毒现场的危害源，搜救中毒人员，封锁危险区域以及封存相关物品，防止其他人员继续接触有毒物质。

2）现场分区和警示标识：存在毒物扩散趋势的中毒事件现场，应根据危害源的性质和扩散趋势、气象条件等情况进行现场分区，危害源周围核心区域为热区，用红色警示线隔离；红色警示线外设立温区，用黄色警示线隔离；黄色警示线外设立冷区，用绿色警示线隔离。除警示线外，可在相应区域同时设置警示标识。

医疗救援区设立在冷区，可结合现场救援工作需要，在医疗救援区内设立洗消区、检伤区、观察区、抢救区、转运区、指挥区、尸体停放区等功能分区。

3）现场快速检测及现场采样：医疗卫生应急队伍应当具备常见毒物的现场检测设备和相应技术能力，同时开展现场采样工作。

4）现场洗消：在温区与冷区交界处设立现场洗消点，医疗卫生救援人员协助消防部门对重伤员进行洗消，同时注意染毒衣物和染毒贵重物品的特殊处理。

5）现场检伤：现场检伤区设立在现场洗消区附近的冷区内，医疗卫生救援队伍负责对中毒受累人员进行现场检伤，以最大限度地减少毒物对人体健康的损害。参照国际统一标准以及毒物对人体健康危害的特点，将中毒受累人员分为优先处置、次优先处置、延后处置和暂不处置四类，分别用红、黄、绿、黑四种颜色表示。标红色的为必须紧急处理的危重症患者，优先处置；标黄色的为可延迟处理的重症患者，次优先处置；标绿色的为轻症患者或可能受到伤害的人群，可不在现场处置；标黑色的为无法救治人员，暂不处置。

6）患者转运：转运突发中毒现场患者应遵循以下原则：①对有严重污染、大量摄入毒物或转运途中有生命危险的危重症患者，应予以洗消、催吐和初步救治等现场医疗处理后，病情相对稳定再行转运；②转运过程中，医护人员必须密切观察患者病情变化，确保治疗持续进行，并随时采取相应急救措施；③统一指挥调度，合理分流患者；做好患者交接，及时汇总上报。

7）医疗卫生救援人员的防护：参与医疗卫生救援的人员进入现场应首先根据危害水平选择适宜的个体防护装备，任何个人和组织不能在没有适当个体防护的情况下进入现场工作。使用个体防护装备时必须了解各类防护装备的性能和局限性，以确保救援人员的安全。

8）公众的安全保护：根据突发中毒事件特点，各级卫生部门配合有关部门积极采取措施，安全转移暴露区域的公众。发生有毒气体泄漏事件后，根据当地气象条件和地理位置特点，将暴露区域群众转移到上风方向或侧上风方向的安全区域，必要时，应提供合适的呼吸防护用品。发生毒物污染水源、土壤和食物等中毒事件后，要立即标记和封锁污染区域，及时控制污染源，切断并避免公众接触有毒物质。

9）院内救治：根据毒物特点及患者情况，各级医疗卫生机构组织开展对转运至院内患者，给予进一步清除体表毒物的二次洗消，以及采取清除体内毒物的措施，特别注意潜伏期较长和复合伤患者的院内观察和综合救治工作。

4.应急响应的终止

突发中毒事件卫生应急响应的终止必须同时符合以下条件：突发中毒事件危害源和相关危险因素得到有效控制，无同源性新发中毒病例出现，多数中毒患者病情得到基本控制。

各级卫生行政部门根据应急响应的终止条件，组织专家进行论证，提出终止卫生应急响应的建议，报本级人民政府或其设定的突发事件应急指挥部批准后实施，并向上一级人民政府卫生行政部门报告。

（王永义　重庆市职业病防治院）

# 第三节　突发中毒事件现场流行病学调查

现场流行病学是应用流行病学和其他相关学科的理论和方法，对在发生现场人群中重要公共卫生问题的预防和控制，并进行效果评价，以保护和增进群体健康的学科。现场流行病学是应对突发中毒事件的基础手段，现场调查能提供与毒物和健康有关的信息，探索突发中毒事件发生的原因，描述中毒暴露人群的疾病与健康状况，评估中毒干预效果。

## 一、现场流行病学调查的目的和特点

突发中毒事件现场流行病学调查既是应急现场调查，也是暴发调查，其目的是尽快明确病因，以便及时采取针对性的措施，控制事件的进一步发展。一旦发生突发中毒事件，现场流行病学调查的主要目的，就是能很快判断出可能的原因或影响因素并能及时控制直至消除，具体包括：①探究突发中毒事件发生的原因；②预防和控制突发中毒事件的发生和发展；③对策或措施的实施和效果评价。

在实际的突发中毒事件处置中，有些事件的中毒原因并不是非常容易查找的，常常需要经过严格的流行病学以及卫生学调查和分析，同时还需要仔细地采集样本和实验室检测，才有可能找到真正的原因。

调查的特点是时间紧、情况急、要求高。中毒事件发生一般来势凶猛，短时间内出现大量患者，居民可能出现恐慌，政府高度重视。在这种紧急情况下，既没有足够的时间做调查前的准备，在调查中也不能按常规方法一步一步进行，往往要求我们在中毒事件发生后立即进行调查，并需尽快提出假设或初步结论，进而制定相应的预防控制措施。因此，一般是边调查、边分析、边采取控制措施。

疾病暴发初期，通常原因不明且发展迅速，欲对其进行有效的控制需要获得及时、真实和足够的信息。对于病因明确的疾病，辨别其临床症状，分离和鉴定其病原体，了解其传染源、传播途径和导致流行的危险因素是较为简单明确的；但对于病因不明的疾病的暴发，调查工作将是较为困难的。不管病因是否明确，调查者都必须认真细致地收集该病的临床、实验室和有关的流行病学证据，以描述该病的分布，分析暴发流行的原因。

调查时首先要确保人员安全，同时要采取必要措施避免或减少公众健康受到进一步伤害。现场救援和调查工作要求必须 2 人以上协同进行，进入生产、储存、通风不良等事故现场时，需进行现场检测确保安全，采取必要的个体防护。

出现重大公共卫生事件时，应本着抢救患者，保护所有处于危险中的人权的原则，采取调查和控制处理同时进行，边调查边控制的方针。

## 二、现场流行病学研究的主要方法

现场流行病学的研究方法包括描述性研究、定性研究、分析性研究和干预性研究。描述性研究和定性研究是收集研究信息的重要手段，是现场流行病学工作的第一步，也是分析性研究的基础。当描述性研究和定性研究提出突发卫生事件的病因（或原因）的初步假设后，便可以采用分析性研究方法进行假设验证。

1. 描述性研究的基本方法就是通过在特定人群中收集社会人口学特征资料、疾病和健康状况相关的资料，然后按照地区、时间、人群特征计算疾病和健康状况的频率指标，如发病率、患病率、死亡率等，描述疾病或健康状况的地区特征、时间特征和人群特征（即描述疾病的三间分布）。

2. 定性研究指的是在自然环境下，使用实地体验、开放型访谈、参与型和非参与型观察、文献分析、个案调查等方法对社会现象进行深入细致和长期的研究。其分析方式以归纳为主，流行病学应用的定性研究方法主要包括观察法、访谈法、地图法、快速评估和情境分析等，通过这些方法收集资料，充分了解调查对象的社会人口学特征、行为特征以及其他与疾病和健康相关的特征，从而在此基础上建立假设和理论。

3. 分析性研究一般包括病例对照研究和队列研究两种。

（1）病例对照研究

病例对照研究的基本原理是以确诊的患有某特定疾病的一组患者作为病例，以不患有该病但具有可比性的一组个体作为对照，通过询问、实验室检查或复查病史，收集既往各种可能的危险因素的暴露史，测量并比较病例组与对照组中各因素的暴露比例，经统计学检验，若两组差别有意义，则认为因素与疾病之间存在统计学上的关联。在评估了各种偏倚对研究结果的影响之后，再借助病因推断技术，推断出某个或某些暴露因素是疾病的危险因素，从而达到探索和检验疾病病因假说的目的。这是一种回顺性的从果查因的研究方法，是在疾病发生之后去追溯假定的病因因素。

在病例对照研究中，首先进行统计学检验，判断其与疾病之间是否有统计学关联。其次定量评价该因素与疾病之间的效应值，主要计算指标有比值比（OR）、归因危险百分比（ARP）和人群归因危险度百分比（PARP）等。其中 OR 是最主要的指标，也是病例对照研究中最核心的指标，常用来评价疾病与暴露关联程度及方向；ARP 用来评价有暴露因素的人群其发病有多大程度是该暴露因素引起的；PARP 则是用来评价人群中由于暴露或接触某因素所引起的发病占整个人群发病的比例。

（2）队列研究

队列研究方法就是在研究开始时，按照是否暴露于某因素将人群划分为暴露组和非暴露组。如果有两个以上的队列，每个队列可以具有不同的暴露水平或暴露类型，然后随访各组一定时间，通过测量及比较各组疾病的发病率或死亡率，确定暴露因素与疾病的联系，从而达到检验病因假设的目的。

队列研究资料分析时，首先描述研究对象的组成及人口学特征、随访时间、结局及失访情况等，分析两组的可比性及资料的可靠性。其次分别计算两组或多组结局的发生率，根据研究队列人群的稳定情况，可选择计算累积发病率（cumulative incidence rate）或发病密度（incidence density）。最后进行统计推断，直接计算两组之间的率比和率差，即相对危险度（relative risk，RR）与归因危险度（AR）等关联强度指标，从而可准确地评价暴露的效应。

4.干预性研究主要是针对突发中毒事件的问题，提出并采取各种控制措施，以消除威胁公众健康的因素，同时对其措施进行客观的评价，以便正确地指导现场工作。干预性研究的数据可以分析效果指数、保护率，或干预组与对照组某疾病的发病率、危险因素的暴露率及数值变量均值水平的差异，可能的显著性检验方法有卡方检验、t检验及方差分析等。

## 三、现场流行病学调查的方法

现场流行病学调查主要包括核实事件，组织准备，建立病例定义，搜索核实病例数，描述性"三间分布"，现场卫生学调查，建立并验证假设，采取控制措施、评估措施的效果，确认暴发终止，调查结论及书面报告等步骤。

（一）核实事件

结合事件报告内容收集、核实事件信息，包括发生中毒事故的单位、地址、时间、中毒人数、主要临床表现、处理情况、报告单位、报告人及联系方式等。一般按照食物中毒事件、急性职业中毒事件、化学品泄漏突发事件等分类，初步拟定现场流行病学调查计划，确定调查组负责人及成员，进行调查分工。

（二）组织准备

调查出发前应准备信息资料收集、应急调查包、个体防护装备、通信工具等。

信息资料收集应根据中毒事件报告内容准备相关专业资料和数据库、收集有关文献、技术规范、标准，拟定中毒个案调查登记表、调查结果汇总表等。

应急调查包一般应配备快速检测仪器、采样装备、照相机、录音机、摄像机等。

个体防护装备一般包括各种级别的呼吸防护器、防护服、防护手套及防护鞋等。

（三）建立病例定义

现场调查中的病例定义应包括以下四项因素：即发病的时间、地点、人的特征以及临床表现和/或实验室检测结果。

（四）搜索核实病例数

根据病例定义尽可能发现所有可能的病例，排除非病例，核实病例数目。对于那些未被报告的病例，可利用多种信息渠道来搜索，如通过与特定医师、医院、实验室、学校、工厂的直接接触，通过入户询问调查、电话调查，通过病原体分离和培养、血清学调查，或利用一些宣传媒体等工作来发现病例。

（五）描述"三间分布"

搜索并核实病例后，可将收集到的病例信息列成一览表，以进一步估计病例数及相关信息。描述疾病的"三间分布"，即疾病在不同时间、地点、人群中的发生频率。

1.时间分布　分析流行病学调查资料时，在时间上可按年、季、月、旬、周、日、时等分组，提出明确的时段或时期概念，确定暴露与突发公共卫生事件之间的时序关系。

2.地区分布　在地区上按不同的地区和环境，如国家、地区、城乡、经纬度、海拔高度、地形等分组，描述疾病的地区分布特性，阐明突发公共卫生事件所波及的范围，建立有关暴露地点的假设。

3.人群分布　人群可按年龄、性别、职业、文化程度、经济状况、民族、种族、居住条件、生活习惯与嗜好等来分组，分析不同特征人群中疾病的分布，全面描述病例特征，寻找病例与非病例的差异，探索与中毒患者特征有关的危险因素，其他潜在的危险因素，提出关于传染源、传播方式及传播途径的假设。

（六）现场卫生学调查

现场卫生学调查是指对突发中毒事件可能波及的场所均应进行卫生学评价，包括公共场所、工作场所、医院、教学场所和生活场所，以及其他可能影响到的场所。重点评价公共、生产、经营、工作、教学等场所卫生质量和健康影响因素是否已达到并符合有关卫生标准和卫生要求。所有与污染源接触的相关物品均应当进行生物学、物理学和化学指标的卫生质量评价。对病原学监测与鉴定，并建立检测质量控制体系。对污染源还应当进行潜在危害作用和其他危害作用等的评价。对中毒物除进行卫生质量评价外，还必须进行成分、毒理和协同功效的评价。

生产性中毒事件，现场调查内容主要包括涉及生产工艺流程、环境状况、气象条件、通风措施、人员接触情况等相关情况，并尽早采集相关场所的空气样品，有条件的可进行现场快速检测。进行现场有毒气体的空气浓度测定。

口服中毒事件，调查内容主要包括中毒事件涉及的食品生产（禽畜饲养、农产品种植）、加工（包括使用的原料、配料、调料、容器、使用工具）、分装存储的条件、销售使用过程的各个环节，并采集中毒相关的样品，有条件的可现场快速检测可疑样品中毒物浓度。调查该地区居民的生活、生产习惯，当地近期是否存在来源相同的可疑食品。

对现场调查的资料做好记录，最好进行现场拍照、录音、录像等。取证材料要有被调查人的签字。

（七）建立并验证假设

根据现场调查中发现的疾病分布规律及影响因素建立假说，提出的假设应包括以下几方面：①毒物和毒性；②暴露途径或场景；③暴露剂量；④健康影响。

提出假说的方法一般有四种：①差异法，即从差异中找线索，如普通人群和发病人群发病率有明显差距，同时两组人群在某种因素上也有区别，这种因素就可能是危险因素，是提出假设的素材；②求同法，即从一致中找线索，如不同情况下的患者均有类同的因素时，这种因素就可能是病因；③共变法，即从共变中找线索，某一因素的量变引起某病发病率的变化时，则这种因素为重要危险因素；④类比法，即从类比中找线索，如某未知疾病与已知的某种中毒病有相近的分布特征，则可考虑两种疾病有某种共同的病因，如某病的临床表现与已知的某种中毒一致，应考虑引起这种未知疾病的毒物在结构上与已知毒物的一致性。

假设应该具备如下特征：①合理性；②被调查中的事实（包括流

行病学、实验室、临床资料）所支持；③能够解释大多数的病例。

建立假设的过程中应做到以下几点：①注意现场的观察；②始终保持开放的思维方式；③请教相关专业领域的专家。

判断假说的标准一般有以下几点：①联系的时间顺序；②联系的强度；③联系的特异性；④联系的重复性；⑤特定因素与疾病的分布一致性；⑥剂量—反应关系；⑦实验研究证据；⑧关联的合理性。

通过调查分析建立假设，难度很大，必须仔细审核资料，综合分析临床、实验室及流行病学特征，提出有关可能致病的暴露因素的假设。建立假设应具有想象力、耐力，有时需反复调查多次后才能得到比较准确的结论。

（八）采取控制措施、评估措施的效果

整个调查工作过程中，调查与控制措施应紧密配合进行，不能偏废任何一个方面，更不应只管治疗患者，既不调查暴发原因，又不实施预防控制措施。调查与控制处理应同时进行，即在现场调查时不仅要收集和分析资料，探索科学规律，而且应及时采取必要的控制措施，尤其在现场调查初期，可根据经验或常规知识先提出简单的预防和控制措施。如经呼吸道吸入途径中毒，建议通风、切断危害源、设置隔离带、疏散人员、救援人员的个体防护等。消化道途径中毒建议收集并封存、销毁所有可疑食品及其他可能导致本次中毒事件的物品等。

在初步预防控制方案的基础上，针对与中毒发生有关的因素，制定行之有效的措施，并尽快落实，以防事态进展。在实施预防控制措施后，如经过一个最长潜伏期，无新病例发生，即可认为所采取的措施是正确的。否则，应再深入调查分析，重新修订、实施预防控制措施，继续观察、评价。

（九）确认暴发终止

不同类型疾病的暴发，判断方法有所不同，突发中毒暴发可参考中毒事件应急响应终止进行确定。突发中毒事件卫生应急响应终止必须同时符合以下条件：①突发中毒事件危害源和相关危险因素得到有效控制；②无同源新发中毒病例出现；③多数中毒患者病情得到基本有效控制。

（十）调查结论及书面报告

根据全部调查材料及防治措施的效果观察，对发病原因、传播方式、流行特点、流行趋势、预防控制措施的评价及暴发流行的经验教训做出初步结论，并形成书面报告。现场调查工作的书面报告一般应包括初步报告、进程报告及总结报告。

初步报告是第一次现场调查后的报告，包括调查方法、初步流行病学调查及实验室检测结果、初步的病因假设以及下一步工作建议等。随着调查的深入和疫情的进展，还需及时向上级汇报疫情发展趋势、疫情调查处理的进展、调查处理中存在的问题等，及时撰写书面进程报告。

在调查结束后一定时间内，及时写出调查总结报告，内容包括暴发或流行的概况描述、引起暴发或流行的主要原因、采取的预防控制措施及其效果评价、应吸取的经验教训以及对今后工作的建议。

现场调查通常包括上述十个步骤，但这并不意味着在每一次现场调查中这些步骤都是必不可少的。开展现场调查的步骤也可以不完全按照上述顺序进行，这些步骤可以同时进行，也可以根据现场实际情况进行适当调整。

（叶绿素、袁保诚　重庆市职业病防治院）

**参考文献：**

［1］许国章，魏晟，等．现场流行病学［M］．北京：人民卫生出版社，2017．

［2］王陇德．卫生应急工作手册［M］．北京：人民卫生出版社，2005．

［3］孙承业．中毒事件处置［M］．北京：人民卫生出版社，2013．

# 第四节　中毒事件处置的个体防护

中毒事件应急救援时，医学救援人员必须在确保自身安全的前提下开展工作。只有佩戴良好的个体防护装备，才能有效地完成营救任务，否则很可能导致自己中毒，甚至危及生命，成为被救助对象。个体防护是通过穿戴、配备和使用防护用品将人体与化学等因素伤害相对隔离的物理防护过程。在中毒事故处置现场，个体防护是卫生应急救援人员安全的唯一屏障。

卫生救援人员需要逆行进入事故现场去完成探查、采样、控制、抢救等工作，此时事故处于可能再发或继续发展过程中，现场环境中有害物种类复杂、浓度高，同时面临多种或不确定的危险，时刻威胁人员生命健康安全，很多事故预防措施已损坏或处于失效状态。所选用个体防护装备既要确保全面安全的防护作用，也要尽可能减少防护对人员工作的限制因素，提高作业能力和效率。

## 一、化学中毒事件中的危害因素

### （一）危害因素

化学中毒事件事故现场及周围环境中可能会存在以下危害。

1. 悬浮在空气中的微小颗粒物，包括粉尘、烟、雾和微生物。有些颗粒物具有挥发性和放射性，吸入体内可产生持续健康危害。

2. 常见有害气体，包括一氧化碳、氯气、氨气、硫化氢和光气等，含有有机化合物蒸汽、汞蒸汽等。有害气态物质对呼吸道黏膜、皮肤、眼睛产生刺激作用，也可通过呼吸系统、皮肤吸收引发全身中毒。

3. 有害液体，其中酸性或碱性液体对皮肤有腐蚀性，同时能挥发出刺激性气体、蒸汽或雾，引起呼吸系统、眼睛刺激或腐蚀，也可经皮肤、呼吸系统吸收。

4. 环境空气中氧含量低于18%，即为缺氧环境，可迅速造成人体缺氧性损害。

5. 燃烧，包括普通火灾和各种化学火灾。现场除高温、燃烧、坍塌等危险因素外，高温燃烧还会产生各种颗粒物和成分复杂的有毒有害气体，引起呼吸道热力损伤和中毒。

（二）危害水平

有害化学品的危害水平是评估化学中毒事件危险度分级的主要依据，也是选择个体防护的重要参考依据。影响有毒化学品危害水平的因素有化学品的物理化学性质、毒性及其效应、接触方式或吸收途径、暴露剂量或浓度、任务负荷和持续时间。

（三）IDLH 环境

在化学中毒事件中，时常面临毒物种类、毒性、浓度等不可预知，缺氧等环境。IDLH 是指有害环境中空气污染物浓度达到某种危险水平，如可致命或可永久损害健康或可使人立即丧失逃生能力。IDLH 环境包括以下几种情况：①空气污染物种类和浓度未知的环境；②有害物浓度达到 IDLH 浓度环境；③缺氧环境（空气中氧气含量低于 18%）。

## 二、个体防护装备的选用原则

（一）突发中毒事件的危险度分级

按照突发中毒事件特点和现场情况，结合化学物的毒性、暴露水平及事件特点等因素，按表 1 将现场危险度由高到低分为一、二、三级。

表 1　现场危险度分级

| 危险度分级 | 毒性ᵃ | | | 暴露水平ᵇ | | 人员或动物中毒死亡 | 再次发生的可能性 | 恐怖事件 | 经口中毒事件 |
|---|---|---|---|---|---|---|---|---|---|
| | 高毒或剧毒 | 中等或低毒 | 致癌性* | 高 | 低 | | | | |
| 一级 | √ | | | √ | | | | | |
| | | | | √ | | | √ | | |
| | | | | | | | | | √ |
| | | | | | | | | √ | |
| | | | | √ | | √ | | | |
| | | √ | | | | | | | |

续表

| 危险度分级 | 毒性 a | | | 暴露水平 b | | 人员或动物中毒死亡 | 再次发生的可能性 | 恐怖事件 | 经口中毒事件 |
| | 高毒或剧毒 | 中等或低毒 | 致癌性* | 高 | 低 | | | | |
|---|---|---|---|---|---|---|---|---|---|
| 二级 | √ | | | | √ | | | | |
| | | √ | | √ | | | | | |
| 三级 | | | | | | | | | √ |
| | | √ | | | √ | | | | |

注：同一行两个"√"表示应同时存在的因素。

a 毒性依据 GB 20592；b 高暴露水平指立即威胁生命和健康浓度（IDLH）环境，依据 GB/T 18664 判断 IDLH 环境，低暴露水平指非 IDLH 环境。

## （二）突发中毒事件的现场根据风险进行分区

卫生应急处置人员应辨析现场分区（见图 1）情况，选配穿戴适当的防护装备进入现场开展工作。

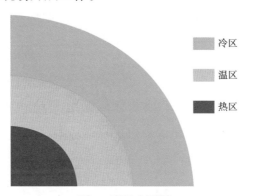

冷区
温区
热区

**图 1　现场分区图**

1.热区。按照 GB/T 18664 规定的 IDLH 环境或突发中毒事件危险度一级和二级的现场核心区域，区域范围通过实时监测或模型分析确定。

2.温区。紧挨热区外的区域，危害因数大于等于 1 或存在潜在健康危害的区域且非 IDLH 环境。

3.冷区。是热区和温区以外的区域，没有受到有毒物质沾染或沾染浓度不能形成危害的区域。

突发中毒事件现场分区应根据事件危害水平、人员可能受到伤害的风险及气象条件等综合评判，确定卫生应急处置人员的防护等级。

（三）应急处置人员责任任务、工作区域和防护等级

卫生应急处置人员根据突发中毒事件性质、危险度等级、任务分工确定其工作区域（热区、温区、冷区），选择不同的个体防护装备。突发中毒事件卫生应急处置人员职责任务、工作区域和防护等级见表2。

表 2　应急处置人员职责任务、工作区域和防护等级

| 职责任务 | 工作区域 | | | 防护等级 | | | | 备注 |
|---|---|---|---|---|---|---|---|---|
| | 热区 | 温区 | 冷区 | A | B | C | D | |
| 现场指挥 | — | — | √ | — | — | — | √ | — |
| 现场采样、快速检测 | √ | √ | √ | √ | √ | √ | √ | — |
| 现场调查 | — | — | √ | — | — | √ | √ | — |
| 样品运输 | — | — | √ | — | — | √ | √ | 可能二次接触污染物 |
| 实验室分析 | — | — | √ | √ | √ | √ | √ | 可能二次接触污染物 |
| 健康监护 | — | — | √ | — | — | — | √ | — |
| 应急人员洗消 | — | √ | √ | √ | √ | √ | √ | 可能二次接触污染物 |
| 污染物处理 | — | — | √ | √ | √ | √ | √ | 可能二次接触污染物 |
| 现场执法 | — | — | √ | — | — | — | √ | — |
| 检伤分类 | — | — | √ | √ | √ | √ | √ | 可能二次接触污染物 |
| 现场伤员洗消 | — | — | √ | √ | √ | √ | √ | 可能二次接触污染物 |
| 现场紧急医学处理 | — | — | √ | √ | √ | √ | √ | 可能二次接触污染物 |
| 伤员转运 | — | — | — | — | — | √ | √ | 可能二次接触污染物 |
| 院内二次洗消 | — | — | √ | √ | √ | √ | √ | 可能二次接触污染物 |

注："√"表示符合此类情况

（四）各防护等级及人体防护装备配备要求

在处置突发中毒事件过程中，医疗卫生应急人员的防护分为 A、B、C、D 四个等级，各防护等级及人体防护装备配备要求见表 3。

表 3　各防护等级及人体防护装备配备要求

| | | A级 | B级 | | C级 | | D级 |
|---|---|---|---|---|---|---|---|
| | | | B1级 | B2级 | C1级 | C2级 | |
| 防护作用 | | ●IDLH呼吸危害<br>●通过皮肤吸收的气体或蒸汽 | ●IDLH呼吸危害<br>●腐蚀性皮肤危害 | ●IDLH呼吸危害<br>●缺氧环境<br>●无皮肤危害 | ●非IDLH水平的呼吸危害<br>●皮肤危害 | ●非IDLH水平的呼吸危害<br>●无皮肤危害 | ●低于国家职业卫生标准规定的浓度限值且无皮肤危害 |
| 个体防护装备 | 呼吸防护 | ●携气式呼吸器 | ●携气式呼吸器 | | ●全面罩过滤式呼吸防护用品或动力送风过滤式呼吸器 | | ●随弃式颗粒物防护口罩 |
| | 皮肤防护 | ●气密型防护服 | ●喷射液体防护服<br>●化学防护手套<br>●化学防护靴 | ●颗粒物防护服<br>●乳胶手套 | ●泼溅液体防护服<br>●化学防护手套<br>●化学防护靴 | ●颗粒物防护服<br>●乳胶手套 | ●颗粒物防护服或工作服<br>●乳胶手套 |
| 选配器材 | | ●安全帽<br>●通信器材<br>●制冷背心<br>●化学防护靴<br>●现场毒物快速检测仪 | ●安全帽<br>●通信器材<br>●制冷背心<br>●现场毒物快速检测仪 | | ●安全帽<br>●通信器材<br>●现场毒物快速检测仪 | | ●安全帽<br>●半面罩过滤式呼吸器<br>●防护眼罩<br>●化学防护手套 |
| 主要限制 | | ●携气式呼吸器<br>●热和体力负荷<br>●作业效能 | ●携气式呼吸器<br>●热和体力负荷<br>●作业效能 | | ●过滤元件<br>●热负荷<br>●作业效能 | | 无明显限制 |

（五）突发中毒事件卫生应急处置防护决策（见表4）

表4  防护决策表

| 危险度 | | 热区 | | | | 温区 | | 冷区 |
| --- | --- | --- | --- | --- | --- | --- | --- | --- |
| | | 存在通过皮肤吸收的气体或蒸汽 | 腐蚀性皮肤损害 | 存在皮肤损害 | 无皮肤损害 | 存在皮肤损害 | 无皮肤损害 | |
| 一级 | | A | B1 | B1 | B2 | C1 | C2 | D |
| 二级 | 高毒或剧毒且暴露水平低 | A | B1 | C1 | C2 | C1 | C2 | D |
| | 中等毒或低毒且暴露水平高 | A | B1 | B2 | C2 | C1 | C2 | D |
| 三级 | | — | — | — | — | C1 | C2 | D |

注：如C1级或C2级防护中无适合过滤元件，应使用B1级防护（腐蚀性皮肤损害）或B2级防护（无皮肤损害）。冷区如可能二次接触污染物，应提高相应的防护等级。

## 三、突发中毒事件卫生应急处置人员个体防护装备穿脱顺序

（一）一般要求

1. 应严格参照个体防护服装说明书要求穿戴。

2. 在脱除个体防护装备时，应按照说明书要求，顺序脱除。

3. 脱除后的防护装备采取洗消处理，避免发生环境危害事件。

（二）个体防护装备的正确穿脱顺序（以A级、C级防护装备为例）

1. A级防护装备的穿戴准备

（1）着装时应有另外一人协助，使用没有尖锐边缘的稳固椅子或凳子。在室外或地面较粗糙时，地面上应铺一张地垫，避免损坏防护服。

（2）在着装前应对气密型防护服表面和各个连接处仔细检查，确保服装无破损痕迹。确保内层手套（如配备）完全嵌入外层手套（如配备）内。如环境温度低，还应在防护服目视镜里面涂上防雾剂。

（3）检查携气式呼吸器气瓶及其连接，确认连接严密无泄漏。排气阀的内部和外部均没有罩子、塞子或泡沫填料。

（4）防护服内穿长衣裤，去除首饰和可能损坏防护服的物品（如钢笔、钥匙圈、证件、手机、刀等）。

2. A级防护装备的穿戴顺序

（1）将鞋脱掉，把袜子套在裤脚上，将双脚放入外套靴内。

（2）坐下，将脚插入防护服的裤筒并伸入袜靴（如配备）内。在提拉防护服时，腿部向前伸到最大幅度，穿上防化靴。如防化靴配备裤管门襟，先将靴子的裤管门襟向上翻起，再穿上防化靴。然后将裤管门襟尽量向下翻，盖住防化靴。

（3）站起，继续将防护服往臀部上拉，系上并调整防护服的腰带（如配备），直至舒适贴合。

（4）背起携气式呼吸器。

（5）打开呼吸器阀门，检查压力，确定供气系统工作正常后佩戴面罩并检查其密合性；佩戴防护头盔和通信设备（如配备）。

（6）将呼吸器面罩和供气系统连接，并确认呼吸器正常工作。

（7）在助手协助下将手臂和头放入防护服里，确保手已在手套内，助手将防护服拉起并覆盖背部气瓶及头部，确保无排气阻碍。

（8）助手拉上拉链，再合上拉链覆盖，检查拉链及拉链覆盖是否密合，面罩视野是否清晰，所有空气管路是否通畅。

3. A级防护装备的脱除顺序

（1）如防护服被污染或怀疑被污染，在脱除防护服前穿戴者必须先进行现场洗消；

（2）应确保气瓶尚有足够空气离开工作现场，继续使用携气式呼吸器直到脱下防护服；

（3）脱除装备需要有另外一个人帮助，助手应根据现场情况穿戴一定级别的防护装备；

（4）由助手打开拉链覆盖，拉开拉链，帮助穿戴者将防护服从头部脱至肩部，将袖子从手臂上脱下，不得接触防护服内部；

（5）脱下呼吸器面罩，关闭气源；

（6）将防护服拉到臀部以下并坐下，解开腰带（如配备），助手协助脱去外靴，脱去腿上的防护服并将防护服带离脱衣区域，放入指定容器内；

（7）脱除携气式呼吸器。

4. C级防护装备的穿戴准备

（1）使用没有尖锐边缘的稳固椅子或凳子。如在室外或地面较粗糙，地面上应铺一张地垫以避免损坏防护服；

（2）检查防护服标签确定尺码，检查表面是否有破损，确认其完好；

（3）检查过滤式空气呼吸器（全面罩）外观，按照产品说明安装滤盒；

（4）过滤式呼吸器面罩喷涂防雾剂（如有必要）；

（5）去除首饰和可能损坏防护服的物品（如钢笔、钥匙圈、证件、手机、刀等）。

5. C级防护装备的穿戴顺序

（1）脱去鞋子；

（2）穿防护服，只穿到腰部位置；

（3）佩戴过滤式呼吸器，检查佩戴后气密性；

（4）穿防护服袖子，戴帽子，不能将头发露在外面；

（5）穿防化靴；

（6）戴防护手套。

6. C级防护装备的脱除顺序

（1）摘帽子，脱除防护服；

（2）连同防护服一同脱去防化靴和防护手套，脱的过程中手不能触摸到防护服及防护手套、防化靴的外表面；

（3）从后面摘掉过滤式呼吸器；

（4）脱除的防护装备放入指定容器内。

## 四、个体防护管理

（一）培训

机构应定期对从事突发中毒事件卫生应急处置的人员进行培训并达到以下要求：

1. 掌握突发中毒事件卫生应急相关的法律法规和管理规定。

2. 掌握选择、佩戴、脱除、使用和检测维护个体防护装备的知识和技能。

3. 掌握突发中毒事件现场危险度评估和现场分区的原则和方法；了解个体防护装备综合运用技能和方法；具备在防护条件下安全实施处置作业的能力。

4. 了解个体防护装备的防护原理、组成、适用范围和局限性；掌握个体防护装备在使用过程中突发事故的紧急处理方法。

（二）健康管理

1. 应建立突发中毒事件卫生应急处置人员健康管理档案，包括体检报告、健康评估、现场处置及个体防护情况记录等。

2. 定期对人员的个体防护装备使用能力进行医学评估，至少每年一次。

3. 在处置过程中宜对卫生应急处置人员进行生理动态评估。

4. 应对卫生应急处置人员进行职业、生活方式培训（专业技能培训和健康生活方式的教育）、营养干预、体能干预和心理干预。

（三）装备管理

1. 装备配备机构应根据任务、个体防护装备的性能特征、人员数量等确定个体防护装备的配备种类和数量。根据个体情况配备适合型号，注意不同类型个体防护装备之间的匹配性，过滤元件宜选用多功能和综合防护的产品。

2. 应建立个体防护装备相关档案，包括：

（1）个体防护装备清单，包括个体装备储存位置、购买时间、品牌、规格、型号、生产日期、有效期、数量等；

（2）个体防护装备出入库记录；

（3）个体防护装备维护保养、报废记录，包括个体防护装备维护保养的内容、日期、有效期、报废日期等；

（4）使用人员适合性检验记录；

（5）个体防护装备使用记录。

（四）装备维护

1. 机构应定期对个体防护装备进行检查和维护。

2. 按照个体防护装备使用说明书，由受过培训的人员实施检查和维护，对使用说明书未包括的内容，应向生产者或经销者咨询。

3. 个体防护装备使用后应清洗和消毒。

4. 对可更换过滤元件的个体防护装备，清洗前应将过滤元件取下。

5. 应根据个体防护装备产品说明存放，已使用和未使用的个体防护装备宜分开存放。

6. 个体防护装备应处于可用状态，标识清楚，方便取用。

7. 已使用的防毒过滤元件宜按一次性用品废弃处理。

8. 个体防护装备应按照装备说明书或相关要求废弃。

（贺炜、涂枫　重庆市职业病防治院）

**参考文献：**

[1] 中国标准出版社全国个体防护标准化技术委员会，中国标准出版社第二编辑室. 个体防护装备标准汇编[M]. 北京：中国标准出版社，2006.

[2] 孙承业. 中毒事件处置[M]. 北京：人民卫生出版社，2013.

[3] 中华人民共和国国家卫生健康委员会. WS/T 680—2020 突发中毒事件应急处置人员防护导则[S].

# 第五节 突发公共卫生事件危机心理

突发公共卫生事件是指突然发生，造成或者可能造成社会公众身心健康严重损害的重大传染病，群体性不明原因疾病，重大食物中毒、职业中毒和群体性中毒以及其他原因引起的严重影响公众身心健康的事件。突发公共卫生事件突如其来，不易预测，由于其自身发展的不确定性和复杂性容易引起群体性行为，造成公众恐慌或焦虑情绪的传播，对人们的心理健康产生严重影响，影响正常的生活工作秩序和社会稳定。

重大自然灾害、社会灾难等突发公共事件，通常会对人们生活的自然和社会环境造成冲击，从而使人们产生各种社会心理反应。突发公共卫生事件发生后，社会环境会受到较大改变，公众的社会心理将在环境变化的冲击下产生各种应激反应，并作用于个体和群体的心理状态和行为取向。新媒体时代，突发公共卫生事件社会心理往往与网络舆情、现实集体行动交织共振，在风险认知偏差、情绪感染等心理和社会机制作用下产生放大效应。突发公共卫生事件发生后，分析评估公众社会心理，科学引导公众思想和社会舆论，发挥社会心理的积极作用，防止社会心理负面反应产生不利影响，是应对突发公共卫生事件需要考虑的重要方面。

## 一、社会群体恐慌情绪

突发中毒公共事件具有发生突然，难以预料，危害大且影响广泛等特点，民众受知识、经验以及认知能力的限制，在有限的时间和资源的约束下，失去正常情况下的判断能力和理性思考能力，产生相应的心理应激行为，形成个体心理恐慌，并由于人为因素的影响，可迅速在社会范围内传播扩散，形成群体心理恐慌。

（一）引起恐慌的因素

1.客观因素 不同类型的突发事件对人心理的影响程度不同。通常人们对突发性的灾难事件和全新的未知灾难事件更为恐慌。对于像洪水和地震这一类人们较为熟悉，发生过多次的灾害事件，人们恐慌感较小；而对于像新型冠状病毒肺炎、炭疽等人们不熟悉甚至对人类来说陌生的事件，人们通常表现得较为恐慌。人为造成的突发事件引起的恐慌比自然灾害引起的恐慌对人们心理影响更大，易导致更为严重的创伤。

2. 个体因素　焦虑、消极悲观、依赖等性格容易产生恐慌心理，且自身控制能力弱，易产生不当行为；乐观积极性格，自身对情绪控制能力强的人则相反。

3. 社会因素　在现如今网络信息发达的时代，私人消息和小道消息传播速度非常迅速，导致恐慌产生并快速蔓延；当政府或官方公开信息，虽然能遏制谣言的传播，但是其遏制力度取决于人们对政府和媒体的信任度。如果人们对官方普遍没有信任，就会怀疑事件处理结果，增加自身的无助感，使恐慌无限放大。突发事件后造成的生活物资缺乏，社会秩序混乱，一些人为因素如奸商行为、犯罪行为、造谣事件、渎职行为和不怀好意的煽动行为都会加剧人们的恐慌心理。

（二）群体恐慌的表现

由于官方权威信息无法及时获取，导致有限的信息在传播过程中出现扭曲，谣言迅速传播，引发公众出现一些不理性的行为以及恐慌情绪。这些恐慌情绪对人的心理刺激大，易引起一系列社会问题。在2003年"非典"时，大家普遍认为这种疾病是一种不可治愈的疾病，引发人们疯狂抢购板蓝根和食用醋，扰乱了正常的社会秩序，增加了人们的恐惧心理。

## 二、创伤后应激障碍

从健康和疾病的角度看，人们的心理状态、社会文化背景等导致的过度精神紧张与适应不良，成为现代人的主要病因。随着生活节奏不断加快和社会竞争日趋激烈，突发性应急事件日趋增多，应急性心理障碍的发生呈明显上升趋势。威胁到个体的生命、身体或是精神世界的完整，带来异乎寻常痛苦的人生遭遇称为创伤性事件。创伤性事件并非罕见，我国仅各类自然灾害平均每年就使 2 亿人受到不同程度的影响，加上人为事故、交通事故、暴力事件的受害者，构成不容忽视的巨大群体。自 20 世纪 80 年代以来，越来越多的精神卫生和公共卫生工作者加入应激性心理障碍的预防和控制工作中，尤其是创伤后应激障碍（post-traumatic stress disorder，PTSD）已成为灾害精神病学的研究热点。

（一）创伤后应激障碍表现

创伤后应激障碍（PTSD）是在 1980 年出版的第三版"精神疾病诊断和统计手册"（DSM-Ⅲ）（美国精神病学协会，1980 年）中引入的，主要是因为美国精神病学需要管理越南退伍军人的心理需求。

如果一个人遇到意外的极端创伤性应激障碍，可能会发展到 PTSD。通常导致创伤后应激障碍的重要创伤事件包括战争、暴力人身攻击、被扣为人质或被绑架、作为战俘被监禁、酷刑、恐怖袭击或严重的车祸。在儿童中，性虐待或目睹心爱的人严重受伤或意外死亡可能导致创伤后应激障碍。在野火、龙卷风、飓风、洪水和地震等自然灾害之后，也可能发生这种紊乱。在如此可怕的事件中，每个人都认为自己的生命处于极大的危险之中，他们无法控制正在发生的事情。任何经历过危及生命事件的人都会感到害怕、困惑或愤怒。创伤性事件后，许多人可能会出现一些急性症状，如严重焦虑、分离症状、分离性健忘症、注意力不集中、睡眠障碍和失眠。然而，症状不仅得不到解决，而且会在一些受害者中恶化，并且病情发展到 PTSD。目前还不清楚为什么有些人会患上创伤后应激障碍，而另一些人则不会患创伤后应激障碍。有许多已知因素将决定一个人患创伤后应激障碍的可能性。创伤的持续时间和强度都是重要的危险因素之一。距离和对事件的反应程度、对病情控制程度的感觉、对心爱的人或亲信的伤害程度以及受害者在事件发生后获得的帮助和支持程度，都是影响人们患创伤后应激障碍的可能性的变量。

PTSD 症状可能会扰乱正常生活，因此很难继续日常活动。症状严重性取决于创伤性事件性质。例如，战争将显著导致更多的症状，如忧郁、焦虑（尤其是恐惧焦虑）、抑郁、敌意和偏执狂，而从伊拉克和阿富汗战争归来的老兵则有更多的睡眠中断和睡眠障碍问题。患有合并性 PTSD 的患者更频繁地抱怨令人痛心的听觉幻觉。

根据其持续时间，创伤后应激障碍可分为两种类型，即急性和慢性创伤后应激障碍：如果症状持续不到三个月，则称为"急性 PTSD"，否则称为"慢性 PTSD"。还有一种"延迟发作的 PTSD"，它指的是疾病发病至少在创伤性事件发生六个月后发生的一种情况。

2000 年，为了强调创伤后应激障碍的重要性，美国精神病学协会（APA）在第四版《创伤后应激障碍》中修订了创伤后应激障碍的诊断标准。PTSD 诊断阈值设置为较低水平，以便根据新标准，对未提前诊断患有创伤后应激障碍的人进行 PTSD 诊断。

（二）流行病学

在人的一生中几乎是不可避免地会接触创伤性事件。据报道，60.7% 的男性和 51.2% 的女性在有生之年至少会经历一次潜在的创伤性事件。

虽然 PTSD 可以在任何年龄出现，但它在年轻人中更为常见，因为年轻人更容易暴露在创伤的情况下。儿童也可以发生 PTSD。男性和女性所遭受的创伤类型不同。女性的 PTSD 终生患病率明显高于男性，女性患创伤后应激障碍的可能性是男性的两倍。

PTSD 的流行率因不同人群而异。PTSD 的终生患病率从中国的 0.3% 到新西兰的 6.1% 不等。一般在美国人口中，创伤后应激障碍的患病率约为 6.8%。犯罪受害者的报告率为 19%~75%，强奸受害者报告的比率高达 80%。

创伤后应激障碍不仅影响灾民，而且影响救援人员：据报道，在直接灾害受害者中，创伤后应激障碍的流行率为 30%~40%，救援人员的比率为 10%~20%。在一项研究中，警察、消防和紧急服务人员中创伤后应激障碍的患病率为 6%~32%。最近的一项研究表明，建筑工人、环卫工人和志愿者患创伤后应激障碍的风险最高。另一项研究表明，与一般人群 4% 的总体流行率相比，救援职业的比率在 5%~32%。一项研究表明，在那些执行不常见的职业任务的人中，创伤后应激障碍的患病率要高得多。

与一般人群相比，在灾难中濒临死亡并失去同事和朋友的幸存者更容易患上创伤后应激障碍。有学者在 1995 年东京地铁沙林袭击事件发生 5 年后，对事件幸存者进行了为期 10 年的研究。虽然东京地铁沙林毒气事件的大多数受害者的症状是短暂的，但大规模的后续数据分析表明，幸存者一直遭受着身体和心理的长期影响。患有创伤后应激障碍的人比没有创伤后应激障碍的人睡眠时间更短、睡眠质量更低、入睡困难更大。工作日和周末之间，睡眠质量低和睡眠困难的人与没有创伤后应激障碍的人的改变模式不同。在患有创伤后应激障碍的人中，睡眠持续时间、睡眠质量和入睡困难在一周的 7 天中有所不同，并且显示出工作日和周末之间的差异。对于那些没有创伤后应激障碍的人，一周中的 7 天只有睡眠时间不同，平日和周末之间有差异。两组人都没有显示一周或工作日的 5 天与周末在难以入睡方面存在差异。

战争是人类已知的最强烈的压力因素之一。在伊拉克和阿富汗经历创伤性事件中报告的主要与战争有关的心理健康障碍是创伤后应激障碍、焦虑和抑郁。武装部队的抑郁症、焦虑症、酗酒和创伤后应激障碍的患病率较高。越南战争结束 15 年后，15% 的男性退伍军人仍然患有创伤后应激障碍，其中近三分之一的男性退伍军人在有生之年会患创伤后应激障碍。海湾战争老兵创伤后应激障碍的流行率为 12.1%。

研究检查了遭受虐待或遭受自然灾害的高风险儿童患创伤后应激障碍的流行情况。研究表明，这些儿童的 PTSD 患病率可能高于成人。在童年失去父母是另一个严重的创伤。与突然的父母自然死亡相比，它与精神后遗症有更强的联系。

（三）与工作相关的创伤后应激障碍

工作场所可能会发生爆炸等灾难。这些灾难可能导致身心健康障碍、抑郁症、创伤后应激障碍和恐慌症。与工作相关的 PTSD 中有几个因素是已知的风险因素，其中包括女性性别、既往的精神病问题、接触创伤性事件的程度和性质以及缺乏社会支持。对于个人方面，主要归因于情感和关系因素，在工作中，女性比男性更容易受到骚扰。年龄在 34~45 岁的女性表现出高患病率（65%）的"暴民综合征"或其他与工作有关的压力障碍。受影响最严重的领域是卫生和社会服务

（15.7%），其次是公共行政、旅馆、餐馆和交通。在所有考虑的工作领域，女性受到的歧视（3.1%）比男性（0.8%）大。

在作战特定职业（如步兵、装甲、火炮）的部署人员中，在第二次和第三次部署之后，被诊断患有创伤后应激障碍和焦虑相关疾病的比例高于第一次部署；对于所有其他条件，第一次部署后受影响的百分比大于任何重复部署。

与重病或绝症患者合作可能会激起悲伤、愤怒或绝望的感觉，在某些情况下，这些情绪最终可能导致创伤后应激障碍。

报道创伤、战争等的记者更容易患上创伤后应激障碍。这不仅仅限于"前线"记者，而且对于所有参与新闻收集、其家人和受众的人来说也是如此。

（四）风险因素

早期关于创伤性应激的研究表明，创伤强度——而不是暴露者的个性特征——是创伤后应激障碍发展的原因。创伤强度、创伤前人口变量和气质特征是创伤后应激障碍症状严重程度的最佳预测因素。烧伤后的平均PTSD评分随着住院期、男性性别、年龄偏小和全身表面面积增加而增加。

神经质是一种人格特征，由对比一般负面影响更大的事件做出反应的倾向所定义。在7076名成年人的样本中，神经质预测了焦虑症和抑郁症的发生。高程度的神经质，也可能预测PTSD的严重程度，因为高神经质的人更有可能选择不太有效的应对策略。

从认知角度的研究表明，在创伤期间能够保持控制感的人不太可能患上创伤后应激障碍。在遭受创伤后，依赖分离型应对策略的人似乎比依赖其他策略的人更有可能发展成PTSD。

2003年伊朗巴姆大地震发生后，15岁以上学生PTSD患病率为36.3%，15岁以下学生为51.6%。身体伤害的存在，远离父母，女性性别，教育程度低，失业和家庭成员的丧失，与创伤后应激障碍的发展有显著关系。

（五）PTSD的合并症

大约84%的创伤后应激障碍患者可能患有合并症，包括酗酒或吸毒；感到羞耻和绝望；身体症状；就业问题；离婚和暴力等，使生活更艰难。PTSD 可能有助于许多其他疾病的发展，如焦虑症、恐慌症和社会恐惧症，主要是抑郁症，药物滥用 / 依赖性障碍，酒精滥用 / 依赖性行为障碍和躁狂症。

关于极端压力，特别是创伤性事件对人类心理健康影响的知识正在迅速增加。考虑到压力源数量不断增加，我们应该更加注意创伤后应激障碍及其早期治疗，因为如果不加以治疗，它有可能引起长期后遗症。

## 三、针对危机心理的有效措施

在死亡、损伤、失去亲人面前，抚平人们心灵伤口的最好办法就是心理救治。研究表明，对经历创伤性应激事件的人们进行心理疏导的理想状态：当不可逆转的灾难降临时，以临床医生、心理医生、社会工作者和志愿者组成的救援人员能够形成一个有力的心理支持体系，使得灾后人们的应激性心理障碍降到一个比较低的水平。

## 四、突发公共卫生事件心理危机干预

心理危机干预（crisis intervention）指心理干预者采取有效措施，克服个体的心理恐慌状态，回归正常生活。经过数十年的发展，中国心理危机干预系统逐渐成熟。

### （一）我国突发公共卫生事件心理干预

新冠肺炎疫情暴发后，国家卫生健康委员会立即发布了《关于加强应对新冠肺炎疫情工作中心理援助与社会工作服务的通知》，对新冠肺炎感染者和广大群众提供有效心理支持、心理危机干预和精神药物治疗。同时从国家宏观层面给出顶层设计和指导意见，第一时间将心理危机干预纳入疫情防控救治整体工作，为疫情期间的心理卫生服务工作提供了政策支持和指导依据。新冠肺炎疫情暴发时，我国心理危机应急系统迅速启动，所获成果显著。但我国心理危机干预系统仍存在许多不足，如法律法规建设略显滞后，公众对危机心理干预缺乏认识，心理干预工作协调欠缺，新闻媒体利用率仍不充分等。

（二）国外突发公共卫生事件心理干预

2015 年寨卡病毒在美国肆虐，为应对严峻疫情，纽约市政府采取了合理的行政手段加强心理危机干预。心理危机干预的首要前提是行政措施，加强心理危机干预系统与政府之间的协调沟通，积极构建心理危机干预对象云数据共享，是加强心理危机干预体系构建的重要环节。

应对疫情给患者心理造成的恐慌，美国最大的地方卫生部门之一纽约市健康与心理卫生局（Department of Health and Mental Hygiene, DOHMH），与全美最大的公立医疗机构纽约市"健康 +"医院达成了紧急状态合作关系，共同采取了"3C"（coordination, collaboration and communication）管控措施。

1. 协调与协作

对任何公共卫生事件应急反应至关重要的是医疗实体之间持续的沟通、协调和协作，在与寨卡病毒持续斗争的两年里，DOHMH 与"健康 +"医院密切合作。"健康 +"医院积极启动了准备和响应部署，以确保整个卫生系统的准备就绪。DOHMH 启动了事故指挥系统，开始实施寨卡病毒应对计划。计划包括与公众和医疗用品供应方共同宣传寨卡病毒的风险，以及教育卫生部门提供寨卡病毒预防、检测和流行病学信息，推出自我防范手册，充分的宣传工作在很大程度上缓解了公众因疫情造成的恐慌。

2. 持续沟通

应对寨卡病毒取得成功的最重要因素是两个医疗卫生实体之间以及医院与患者之间的持续沟通。沟通方式包括在疫情最严重的时候，纽约市"健康 +"医院的领导层和 DOHMH 每周通话，以及在由 DOHMH 举办的寨卡疫情网络研讨会上，相关医护人员的参与。这种定期的沟通确保了医院随时被告知政府实施的所有重大政策变化，包括根据新的流行病学信息更新检测标准和疫情发展趋势。患者心理方面则采用以小组为单位的持续沟通，医院与 DOHMH 密切合作，派遣心理专家实时关注患者的心理状况，每日与患者共同开展集体晤谈，针对每日干预情况进行总结分析，使患者的心理状态趋于稳定。

3. 数据共享

纽约"健康 +"医院借助 DOHMH 官方数据进行医疗决策，并确定患者需求和治疗优先级。这些数据的共享成了一种催化剂，不仅加快了医院对于病情的有效控制，也极大缓解了患者因就诊压力造成的恐慌。此外，DOHMH 协助纽约"健康 +"医院所提供的数据，有力确保了寨卡病毒的筛选、测试的优化和弱势群体的保护。利用这种共享系统，及时针对不同人群展开心理危机干预，极大减轻了患者因医治效率及医疗花费所引起的焦虑恐慌。

纽约市政府依靠"3C"管控措施，成功地实施了新的医疗和心理干预应急方案，确保包括最弱势群体在内的全体纽约人能够及时获得关键的救治和心理危机干预服务。综上，由于公共卫生行政手段和疫情心理危机干预之间是互补关系，当由政府主导方和心理危机干预方之间的利益合作成为一个统一的系统为心理危机干预服务时，可以极大缓解疫情对医护人员及普通群众造成的心理影响。

（三）我国心理干预现存问题

我国公共卫生应急措施尤其是心理干预系统已经逐步发展成熟，但仍然存在改进的空间。第一，心理危机干预专业性较强，干预专业人员"供不应求"。第二，虽在重大事件方面取得了进展，成效显著，但规范化、系统化的程度还有待提升。第三，地区发展失衡，形成了经济发达地区心理干预支援迅速，而经济落后地区心理援助欠缺甚至难以开展线上援助的状况。

1. 明确政府主导作用，建立健全心理危机干预行政机制

心理危机干预有效开展的前提是政府政策的下达，心理干预与行政手段需要相辅相成，心理干预的有效实施依赖于国家严密的组织体系。借鉴纽约市健康与心理卫生局在寨卡病毒中采取的"3C"措施，以及以色列政府的协调管控系统，我国政府在处理疫情心理危机时需要做到以下几点：①利用立法手段强化心理干预措施的地位。政府要以立法形式将心理干预预案加入应急系统中，进一步明确并扩大干预人群，不断提升心理危机干预在抗击疫情工作中的地位。②构建心理干预信息沟通与数据共享系统。疫情发生时，要注重与地方基层医院

持续沟通，共同构建心理危机信息网，实现云数据全面共享。在保护患者隐私的前提下，迅速收集并评估患者基本状况，做到"点对点"处置心理危机，确保心理干预措施实施效率。③采取实际措施加强心理危机干预人才教育。对于我国心理干预人才的缺失，政府要大力发展、集中开展心理干预人才教育，加大宣传与培训力度，提高心理干预人才薪资水平，逐渐弥补我国心理干预专业人才的空缺。

2. 优化心理治疗过程，强化干预人员的专业性与规范性

心理危机干预具有极强的专业性，部分国内心理干预作用失效的主要原因是干预措施规范性和专业性欠缺。应将危机前准备阶段、大规模危机计划以及危机压力转化等各个心理干预环节规范化。心理危机干预过程中要做到多种干预手段并用，避免单一性，对患者做到"对症下药"，同时建立心理干预专业人员库，在重大灾难来袭时可以快速有序地开展动员。

3. 平衡各地区心理干预系统建设，推进心理干预社区化

借助当前先进的网络和智能技术接受心理危机干预的主要是经济发达地区的民众，而那些偏远地区、通信不便的地方以及家里没有网络甚至连智能手机都没有的家庭，更加需要心理危机干预系统的社区化建设，使心理干预趋向平民化、社区化、去羞耻化。

心理服务是社区公共卫生服务的重要内容，但国内社区心理干预系统尚未发展成熟。群众对心理干预的正确认识是应对心理危机的有效武器，应积极引导群众，使其逐步重视心理危机干预，理解其重要性。面对面地开展心理干预工作的效果最佳，而突发事件最能考验民众的心理健康，因此，培养积极的心理素质，提高公众的心理健康意识，推进心理干预的社区化，对于心理干预体系建设具有重要意义。

4. 注重舆论等客观因素对大众心理的影响

媒体是广大群众间接接触疫情的最关键渠道，媒体的报道在很大程度上左右了群众对于疫情的恐慌程度。过度夸张的报道，使得大众并无直接接触也可能造成精神痛苦。要加强媒体对于心理干预的宣传引导，从我国应对新冠肺炎疫情的情况来看，首先要通过媒体的宣传，增强公众意识，引导大家充分认识到心理干预的重要性，为心理援助

的实施打好群众基础。此外，更要注重媒体的客观因素对于心理干预的重要作用，严格把控舆论，抵制谣言，将积极心理干预渗透到社会的每个角落。

虽然我国目前尚没有一个机制上的保障能使这些理想的做法得以实现，但近年来，灾后心理援助在应对各类重大和突发事件中发挥了积极作用，也积累了宝贵的经验。《全国精神卫生工作规划（2015—2020年）》要求各地依法将心理援助纳入各级政府突发事件应急处理预案，定期开展培训和演练。依托现有资源开设心理援助热线，配备心理治疗人员，为精神障碍患者及高危人群提供专业化、规范化的心理卫生服务。各级医疗机构、学校、用人单位和监管场所也要大力开展心理健康知识宣传，加强心理咨询和心理辅导等健康促进工作。

（罗东、白露　重庆市职业病防治院）

**参考文献：**

［1］毛群安．卫生应急风险沟通［M］．北京：人民卫生出版社，2014．

［2］Javidi H，Yadollahie M．Post-traumatic stress disorder［J］．Int J Occup Environ Med（The IJOEM），2012，3（1 January）．

［3］陈雪峰，傅小兰．抗击疫情凸显社会心理服务体系建设刻不容缓［J］．中国科学院院刊，2020，35（3）：256-263．

［4］秦邦辉，孙艳君，何源．国外重大突发公共卫生事件心理危机干预措施及启示［J］．南京医科大学学报（社会科学版），2020，20（2）：116-122．

［5］MORSE S，MCCOLLUM M，BALTER S B，et al．Surge capacity for outbreak investigations：A partnership between Columbia University and the New York City Department of Health and Mental Hygiene（NYC DOHMH）［J］．Prehosp Disaster Med，2005，20（S1）：73．

［6］Bodas M，Siman-Tov M，Kreitler S，et al．The role of victimization in shaping households' preparedness for armed conflicts in israel．Disaster Med Public Health Prep．2018 Feb；12（1）：67-75．doi：10．1017/dmp．2017．38．Epub 2017 Jul 27．PMID：28748769．

［7］Müller-Leonhardt Alice，Mitchell Shannon G，Vogt Joachim，et al. Critical Incident Stress Management (CISM) in complex systems: cultural adaptation and safety impacts in healthcare. [J]. Accident; analysis and prevention, 2014, 68.

[8]苏娟娟. 失独家庭的社区心理服务运作模式探索[J]. 南京医科大学学报(社会科学版), 2018, 18(5): 359-362.

[9]全国精神卫生工作规划(2015—2020年)[EB/OL]. 中国人民政府网, 2015.

# 第六节　中毒事件处置现场检测

## 一、概念（概述）

现场应急检测，主要是针对事发现场与中毒诊断可能的样本直接进行分析检测，对中毒类型、剂量、范围、人员中毒程度等情况进行初步的判断。对于化学应急检测设备（手段）均有以下几个特点。

快速：应急检测本身就说明检测结果的急迫性，为了尽快得到检测结果，尽早地为后续的防护、洗消、救治、封控等提供依据，现场检测设备的分析检测时间必须较短。

轻便：重量轻、操作方便。一般来说进入染毒现场检测都需要进行防护，按照应急救援"最佳防护"（未明情况按照 A 级防护）原则，检测人员可能无法完成较为精细的操作，因此使用的检测设备必须便于携带、利于使用。

较为准确：由于上述两个原因，现有的应急检测设备（手段）几乎不可能达到 100% 的准确，只能在检测的种类、灵敏度、准确性之间进行权衡。一般来说设备应具有一定的检测灵敏度（高于某种毒剂的致伤剂量）；对于准确性而言，一般要求做到"宁错勿漏"，不出现"假阴性"结果，尽量减少"假阳性"结果。一般可以通过不同检测手段相互印证的方法减少"假阳性"结果的产生。

## 二、主要技术方法及设备

### 1. 检气管或检测箱

一般是根据特征性化学反应进行的现场快速定性或者半定量检测技术，主要用于中毒原因的筛查，一般不可作为中毒原因的确证依据。现市场供应的为快速检测箱和检气管，可以根据说明书相应指标进行现场快速检测。其具有体积小、质量轻、携带方便、操作简单快速、方法的灵敏度较高和费用低等优点，对使用人的技术要求不高，经过短时间培训，就能够进行检测工作。其缺点为准确度较差，检测结果不能作为中毒原因判断的依据，只能作为筛查和参考。

2. 仪器分析法

（1）便携式电化学检测技术：主要测定指标包括有毒气体瞬时浓度、短时间接触容许浓度（PC-STEL）和时间加权平均容许浓度（PC-TWA）。其检测原理是通过不同的电化学检测器测量物质的电信号变化，对具有氧化还原性质的化合物，如含硝基、氨基等有机化合物及无机阴、阳离子等物质可采用电化学检测器。包括极谱、库仑、安培和电导检测器等。前三种统称为伏安检测器，用于具有氧化还原性质的化合物的检测，电导检测器主要用于离子检测。其中安培检测器（amperometric detector，AD）应用较广泛，更以脉冲式安培检测器最为常用。优点：灵敏度很高，尤其适用于痕量组分分析。缺点：干扰比较多，如生物样品或流动相中的杂质、流动相中溶解的氧气及温度的变化等都会对其产生较大的影响；电极寿命有限，对温度和流速的变化比较敏感；只能对现场空气进行检测。主要检测目标物有：氧气、一氧化碳、二氧化碳、氧化氮、氨气、硫化氢、氯化氢、氯气、磷化氢、军事毒剂等。

（2）便携式气相色谱－质谱联用技术：其检测原理是将实验室的气相色谱－质谱联用仪进行小型化，并进行防震设计，形成利于携带式设备。主要分为两类，便携设备及车载设备。便携设备中质谱一般采用直接进样（或加入固相微萃取技术），也有采用低热容（低热质）气相色谱分离技术（加热器与色谱柱一体），优点是灵敏度较高，采集速度快，得到的检测结果准确度较高；车载设备由于对体积重量没有过高的要求，因此可以采用经过改装的实验室设备，其检测结果甚至可以达到实验室检测的水平。可以实时采样分析，结果准确。

（3）傅里叶变换红外光谱技术：其检测原理是检测被测物的红外吸收光谱，经过傅里叶变换后与内置的标准谱图进行比对得到定性检测结果。除可对气体样品检测外，现在采用ATR（衰减全反射）技术的设备还可以对固体及液体进行快速检测，可以分辨出未知粉末的来源（生物源、无机样品等）。另外和拉曼光谱相似，也可进行遥测，缺点是灵敏度较低，易受到环境因素影响。

（4）拉曼光谱技术：其检测原理是当用短波长的单色光照射被测物时，小部分的光则按不同的角度散射开来，产生散射光，在垂直方向观察时，除了与原入射光有相同频率散射外，还有一系列对称分布着若干条很弱的与入射光频率发生位移的谱线（拉曼谱线），将这种谱图与标准谱图对照得出结果。由于拉曼散射的光强非常微弱，因此原来以实验室设备为主，随着微型激光器（单色光）和表面增强拉曼散射技术的应用，便携乃至手持式的拉曼光谱设备已经成熟。相对其他类型仪器的最大优势就在于理论上只要光可以通过就可以检测，也就是说隔着透明的玻璃瓶、塑料袋就可以检测其中的化学品，还可以对数十米甚至数千米外的空气、云团进行遥测；其缺点是灵敏度较低。

（宋云波、朱冰峰　重庆市职业病防治院）

# 第二章
# 中毒案例剖析

## 第一节　硫化氢中毒

### 案例1：急性硫化氢中毒

#### 一、事件经过

2018年3月3日上午，4名新来的外来务工人员在施工单位2名员工的带领下到某市某河涌干流截污渠箱工程工地了解情况。10时17分左右，1名工人入井查看情况不慎掉入井内，现场4名工人见状先后入井施救，也先后中毒晕倒在井内。当地有关部门接报后，将5名中毒工人送往医院救治，2名工人经抢救无效死亡，其他3名伤者生命体征平稳，暂无生命危险。其中工人甲当时出现头晕、胸闷，晕倒在渠箱内，同事呼叫110、120，由消防队救出现场（井下停留时间约30分钟），患者脱离现场时神志不清，呼之不应，呼吸困难，无口吐白沫、抽搐、大小便失禁，给予吸氧，120救护车接回当地医院急诊，给予催醒、脱水等治疗，1个多小时后患者神志转清，诉头晕、胸闷、乏力，为进一步诊治转至市化学中毒医疗救援中心，并收住院。

#### 二、处置过程

1. 现场调查和检测

（1）卫生学调查

患者负责施工的是广州市白云区石井街潭村涌段的大坦沙污水处

理系统管网工程——石井河干流截污渠箱（石井河段）工程的潭村入流井，该入流井深约 11.5 米，长度及宽度均约为 5 米，到达现场时可闻及较大气味。

（2）实验室检测

在井口处（事故发生后约 6 小时）使用德尔格与华瑞气体检测仪进行测定，对空气中甲烷、一氧化碳、二氧化碳、二氧化硫、硫化氢、氨气、氰化氢、磷化氢、氧气、氯气、二氧化氮含量进行检测，其中硫化氢（200.1mg/m³）、氨气（64.6mg/m³）、氰化氢（5.8mg/m³）、磷化氢（40mg/m³）的检测结果均超过《工作场所有害因素职业接触限值 第 1 部分：化学有害因素》（GBZ 2.1—2007）中的卫生限值规定，其中硫化氢超标 20 倍。其余项目均符合该岗位的职业接触限值。（工作场所有害因素职业接触限值没有甲烷和氧含量，正常空气中氧含量为 20.9%。）

2. 临床症状和体征

患者，男，61 岁，因"神志不清 1 个多小时后头晕、胸闷、乏力 7 小时"于 2018 年 3 月 3 日 18:00 入院。

入院时体格检查显示：T: 37.3℃，P: 80 次 / 分，R: 22 次 / 分，BP: 130/60mmHg。急性病容，神志清楚，精神疲倦，查体合作。双侧瞳孔等圆等大约 3.0mm，对光反射正常。颈部无抵抗。双肺呼吸音清，未闻及干湿啰音。心率 80 次 / 分，心律齐整，未闻及病理性杂音。腹部平软，无压痛、反跳痛。四肢肌力Ⅳ级，肌张力正常，生理反射存在，病理反射未引出。

3. 辅助检查

（1）血常规：（3 月 3 日）白细胞计数 $12.2×10^9$/L，中性粒细胞百分比 90.5%；（3 月 7 日）白细胞计数 $7.12×10^9$/L，中性粒细胞百分比 67.7%。

（2）心肌酶谱：（3 月 3 日）CK 436U/L，CKMB 26.2U/L；（3 月 7 日）CK 226U/L，CKMB 17.8U/L。

（3）血气分析：（3 月 3 日）pH 7.408，$PO_2$ 14.99kPa，$PCO_2$ 3.52kPa，$HCO_3^-$ 16.8mmol/L，BE-b -5.5mmol/L，Lac 1.4mmol/L；（3 月 7 日）pH 7.439，$PO_2$ 9.95kPa，$PCO_2$ 4.4kPa，$HCO_3^-$ 22.7mmol/L，BE-b

−0.4mmol/L，Lac 1.7mmol/L。

（4）肝肾功能：3 月 3 日、3 月 7 日、3 月 12 日、3 月 20 日、3 月 28 日基本正常。

（5）胸部 CT：（3 月 3 日）双下肺、右中肺、左舌叶散在少许渗出性改变，双侧胸腔少许积液；（3 月 11 日）双下肺、右中肺、左舌叶散在少许渗出性改变较前稍吸收，双侧胸腔少许积液较前吸收；（3 月 21 日）双下肺、右中肺、左舌叶散在少许渗出性改变较前明显吸收，双侧胸腔少许积液已基本吸收。

（6）脑 CT：3 月 3 日、3 月 10 日、3 月 14 日均无异常。

（7）心电图：（3 月 4 日）窦性心律，左室高电压，T 波异常，QT 间期延长；（3 月 30 日）窦性心律，左室高电压，T 波改变。

（8）B 超：（3 月 4 日）肝、胆、脾、胰腺、双肾、输尿管无明显异常。

4. 临床诊断

根据患者的症状、体征、实验室检查结果，结合职业接触史，依据《职业性急性硫化氢中毒诊断标准》（GBZ 31—2002），诊断为职业性急性混合气体（以硫化氢为主）中毒。

5. 治疗和转归

患者入院后给予氧疗，甘露醇注射液 250mL 静滴一次脱水降颅压，五水头孢唑林钠 2g 静滴每日二次抗感染治疗，注射用磷酸肌酸钠 1g 静滴每日一次提供心肌能量，单唾液酸四己糖神经节苷脂钠盐注射液 200mg 静滴每日一次促进中枢神经系统功能修复，依达拉奉注射液 30mg 静滴每日两次改善脑血液循环，注射用甲泼尼龙琥珀酸钠 160mg 静滴每日两次抗炎、抑制肺部渗出治疗，补充氨基酸、维生素、电解质等能量支持，患者症状缓解，4 月 13 日出院时，患者无头晕、乏力，无胸闷、咳嗽，无呼吸困难等不适。患者有中枢神经系统和呼吸系统损害，早期积极给予足量激素、营养脑神经、防治脑水肿、抗炎等药物治疗，快速减轻了患者脑水肿和肺水肿，促进神经系统功能修复。

### 三、分析讨论

**1. 本次中毒事件特点**

急性硫化氢中毒是短期内吸入较大量硫化氢，出现的以中枢神经系统和呼吸系统损害为主的临床表现。中枢神经系统症状主要表现为意识障碍，呼吸系统表现可有气管—支气管炎或支气管周围炎、急性支气管肺炎、肺水肿，另外可有多脏器衰竭、猝死等表现。本次事件中，5名工人下井后均出现意识障碍，2名工人猝死，3名工人脱离现场，给予吸氧等处理后神志转清，收治患者胸部CT出现肺水肿表现，均符合急性硫化氢、氰化氢、氨气、磷化氢中毒表现。结合现场检测硫化氢含量严重超标，故考虑患者是以硫化氢为主的急性气体中毒。

**2. 中毒患者临床特征**

患者甲有明确的硫化氢接触史；接触途径主要为经呼吸道吸入；临床表现典型，有头晕、神志不清的中枢神经系统症状，经过吸氧、脱水治疗后神志转清；有呼吸困难、胸闷表现，胸部CT提示有肺水肿，经激素抗炎等治疗，肺水肿好转。结合患者表现，符合重度中毒标准。

**3. 事件发生原因分析**

硫化氢的密度较空气大，在狭窄空间不易扩散，易引起蓄积中毒。本次事件发生在井内，污水产生大量硫化氢，井内为地下密闭空间，气体难以扩散，浓度较大。此次中毒事件是事故单位未进行有限空间作业风险辨识分析，现场作业环境通风不良、有毒气体积聚，在未确认作业环境是否安全的情况下盲目指挥工人进行作业，工人在没有经岗前安全教育培训，不了解作业场所情况、岗位情况、不落实任何防护措施的情况下冒险作业引发的人员中毒事故。

**4. 建议及对策**

硫化氢是一种急性剧毒气体，吸入少量高浓度硫化氢可于短时间内致命。建议：①加强安全管理，产生硫化氢的生产设备应尽量密闭，并设置自动报警装置；②对含有硫化氢的废水、废气、废渣要进行净化处理，达到排放标准后方可排放；③进入可能存在硫化氢的密闭容器、坑、窑、地沟等工作场所，应首先测定该场所空气中的硫化氢浓度，采取通风排毒措施，确认安全后方可操作；④操作时做好个人防护措施，戴好防毒面具；⑤直接接触硫化氢后应迅速脱离现场，吸氧，积极防治脑水肿、肺水肿，早期、足量、短程使用肾上腺糖皮质激素；⑥对呼吸、心搏骤停者，立即进行心肺复苏，待呼吸、心跳恢复后，有条件者尽快高压氧治疗，并积极对症、支持治疗。

## 四、案例点评

1. 本次毒物的物理化学性质

硫化氢，分子式为 $H_2S$，分子量为 34.076，标准状况下是一种易燃的酸性气体，无色，低浓度时有臭鸡蛋气味，浓度极低时便有硫黄味，有剧毒（$LC_{50}$=444ppm<500ppm）。其水溶液为氢硫酸，酸性较弱，比碳酸弱，但比硼酸强。分子量为 34.08，蒸汽压为 2026.5kPa/25.5℃，闪点为 <-50℃，熔点是 -85.5℃，沸点是 -60.4℃，相对密度为（空气 =1）1.19。能溶于水，易溶于醇类、石油溶剂和原油。燃点为 292℃。硫化氢为易燃危化品，与空气混合能形成爆炸性混合物，遇明火、高热能引起燃烧爆炸，是一种重要的化学原料。

2. 中毒机制

（1）硫化氢易溶于水，接触到眼和呼吸道黏膜表面的水分后分解，并与组织中的碱性物质反应产生氢硫基、硫和氢离子、氢硫酸和硫化钠，对黏膜有强刺激和腐蚀作用，引起不同程度的化学性炎症反应，严重者可导致角膜溃疡、化学性肺炎、化学性肺水肿。

（2）硫化氢是细胞色素氧化酶的强抑制剂，能与线粒体内膜呼吸链中的氧化型细胞色素氧化酶中的三价铁离子结合，而抑制电子传递和氧的利用，引起细胞内缺氧，造成细胞内窒息。

（3）硫化氢可直接刺激颈动脉窦和主动脉区的化学感受器，低浓度起兴奋作用，高浓度致反射性呼吸抑制、麻痹、昏迷，导致"电击样死亡"。

（4）心肌损害，急性中毒出现心肌梗死样表现，可能由于硫化氢的直接作用使冠状血管痉挛、心肌缺血、水肿、炎性浸润及心肌细胞内氧化障碍所致。

### 3. 救治经验

本案例中，作业人员下井前，未测定该场所空气中的硫化氢浓度，未采取通风排毒措施，操作时未做好个人防护措施，未戴好防毒面具，从而导致了硫化氢中毒的严重后果，首位患者晕倒于密闭空间后，其他现场人员在无有效防护设备的情况下盲目施救，造成伤亡加大。所以作业前，应首先测定该场所空气中的硫化氢浓度，采取通风排毒措施，确认安全后方可操作；操作时做好个人防护措施，穿戴好防毒面具、防护服、安全帽、防护鞋、眼镜和手套等；救助者应注意自身防护，这对避免多人急性硫化氢中毒事故或发生猝死非常重要。

治疗原则以对症、支持治疗为主，有高压氧条件的地方，强调尽快同时做高压氧治疗。高压氧疗对防治脑水肿、肺水肿、促进昏迷患者的苏醒有重要作用。为防止病情"反跳"，高压氧治疗需要与支持、对症治疗相结合，其中早期、足量、短程应用肾上腺糖皮质激素至关重要。

（袁丽玲、杨志前、刘移民　广州市职业病防治院）

**参考文献：**

[1] 杨丽红. 硫化氢中毒的临床特征及急救措施探讨 [J]. 临床医药文献电子杂志, 2016, 3 (38): 7555, 7558.

[2] 李勇勤, 杜伟佳, 谢秀红, 等. 某纺织厂污水处理站不明气体中毒事故调查 [J]. 职业卫生与应急救援, 2014, 32 (4): 247-248.

[3] 梁启荣. 职业性急性硫化氢中毒救治现状 [J]. 职业与健康, 2013, 29 (14): 1808-1810.

[4] 白娟. 高压氧综合治疗急性硫化氢中毒 130 例疗效观察 [J]. 中华航海医学与高气压医学杂志, 2016, 23 (5): 399-401.

[5] 葛赟, 卢中秋. 吸入性肺损伤机制和治疗的研究进展 [J]. 中华急诊医学杂志, 2012, 21 (1): 101-103.

[6] 胡仁典, 尹彩芳, 侯春阳, 等. 急性硫化氢中毒性肺水肿的临床探讨 [J]. 中华内科杂志, 2001, 40 (6): 412-413.

[7] 梁琰, 李毅. 硫化氢对线粒体损伤后氧化呼吸链影响的研究进展

［J］．中华损伤与修复杂志（电子版），2018，13（5）：383-385．

　　［8］王慧．急性硫化氢中毒17例抢救治疗体会［J］．首都医药，2009，16（2）：28．

　　［9］刘文，周波，李思惠．急性硫化氢中毒465例心电图异常表现特点的研究［J］．职业卫生与应急救援，2010，28（4）：183-185．

　　［10］李凤娟．急性硫化氢职业中毒的探讨［J］．职业与健康，2011，27（23）：2794-2796．

## 案例2：密闭容器中急性硫化氢中毒

### 一、事件经过

某年4月6日上午，3名工人在大型金属罐体中从事清洗容器作业，被发现昏倒于容器中。其他同事发现时，呼之无反应，立即使用切割机将罐体切开，将3人送医院救治，最终二死一昏迷。患者包某在当地医院治疗后无好转即转送至我院就诊。

本案例特点在于患者送至我院诊治初期缺乏现场调查、检测资料，患者出现中毒性脑病、肺水肿、心肌损伤等，诊断上需与硫化氢中毒、窒息性气体与刺激性气体混合中毒、窒息性气体中毒并吸入性肺炎相鉴别，急救处置上须考虑：①激素等药物治疗前提下是否需行纤维支气管镜检查，②是否行高压氧治疗。

### 二、处置过程

1.现场调查和检测

事件发生后，该用人单位立即自行组织现场救援，该密闭容器内环境因救援工作已被破坏，未获得现场调查资料。用人单位负责人、工友及患者清醒后回忆，总结如下：该容器为金属反应釜，呈类圆柱状，高约3米，内径1.5~2米，上方开口，开口处内径约1米；该反应釜已废弃半年以上，既往使用原料、化学反应中间产物、最终产品均不含硫化氢或其他硫化物，以碳水化合物为主；事发当日，3名工人被安排使用清水清洗该容器，无防护，开始作业前已有积水，水深不过膝，原拟3人轮流作业，第1名工人进入后即晕倒，具体工作时间不详，另2名工人呼救后自行进入罐体，也中毒；其他同事发现时，呼之无反应，立即使用切割机将罐体中部切开，送医院救治，最终二死一昏迷。

该密闭容器内环境因救援工作已被破坏，空气采样意义不大，经我院建议，4月7日用人单位采集罐体内剩余污水自行送检至某分析测试中心，4月16日报告检出硫化氢含量约为192mg/m³，未检出其他毒物。

2. 临床症状和体征

工人包某因"昏迷8小时"入院。入院时体格检查示：体温37.0℃，心率112次/分，呼吸34次/分，血压123/78mmHg，动脉血氧99%。昏迷状，GCS评分6分（E1V1M4），呼吸急促，烦躁不安，无四肢抽搐、口吐白沫。全身皮肤黏膜无黄染及皮下出血点，双侧瞳孔直径5.5mm，对光反射迟钝（与外院使用药物有关）。颈稍抵抗，双肺呼吸音粗，可闻及少许痰鸣音及湿啰音。心律齐，各瓣膜听诊区未闻及病理性杂音。四肢肌力检查不配合，四肢肌张力稍增高，双侧病理征未引出。

3. 辅助检查

（1）血常规（4月6日）：白细胞计数$23.9 \times 10^9$/L，中性粒细胞百分比92.4%，血红蛋白197g/L，血小板$214 \times 10^9$/L。

（2）胸片：（4月6日）拟两肺间质水肿改变；左侧少许胸积液或胸膜增厚；心影增大（卧位）。（4月7日）拟两肺间质水肿改变较前减轻；考虑双下肺炎可能；拟左侧少许胸积液或胸膜增厚；心影增大（卧位）。

（3）胸部螺旋CT平扫（4月9日）：右肺上叶后段及双肺下叶背段、后基底段渗出性改变。

（4）脑CT（4月6日）：轻度脑肿胀改变。（4月7日）原"轻度脑肿胀"已好转；脑螺旋CT平扫未见明显异常。

（5）心肌酶检测：（4月6日）谷草转氨酶3.75U/L，肌酸激酶146U/L，肌酸激酶同工酶62U/L，乳酸脱氢酶3605U/L；（4月7日）谷草转氨酶70.8U/L，肌酸激酶401U/L，肌酸激酶同工酶87U/L，乳酸脱氢酶590U/L。

4. 临床诊断

根据患者的症状、体征、实验室检查结果，结合职业接触史，依据《职业性急性硫化氢中毒诊断标准》（GBZ 31—2002），经综合分析，诊断为职业性急性重度硫化氢中毒。

5. 治疗和转归

患者入院后立即予以高流量吸氧、脱水、激素、护胃、抗感染、化痰、营养神经、营养心肌、支持、对症等综合治疗方案。4月28日出院时，患者精神、胃纳、睡眠可，大小便正常，症状、体征完全消失，复查胸片示病灶明显吸收，脑螺旋CT平扫、脑电图均正常，治愈出院。

## 三、分析讨论

用人单位初期否认该罐体内含有硫化氢的可能，罐体内环境因救援工作已被破坏，患者送至我院诊治初期未能明确中毒原因。

该患者入院后根据临床表现为中毒性脑病及肺水肿、心肌损伤等，诊断上需与硫化氢中毒、窒息性气体与刺激性气体混合中毒、窒息性气体中毒并吸入性肺炎相鉴别，治疗上需考虑：激素等药物治疗前提下是否需行纤维支气管镜检查，是否行高压氧治疗。这是本例患者急救处置中临床诊治的主要关注点。

鉴别诊断主要在于化学性肺炎与吸入性肺炎的鉴别，而吸入性肺炎需要考虑为单纯误吸还是吸入罐体内污水。肺炎不能及时控制，则可能影响高压氧的治疗。如考虑吸入性肺炎还需要决定是否急诊纤维支气管镜检查并清除误吸物。

结合现场2死1昏迷、临床表现、影像学特点等情况，考虑硫化氢中毒可能性最大，不排除吸入性肺炎，急救处置方案确定为：①按吸入罐体内污水导致吸入性肺炎予抗感染治疗的基础上加足量糖皮质激素，以控制肺炎，24小时内复查胸片或CT了解治疗效果，再调整治疗方案；②ICU病房严密监测病情，留置口咽通气管，必要时改气管插管，备呼吸机辅助通气，必要时床边纤维支气管镜下吸痰；③暂予高流量吸氧，肺炎好转再行高压氧治疗；④脱水、护胃、化痰、营养神经、营养心肌、支持、对症等治疗方案。

经上述处理后患者病情迅速稳定，并逐渐好转，24小时复查胸片示两肺间质水肿改变较前减轻，患者神志好转，治疗有效，继续予脱水、激素、护胃、抗感染、化痰、营养神经、营养心肌、支持、对症等治疗方案。同时继续追索现场环境资料，经与用人单位沟通，同意于事故发生次日送检罐体内剩余污水。由于事故发生前工人进行了清洗罐体作业，估计送检样本已被稀释，但该样本仍检出硫化氢含量约为192mg/m³，未检出其他毒物。患者既有中毒性脑病，同时出现肺水肿，罐体原料检出硫化氢，本次为典型急性硫化氢中毒事件。硫化氢是具有刺激作用的窒息性气体，急性中毒时导致中毒性脑病及化学性肺炎。

## 四、案例点评

密闭空间内出现中毒事件在急性中毒事件中较为常见，这类事故在救援时经常导致现场环境被破坏等情况，接诊医师初期经常不能及时获得现场环境检测或卫生学调查结果，导致初期诊断多不明确，其诊疗思路非常重要。此类事件临床表现可大致分为两大类：①单纯中枢神经系统损害的；②中枢神经系统损害合并其他脏器受损的，例如肺炎等。

单纯表现为中枢神经系统损害的，如头晕、乏力、意识不清，甚至昏迷、猝死等。此类中毒常见为窒息性气体中毒，其中一氧化碳、氰化物等有相应特殊体征及实验室检查可快速确诊，而单纯窒息性气体如甲烷、缺氧环境等则仍需现场资料确诊。诊断时注意中暑、有机溶剂及其他可挥发性气体中毒的可能，也须与内科其他疾病鉴别，例如脑血管意外等。初期处理可按中毒性脑病，完善检查的同时先予对症处理，如麻醉状态予催醒，如兴奋烦躁则予镇静，脑水肿予脱水降颅压、必要时专科手术，吸氧、激素、护胃、营养神经、维持生命体征等综合治疗方案。如无禁忌可考虑行高压氧治疗。还需要注意的是，在明确排除苯中毒之前，避免使用肾上腺素。

中枢神经系统损害合并其他脏器受损的，常合并呼吸道损害。如合并呼吸道损害，注意鉴别吸入性肺炎、化学性肺炎、感染性肺炎等，处理时有不同之处。吸入性肺炎多为中枢神经抑制的并发症，如果为呕吐物或外来物吸入常须急诊纤维支气管镜处理；化学性肺炎则须考虑硫化氢中毒或合并其他刺激性气体中毒可能，某些污水、废水处理池或其他复杂环境须注意混合气体中毒可能，治疗上以激素、吸氧、呼吸机辅助通气等为主；感染性肺炎多为并发症，多有发热、咳嗽、咳痰等症状，多在急性中毒的中后期出现，经验治疗予广谱抗生素合并抗厌氧菌治疗，尽早行病原体检查，根据药敏结果选择抗感染治疗方案。如果出现缺氧不能解释的其他脏器损害，则应注意其他化学物中毒可能，有条件时可行血、尿等毒物检测，并请中毒专科医师会诊。

不明原因中毒患者临床救治过程中应持续追踪环境检测、卫生学调查结果，及时与疾病预防控制中心、安监部门、公安部门、用人单位联系，尽快获取相关资料，及时调整治疗方案。

（张程、刘移民 广州市职业病防治院）

**参考文献：**

[1]赵金垣.临床职业医学(第3版)[M].北京：北京大学医学出版社，2017.

[2]任引津，等.实用急性中毒全书[M].北京：人民卫生出版社，2017.

[3]邬堂春，牛侨，周志俊，等.职业卫生与职业医学(第8版)[M].北京：人民卫生出版社，2017.

[4]中华人民共和国卫生部.GBZ 31—2002职业性急性硫化氢中毒诊断标准[S].北京：中国标准出版社，2002.

[5]冯鸿义.3起急性职业中毒案例的共性分析与思考[J].职业卫生与病伤，2020，35(2)：70-73.

［6］刘晓晓，潘引君，叶开友，等．上海市某区近5年急性职业中毒事故深度分析［J］．职业卫生与应急救援，2020，38（2）：187-190．

［7］叶丹，牛云莲，盛世英，等．硫化氢气体中毒致迟发性脑病1例［J］．江苏医药，2020，46（2）：212-214．

［8］王文和，张爽，刘林精，米红甫，袁玮成．1992—2017年近25年硫化氢中毒事故统计分析研究［J］．工业安全与环保，2020，46（2）：1-5．

［9］中国职业医学编辑部．科学防治职业性急性硫化氢中毒［J］．中国职业医学，2018，45（4）：520．

［10］潘跃东．石化企业硫化氢中毒事故分析与防治［J］．安全、健康和环境，2018，18（4）：5-7．

## 案例3：危险废物处置中心硫化氢混合气体中毒事件

### 一、事件经过

2017年12月12日18时56分，山东某沿海城市一公司（简称甲公司）危险废物处置中心员工在处置废物时发生严重的中毒事件。2017年11月3日，甲公司受委托处置标注为"废试剂"的危险废物样品，危险废物类别为HW49（危险废物代码为900-041-49、900-039-49、900-999-49）的废包装桶、包装袋、废滤布、污泥、活性炭、填料、保温材料、废原料以及HW06（危险废物代码为900-402-06）的废试剂。合同约定处置方式：HW49类采用焚烧或填埋，HW06采用蒸馏方式。2017年12月11日，甲公司用危险货物运输车装载标注为废试剂（HW06，900-402-06）的21桶危险废物，12月12日18时31分，甲公司危废处置中心5名工人开始对上述部分危险废物进行焚烧处置。18时51分，1名操作工先后以人工方式向1号投料坑内倾倒了5桶危险废物。18时55分，现场作业辅助工驾驶叉车利用货叉将两个危险废物桶运至1号投料坑前，拟横置于坑边台阶上，并由人工进行倾倒时，左右货叉上的危废桶先后坠落入坑内。18时56分，现场作业的辅助工利用叉车左货叉下降到 1 号投料坑内，捡拾坠落的危废桶后，攀上叉车货叉，在货叉升至投料坑坑口时，因中毒坠落坑内。18 时 57 分，另 2 名叉车司机以及随后赶到的 2 名员工先后进入 1 号投料坑内施救，现场作业工人及施救人员均着普通工装，未行特殊防护，致 5 人当场中毒死亡，随后赶来参与施救的 12 人也出现不同程度中毒症状，主要表现为头痛、头晕、恶心 / 胸闷、憋气及不同程度的意识障碍等症状。甲公司现场人员在实施自救的同时，拨打电话报警，并向公司管理人员报告。19 时 18 分，相关部门人员相继赶到现场开展救援。经当地政府安监、疾控、公安、环保部门积极介入并完善毒物检测，确定本次事故系未标识剧毒废物毒气泄漏、作业工人防护不当及盲目现场施救引起的一起职业性急性有毒气体中毒事件。

## 二、处置过程

1. 现场调查和检测

（1）卫生学调查

涉事相关企业及现场情况：涉事企业位于山东省某沿海城市经济开发区，有员工 600 余人，公司主要从事危险废弃物的回收、处置、综合利用等。该企业取得《危险废物经营许可证》，具有收集、储存、处置、经营危险废物的资质，厂区为东西向长、南北向短的长方形，发生事故的三万吨 / 年固体废物焚烧处置中心位于厂区的东南角，东侧分布有 7 个危险废物投料坑，自南向北分别为 1 号投料坑至 7 号投料坑，1 号投料坑发生事故。危险废物按照核定工艺，在处置设施内进行充分的过氧燃烧后，使有害气体在高温下彻底分解，产生的废气经处理后达标排放。危废处置中心辅助班主要负责危险废物的核对、接收、卸车、储存、破碎和配伍等工作，本次事故发生在配伍环节。危险废物按物料形态分为固态危险废物和液态危险废物两类。按照处置工艺规定，液态危险废物经化验室取样分析后，根据特性有选择性地储存在不同的废液储罐中，由废液泵加压过滤后送至回转窑或二燃室焚烧处理。其中有机废液根据热值不同经喷枪和高压空气雾化后按需分别喷入回转窑和二燃室内，进行焚烧。

（2）实验室检测

事故发生后，当地有资质的检测机构迅速调查取样检测，检验报告显示，甲公司处置的危险废物中，2、3、4、7、9、10、11、12 号桶检材（现场取证检材编号）检验出二氯乙烷、三氯甲烷、二氯甲烷、吡啶、溴乙酰氯、氯乙酰氯、甲基苯胺、丙烯酸、氯苯胺等 27 种不同成分的化学物质。同时部分标本送公安部物证鉴定中心，公安部物证鉴定中心检测报告显示，危险废物中 1、7、9 号桶均检出硫化氢。含量分别是 180mg/mL、71.1mg/mL 和 148mg/mL。公安部门出具的死亡患者心脏血液毒检报告：4 例检材中检出硫化氢，含量分别是 3.48mg/mL、2.48mg/mL、10.9mg/mL 和 5.23mg/mL，1 例未检出硫化氢；5 例检材中均检出二氯甲烷，含量分别为 1.28mg/mL、0.168mg/mL、0.289mg/mL、0.664mg/mL 和 8.12mg/mL；2 例检材中均检出氰离子，其含量均小于 0.2mg/mL。当地公安分局刑事科学技术室根据尸检报告结合公安部物证鉴定中心的检验报告，认定事故死亡人员符合硫化氢等有毒气体中毒死亡。

2. 临床症状和体征

事故发生后，12 例中毒患者随即送至当地医院救治，经过治疗 2 个月余仍然存在明显的头痛、胸闷症状，为进一步诊治，5 例患者转至山东大学齐鲁医院。患者均为男性，年龄 43.6±4.88 岁，均为甲公司员工，事故发生时先后到达现场施救，均着普通工装，未行特殊防护，在施救过程中吸入有毒气体后均出现头痛、头晕、胸闷、心慌、全身乏力、烦躁不安，无抽搐发生。其中 2 例患者出现了双手震颤。

病例 1，患者男，51 岁，于 2017 年 12 月 12 日工作时吸入不明气体，后感头痛、头晕、恶心、心慌、胸闷、烦躁不安，在当地医院给予药物治疗，具体不详，上述症状未见明显好转，为求进一步治疗，至我院中毒科，入院查体：体温 37℃，脉搏 75 次 / 分，呼吸 15 次 / 分，血压：120/78mmHg，患者神志清，精神差，双肺呼吸音粗，未闻及干湿性啰音，心率 75 次 / 分，律齐，腹平软，无压痛及反跳痛，生理反射存在，病理反射未引出。实验室检查：血常规、凝血系列、血生化、血电解质、肝肾功能等均未见明显异常。颅脑磁共振示：双侧大脑半球少许缺血性变性灶，副鼻窦炎。胸腹部 CT 示：双肺结节，肝脏低密度影，胆囊炎，左肾结石或钙化灶。脑电图示：边缘状态。肌电图示：神经源性损害，双下肢周围神经病变。

病例 2，患者男，39 岁，于 2017 年 12 月 12 日工作时吸入不明气体后，出现头痛伴双眼视物不清、心悸、胸闷、气短，无肢体抽搐，无意识障碍，于当地医院给予药物治疗，具体不详，上述症状无明显好转，为求进一步治疗，收入我院中毒科，入院查体：体温 36.5℃，脉搏 65 次 / 分，呼吸 18 次 / 分，血压：110/65mmHg，患者神志清，精神差，双肺呼吸音粗，未闻及干湿性啰音，心率 65 次 / 分，律齐，腹平软，无压痛及反跳痛，生理反射存在，病理反射未引出。实验室检查：患者血常规、血生化、肝肾功及凝血系列等未见明显异常。颅脑磁共振示：双侧大脑半球少许缺血性变性灶，副鼻窦炎。胸腹部 CT 示：双肺少许纤维灶。脑电图示：异常。肌电图示：右肘正中神经传导速度减慢。

病例 3，患者男，36 岁，于 2017 年 12 月 12 日工作时吸入不明气体后，出现头痛、头晕、恶心、心悸、胸闷、全身乏力，无肢体抽搐，无意识障碍，于当地医院给予药物治疗，效果不佳，为求进一步治疗，收入我院中毒科，入院查体：体温 36.5℃，脉搏 80 次 / 分，呼吸 18 次 / 分，血压：161/88mmHg，患者神志清，精神差，双肺呼吸音粗，未闻及干湿性啰音，心率 80 次 / 分，律齐，腹平软，无压痛及反跳痛，生理反射存在，病理反射未引出。实验室检查：患者血常规、凝血系列、血生化等未见明显异常。颅脑核磁共振示：无明显异常。胸腹部 CT 示：左肺少许纤维灶，腹部未见明显异常。脑电图示：异常。肌电图示：神经源性损害。

病例 4，患者男，45 岁，于 2017 年 12 月 12 日工作时吸入不明气体后，出现头痛、头晕，心悸、胸闷，双手震颤，全身乏力，无肢体抽搐，无意识障碍，于当地医院给予药物治疗，效果不佳，为求进一步治疗，收入我院中毒科，入院查体：体温 36.7℃，脉搏 75 次 / 分，呼吸 15 次 / 分，血压：108/70mmHg，患者神志清，精神差，双肺呼吸音粗，未闻及干湿性啰音，心率 75 次 / 分，律齐，腹平软，无压痛及反跳痛，生理反射存在，病理反射未引出。实验室检查：患者血常规、凝血系列、血生化、肝肾功等未见明显异常。颅脑磁共振示：无明显异常。胸腹部 CT 示：双肺少许纤维灶。脑电图示：轻度异常。肌电图示：双侧神经反射潜伏期延长。

病例 5，患者男，47 岁，于 2017 年 12 月 12 日工作时吸入不明气体后，出现头痛伴手抖，无意识障碍，偶有胸闷、气短，伴咳嗽、咳痰，于当地医院给予药物治疗，效果不佳，为求进一步治疗，收入我院中毒科，患者自发病以来饮食睡眠差，二便正常。既往体健，无特殊病史可询。入院查体：体温 36.5℃，脉搏 72 次 / 分，呼吸 17 次 / 分，血压：120/73mmHg，患者神志清，精神差，双肺呼吸音粗，未闻及干湿性啰音，心律齐，各瓣膜区未闻及病理性杂音，腹平软，无压痛及反跳痛，生理反射存在，病理反射未引出。实验室检查：血红蛋白：127g/L，甘油三酯：2.29mmol/L，血同型半胱氨酸：17.9μmol/L，二氧化碳结合力：29.4mmol/L，余未见明显异常。颅脑磁共振示：无明显异常。胸腹部 CT 示：双肺纤维灶，双侧胸膜轻度增厚，肝脏钙化灶。脑电图示：正常范围。肌电图示：未见明显异常。

3. 临床诊断

根据患者的临床症状、实验室检查结果，结合职业接触史，根据中华人民共和国卫生部《职业病急性硫化氢中毒诊断标准》（GBZ 31—2002），经综合分析，诊断为职业性急性硫化氢等有毒气体中毒。

4. 治疗和转归

患者入院后给予改善循环、营养神经等综合治疗，3 周后好转出院，出院 1 个月、3 个月复查，查体无异常，基本治愈。

## 三、分析讨论

1. 本次中毒事件特点

从临床角度来看，本次事件主要原因是短时间吸入了以硫化氢、二氯甲烷、氰化氢为主的高浓度的混合性有毒气体所致。硫化氢主要经呼吸道吸入，硫化氢在体内与氧化型细胞色素氧化酶中的三价铁离子相结合，抑制细胞呼吸酶的活性，造成组织缺氧，尤以中枢神经系统对缺氧更为敏感，从而产生一系列的临床症状，硫化氢浓度较低时，对呼吸道及眼的局部刺激作用明显，浓度越高，全身性作用越明显，表现为中枢神经系统症状和窒息症状。吸入高浓度硫化氢可引起"电击样死亡"，系化学源性猝死的主要原因之一。二氯甲烷为无色透明、有芳香气味的可挥发性液体，可经呼吸道、皮肤黏膜、消化道进入机体，其烷基卤素可迅速穿透细胞膜而引起细胞内中毒，导致组织缺氧，脏器受损，其主要损害神经系统和呼吸系统，严重者可出现脑水肿和肺水肿。氰化氢是典型的窒息性气体，主要经呼吸道吸入，属于高毒类物质。氰化物的主要毒性是由其在体内解析出氰离子引起，可抑制呼吸链的细胞色素氧化酶，阻断呼吸链的电子传递，造成细胞内窒息。与硫化氢一样，短时间吸入高浓度氰化氢也可引起"电击样"死亡。

2. 中毒患者临床特征

本次事件中毒患者有明确的硫化氢、二氯甲烷、氰化氢接触史；接触途径主要为经呼吸道、消化道和皮肤黏膜接触；临床表现典型，首先表现为呼吸道和皮肤黏膜刺激征、组织缺氧、肺部感染、颅脑以及神经系统损伤，符合职业性急性硫化氢为主混合气体中毒。

3. 事件发生原因分析

本次事件的发生主要与以下原因有关：①涉事公司违反核定处置工艺、违规处置危险废物，公司员工向投料坑违规直接倾倒危险废物，造成投料坑内积聚大量硫化氢等有毒有害气体，员工没有按照作业规程正确佩戴个人防护用品，违章进入投料坑内捡拾坠落的危险废物桶，导致吸入有毒气体中毒死亡；其他人员未按规定采取安全防护措施，盲目违章施救，导致事故后果扩大。②涉事公司未及时对危险废物样品进行分析，在21桶标志为废试剂的危险废物没有提供《危险废物转移联单》的情况下，违规接收危险废物。③涉事公司安全生产管理不规范，应急管理不到位，缺乏突发事件的应急预案，作业人员安全意识淡薄、应急处置能力显著不足。④危险废物产生单位未按规定对危险废物的容器及包装物设置危险废物识别标志，向处置公司交付的危险废物包含27种不同化学物质，与合同约定的种类、成分不符（根据危险废物名录，HW06，900-402-06仅包括苯、苯乙烯、丁醇、丙酮四类物质）。

### 4. 建议及对策

本次事故提示有关单位应该严格执行各项安全制度，将安全问题摆在首位。废物处置企业对处理的废物种类严格把关并标识明确，废物处置前应由专业人员进行检测，并对危险程度进行分级，不同级别废物避免同时进行处置，以免发生相互作用而产生有毒分解产物。作业工人应该严格遵守操作规程，加强个人防护，佩戴相应级别的防护设备。对易产生有毒气体泄漏的工作场所要做好通风，同时加强作业工人的防范知识及正确自救施救的培训。企业及有关部门应加强安全生产监督，切实保护好劳动者的身体健康和生命安全，同时制订并实施各种常见突发事件的应急预案，杜绝此类恶性事故的发生。

## 四、案例点评

### 1. 本次毒物的物理化学性质

硫化氢为无色，带臭鸡蛋气味的气体，具有刺激性和窒息性，常存在于含硫石油废气，以及下水道、隧道中，含硫有机物腐败也可产生硫化氢气体，在阴沟疏通，河道挖掘，污物清理等作业时常常会遭遇高浓度的硫化氢气体，密闭空间中作业情况更为突出。

### 2. 中毒机制

硫化氢为具有刺激性的气体，低浓度可闻到臭鸡蛋味。可经呼吸道、皮肤、消化道吸收。硫化氢中毒一般发病迅速，出现以脑和（或）呼吸系统损害为主的临床表现，死亡率较高。硫化氢是窒息性气体，主要引起细胞内窒息，导致中枢神经系统、肺、心脏等多脏器损害。吸入极高浓度（$1000mg/m^3$ 以上）时，可出现"电击样"死亡。常见心脏损害，严重中毒可发生神经精神后遗症。低浓度的硫化氢对眼、呼吸系统及中枢神经都有影响。硫化氢对中枢神经系统急性损害表现为头痛、恶心、呕吐、焦虑、烦躁、意识障碍、抽搐等。

### 3. 救治经验

本案例中，作业人员在进行废物处置以及现场施救时未使用有效防护用品，从而导致了中毒的严重后果。硫化氢等有毒气体中毒现场正确的施救应该是施救者在做好自身防护的前提下尽快使中毒者脱离中毒现场，移至空气新鲜处，并进一步给予医疗急救。不能自主呼吸者，应给予辅助呼吸，心脏骤停者在辅助呼吸的同时给予快速有效的胸外心脏按压，保持呼吸道通畅，迅速建立静脉通道，及时准确用药，密切观察病情变化。硫化氢中毒没有特效解毒剂，治疗方法主要是改善缺氧，营养神经，生命支持，治疗并发症等措施。有条件者尽快进行高压氧治疗。硫化氢可造成多脏器损害，一般病情危重，发展快，一旦中毒，及时正确有效的急救护理措施是抢救成功的关键。早期应用保护脏器的药物，尽可能减少脏器功能损害是改善预后的重要措施。

接触硫化氢可引起咳嗽、胸闷、气短、鼻咽部异物感等呼吸系统症状，可导致肺通气功能障碍。国外报道，含有硫化氢的气体对大脑髓鞘质有一特殊效应，即使吸入低浓度硫化氢，也具有神经毒性。脑电图是描述脑组织生物电流活动的客观指标，对脑功能的检查具有重要价值，该事件中3例患者局部不同程度的脑电图异常，2例患者颅脑MRI异常。表明急性硫化氢中毒对大脑皮质功能有一定影响。而且，中毒后早期脑波异常改变最明显，随病程延长，临床症状改善，异常脑波也逐渐好转，因此，脑电图对硫化氢中毒的治疗，病情变化的观察以及预后判断有较大的参考意义。对于化学中毒的患者，应早期、足量应用糖皮质激素，有效预防感染，防治并发症。

（林颖、阚宝甜、栾晓嵘、李秀芹、郑迎迎、张娟、
韩振霞、菅向东　山东大学齐鲁医院）

**参考文献：**

[1]孔令敏，周镔，刘健，等．急性硫化氢中毒致多器官损害临床分析[J]．中国工业医学杂志，2006，10（5）：282-283．

[2]张忠臣，刘继玲，菅向东，等．一起职业性急性硫化氢中毒的调查[J]．中华劳动卫生职业病杂志，2017，35（7）：521-522．

[3]刘峰，苏静，王玉虹．5例二氯甲烷群体性急性中毒患者的护理[J]．护理学杂志，2011，26（19）：31-32．

[4]张守龙，张杰，菅向东，等．急性氰化氢中毒22例临床分析[J]．

中国工业医学杂志，2006，19（6）：349-350.

[5]吴煜峥，菅向东，宁琼，等.儿童氰化物中毒2例报告[J].中国工业医学杂志，2018，31（2）：110-111.

[6]刘兴斌.市政管网施工中 $H_2S$ 中毒的救治和预防[J].建筑安全，2007（8）：40.

[7]黄韶清，周立淑，刘仁树.硫化氢现代急性中毒诊断治疗学[M].北京：人民军医出版社，2002：199.

[8]何凤声，王世俊，任引津.中华职业医学[M].北京：人民卫生出版社，1999：359.

[9]陈灏珠，丁训杰，廖履坦，等.实用内科学（第11版）[M].北京：人民卫生出版社，2002：768.

[10]SolnyshkovaTG. Demyelination of nerve fibers in the central nervous system caused by chronic exposure to natural hydrogen sulfide-containing gas[J]. Bull Exp Biol Med, 2003, 136: 328-332.

## 案例4：一起急性硫化氢中毒应急事故处置调查

### 一、事件经过

2017年12月27日10时30分左右，重庆市万州区重庆中邦科技有限公司二车间巯基化脱色釜区域发生硫化氢气体泄漏。1名脱色釜操作工在未佩戴任何防护用品的情况下，打开脱色釜投料口投料（活性炭）时，因脱色釜中产生的副产物硫化氢气体积聚到一定量后由投料口逸出，导致该名作业工人吸入后昏倒。此时，在同一区域工作的另一操作工见状（未佩戴任何防护用品），立即呼叫求援，并试图扶起昏倒工人的同时也一并昏倒。周边工人见连续昏倒人员，立即开启抽风机换气，6名抢救人员立即佩戴过滤式防毒面罩，进入核心区域参加现场抢救，也出现不同程度的头昏、胸闷等症状，一并被急送至万州五桥区人民医院救治。其中，4人出现不同程度的意识障碍，2人出现抽摘。随后，5名症状较重者于12月27日13时左右转至三峡中心医院进行进一步治疗：病情较危重的2人被收治于急救部重症监护科；另3人收治于急诊内科。另有在脱色釜区域周边作业的8人，也闻到类似臭鸡蛋味的气体后，自述有头晕、恶心、咽部不适等症状。截至2017年12月28日上午11时，本次事件共涉及16人（8人住院治疗，8人门诊医学观察）；经医院诊断，2人急性硫化氢重度中毒，2人急性硫化氢中度中毒，1人急性硫化氢轻度中毒，3人为接触反应。

## 二、处置过程

1. 现场调查和检测

（1）卫生学调查

采用《急性职业中毒个案调查表》对病例逐一进行一般信息、接触毒物情况、现场工作环境等个案调查。

车间总体布局：该车间面积为800m²（长40m×宽20m×高5m）；车间顶部按照"2×4"方式布局8扇可打开的老虎窗（2m×2m），事故时均未开启；车间两面各有7扇玻璃窗（2m×2m），事故时仅部分开启；且宽面无窗，长面靠顶部有12个大型排风扇（两面各6个），事故时仅开启2个。巯基化脱色釜区域位于车间东北方，该区域共有2个脱色釜，面积约100m²，并与其他区域三面通过3米高的有机玻璃墙相阻隔，正对脱色釜区上方设置有一个排风扇，2扇玻璃窗，但事故时均未开启。

脱色釜区域工艺流程：事故车间主要生产ZPT（吡啶硫酮锌），是一种洗发香波的去屑止痒剂，当年8月份开始试生产。

生产工艺：氮氧化液和硫氢化钠反应后形成ZPT，收集在脱色釜内经活性炭脱色后形成成品。因反应条件对成品质量起决定作用，当pH在8~9时，成品质量最好且回收率最高，故在加氮氧化液反应结束后，需要加入浓盐酸对pH进行调节（加入过量浓盐酸会产生副产品——硫化氢气体）。生产过程为半自动化，脱色釜上有一人工投料孔，需人工打开投料孔，手动投入活性炭进行脱色反应。

作业人员调查：据脱色釜操作工口述：浓盐酸通过管道自动注入

脱色釜内，浓盐酸池与反应釜连接的管道卡口有细微丝裂，事故发生前4天已向车间组长报告，但未引起重视；反应釜从8月试运行生产以来（连续4个月）从未开釜清理生产废料，经长时间的置换反应，釜内集聚了大量的硫化氢等有害气体；操作工作业时，未按照职业防护要求穿戴防护用品，反应釜附近的窗户及排风设备也未开启。事故发生时，多人在现场均闻到浓烈的臭鸡蛋味。

（2）实验室检测

12月28日凌晨2点，检测人员到达现场，进行现场模拟检测。检测仪器为HAPSITE便携式GC/MS（美国INFICON公司），检测人员穿戴C级防护服和正压式呼吸器后，至中毒区域，打开反应釜人工投料孔，将便携式GC/MS探测器的采样头伸入人工投料孔内采集100mL气体样品，同时吊入$O_2$、$CO$、$CO_2$、$H_2S$、$NH_3$、$CH_4$气体探测器进行检测，采样完成后立即撤回安全区域，进行数据分析。检测出$H_2S$浓度$21.2mg/m^3$，$CO$、$CH_4$、$NH_3$均未检出。

2.临床症状和体征

（1）急性硫化氢重度中毒患者（2例）

工人甲接触硫化氢气体后迅速出现意识障碍伴呼吸困难、抽搐，被立即送医，予以气管插管、机械通气等抢救治疗，仍处于深昏迷、反复抽搐。查体：P159次/分，R35次/分，呈深昏迷，压眶反射、角膜反射消失，双眼凝视，双瞳等大等圆，对光反射减弱；四肢抽搐，刺激有角弓反张表现。经口气管插管辅助呼吸，口唇青紫，浅表淋巴结未及肿大；双肺呼吸音粗，双肺可闻及干啰音，双肺底闻及散在湿啰音；心脏和腹部查体（－）；四肢无自主活动，四肢肌张力明显增高，腱反射亢进。辅助检查：12月27日（入院时）血常规WBC $15.3×10^9/L$，中性粒细胞比率92%；生化检查：CK 274U/L，CK-MB 22U/L；床旁胸片提示左肺多发渗出性病变伴左侧胸腔积液；床旁彩超提示双侧胸腔积液，心包积液，二、三尖瓣少量返流；床旁心电图未见异常。12月29日脑电图提示重度异常；CT：双侧胸腔积液，双肺斑片状模糊影，心包积液，头颅平扫未见异常；复查心电图提示S-T段下移。

工人乙接触硫化氢气体后出现呼吸困难并迅速出现意识障碍。查体：P114 次 / 分，R28 次 / 分，急性面容，烦躁不安，意识中度昏迷，腱反射消失；全身稍凉、四肢末端稍青紫，双瞳等大等圆，对光反射迟钝；经口气管插管辅助呼吸，双肺呼吸音粗，满布哮鸣音，双肺底可闻及湿啰音；心脏和腹部查体（－）；四肢无自主活动，四肢肌张力、肌力正常，生理反射存在，病理征未引出。辅助检查：12 月 27 日（入院时）血常规 WBC $16.4 \times 10^9$/L，中性粒细胞比率 90.7%；生化检查：CK 425U/L，CK–MB 36U/L，总胆红素升高；床旁胸片提示双肺内中带弥漫性分布致密影；脑电图提示 α- 昏迷；床旁心电图未见异常。12 月 29 日 CT 提示：头颅平扫示左侧额叶区髓质区片状密度增高影；胸部平扫示双肺上叶渗出性病变，双肺下叶坠积性效应及大量条状影；复查心电图未见异常。

（2）急性硫化氢中度中毒患者（2 例）

均出现短暂意识障碍，送医过程中予以吸氧后逐渐恢复清醒，自觉有头昏、头痛、胸闷、恶心等症状，有眼刺痛、流泪、结膜稍充血；1 人口吐白沫，双瞳对光反射迟钝；肺部听诊均提示双肺呼吸音稍粗，未闻及干湿啰音；心脏和腹部查体（－）；四肢肌力、肌张力正常，生理反射存在，病理征未引出。辅助检查：入院时，查血常规提示白细胞、中性粒细胞比率升高；两人脑电图均为轻度异常；生化检查正常。12 月 29 日，1 人 CT 提示：颅脑双侧筛窦、上颌窦及蝶窦黏膜增厚，双肺下叶胸膜下条状影；另 1 人 CT 提示右侧枕顶叶交接区可疑少许片状稍低密度影，2018 年 1 月 1 日进一步行颅脑 MRI：双侧额叶、左侧侧脑室缺血灶。

（3）急性硫化氢轻度中毒患者（1 例）

出现短暂意识障碍，脱离中毒现场 10 余分钟后神志逐渐恢复，伴头昏、乏力、胸闷、恶心。查体：双肺呼吸音粗。入院时生化检查均正常，血常规提示白细胞和中性粒细胞比率稍增高；CT 提示右侧筛窦轻度黏膜增厚，右肺上叶纤维增殖灶，左上胸膜局部呈结节状增厚。

（4）急性硫化氢接触反应患者（3 例）

接触硫化氢气体后出现眼结膜充血、咽痛等眼和上呼吸道刺激表现，头昏、头痛等神经系统症状，脱离接触后短时间内恢复。

3. 临床诊断

根据 8 位患者的症状、体征、实验室检查结果，结合职业接触史，依据《职业性急性硫化氢中毒诊断标准》（GBZ 31—2002）及《职业性急性化学物中毒的诊断　总则》（GBZ 71—2013）综合分析，诊断为：职业性急性重度硫化氢中毒 2 人；职业性急性中度硫化氢中毒 2 人；职业性急性轻度硫化氢中毒 1 人；急性硫化氢接触反应 3 人。另脱色釜周边区域作业的 8 人经门诊留观 48 小时后，无症状，随即离院返家。

4. 治疗和转归

2 例重症患者入院后，保持呼吸道通畅，改善肺通气功能，1 人立即行气管插管机械通气，1 人予以口鼻气管插管辅助呼吸；注射强心剂和兴奋剂，予以注射用甲泼尼龙琥珀酸钠抗炎、降低毛细血管通透性；予以镇静、解痉、抗惊厥治疗，地西泮注射液联合注射用丙戊酸钠；同时使用促进脑细胞功能恢复的药物，胞磷胆碱、ATP、辅酶 A、细胞色素 C；积极防治合并症和并发症，静注氨茶碱、呋塞米以预防肺水肿和脑水肿；足量适当给予抗生素抗感染；布地奈德粉吸入剂联合硫酸沙丁胺醇溶液雾化吸入解痉平喘，以消除炎性介质；给予补液、营养支持治疗；注意观察液体出入量，根据血电解质值，维持水电解质平衡；针对性予以眼部使用生理盐水进行冲洗，用湿纱布遮眼，然后交替使用抗生素眼药水、醋酸可的松滴眼液滴眼及重组牛碱性成纤维细胞生长因子。经治疗，24 小时内，两例重症患者意识已恢复，惊厥症状消失，口唇、四肢青紫消退，四肢恢复自主活动；2 天后，气管插管患者改为口鼻气管插管辅助呼吸，治疗第 3 天，眼部症状逐渐消退，双肺哮鸣音稍减少，双肺底仍有散在湿啰音；第 4 天，2 位重症患者脱离机械通气，改为鼻导管呼吸，并予高压氧舱治疗。第 12 天，工人乙复查生化、血常规、电解质均恢复正常；脑电图提示轻度异常；心电图正常；CT 提示头颅左侧额叶区髓质区见状密度增高影（较 12 月 29 日明显减少），胸部平扫示双肺下叶见少许散在条索影，故将工人乙转至呼吸科普通病房继续治疗，继续治疗 20 天后，康复出院。第 15 天，工人甲复查生化、血常规、电解质、心电图均恢复正常；脑电图提示轻至中度异常；CT 提示双侧胸腔少许积液（较 12 月 29 日明显减少），双肺底少许斑片状模糊影，头颅平扫未见异常，故工人甲也转至呼吸科普通病房继续治疗 20 天后，康复出院。

3 名轻、中度中毒患者入院后予鼻导管低流量氧疗，予以抗炎、利尿、抗感染、抗氧化、营养支持治疗的同时，于入院当天立即予高压氧治疗。经治疗，2 天左右 3 位患者症状陆续缓解；3 天后复查生化检查、血常规已恢复正常；第 8 天复查 CT 提示头部及肺部炎症已消失或减轻，MRI 提示缺血灶已吸收。第 12 天，3 名轻、中度中毒患者康复出院。

3 名接触反应者住院观察期间，予低流量氧疗，对症、营养支持治疗。4 天后，症状完全缓解，康复出院。

2019 年 3 月（出院 1 年后），随访患者：2 名重症患者未出现神经衰弱综合征、脱髓鞘病变、迟发性脑病和迟发性闭塞性细支气管炎等并发症和后遗症；3 名轻、中度中毒患者及 3 名接触反应者，自述一切如常，出院次月已全部返回原岗位继续工作至今。

## 三、分析讨论

### 1. 本次中毒事件特点

急性硫化氢中毒在我国时有发生，而职业性急性硫化氢中毒的死亡人数在职业中毒死亡人数中一直占比较高。事故发生后，检测人员对事故现场脱色釜人工投料孔处进行模拟检测，测得空气中 $H_2S$ 浓度超出《工作场所有害因素职业接触限值 第 1 部分：化学有害因素》（GBZ 2.1—2019）中最高容许浓度（MAC：$10mg/m^3$）限值。可见，事故发生后，$H_2S$ 仍存在且浓度超出国家标准规定的最高容许浓度，说明该处设备的 $H_2S$ 气体在持续不断地产出。根据现场卫生学调查，该车间巯基化脱色釜区域有三面形成物理阻挡，间接构成了准受限空间。作业过程中自然通风和机械通风设施均未完全开启，造成逸出的 $H_2S$ 气体在脱色釜区域内聚集，操作人员和救援人员在操作和施救过程中均未按照《呼吸防护用品的选择、使用与维护》（GB/T 18664—2002）的要求选择和佩戴合适的空气呼吸器、氧气呼吸器或软管送气面罩等呼吸防护用品。一开始仅有一人中毒，救援人员防护知识匮乏，防护意识淡薄，第一个救援人员在未采取任何个体安全防护措施的情况下盲目施救，后来几名救援人员虽然佩戴了呼吸过滤式防毒面罩，但由于该防护装备不适合，也造成了中毒，从而导致群体受伤，与相关文献记录一致。当环境为立即致死浓度或空气中气体浓度及种类未知时，救援人员开展救援时，应选择更高级别的防护用品，故应选择正压空气呼吸面罩，而不能选择呼吸过滤式防毒面罩。

$H_2S$ 气体主要经呼吸道吸收，易溶于水，接触到湿润的眼结膜、呼吸道黏膜引起眼和上呼吸道炎症，严重者可导致角膜溃疡、化学性肺炎和化学性肺水肿。并且能造成组织缺氧，导致细胞"内窒息"，对神经系统尤为敏感，可造成中枢神经系统、呼吸系统、心、肝等多器官系统的损伤。作用于嗅神经、呼吸道黏膜末梢神经以及颈动脉窦及主动脉体的化学感受器，反射性引起中枢兴奋。8 位患者中，部分患者心电图及生化检查异常印证了 $H_2S$ 气体也可引起心、肝、肾等多器官的损伤。

2. 中毒患者临床特征

本次中毒事件所有患者均有明确的硫化氢气体接触史，身上衣服及呼出气有臭鸡蛋味；接触途径均为呼吸道吸入；临床表现典型（具有刺激、窒息、神经毒作用，部分患者合并有心、肝脏器损伤）：接触反应者仅有眼和上呼吸道刺激表现，脱离接触后即恢复；轻、中度中毒者表现为神经衰弱症状并出现轻至中度意识障碍，予以氧疗后，逐渐清醒，胸部影像学表现为急性气管—支气管炎或支气管周围炎，急性支气管肺炎；重度中毒有以下表现之一：深度昏迷（需予机械通气），抽搐，肺水肿伴有脑、心、肝等多脏器功能衰竭。以上症状符合职业性急性硫化氢中毒的表现。

3. 事件发生原因分析

$H_2S$ 气体是脱色釜内因生产工艺而产生的废气。首先，导致此次中毒的根本原因是非密闭化生产，浓盐酸池与脱色釜连接管道的卡口有细微丝裂，造成 $H_2S$ 气体逸出。其次，该生产过程为半自动化，需要人工打开投料孔进行人工投料，部分 $H_2S$ 气体也会由投料孔逸出。最后，生产环境通风不良，虽有机械通风和自然通风设施，但并未开启。

在操作区域附近未设置事故通风，造成大量硫化氢气体在环境中聚集，而操作人员并不知情。脱色釜自8月开始试运行生产以来，4个月内，从未进行过开釜清理，经长时间的置换反应，釜内集聚了大量$H_2S$等有害气体。作业人员和救援人员安全意识淡薄，未佩戴任何防护用品或使用错误防护用品即开展操作或救援。

4.建议及对策

根据《危险化学品目录》（2015版），$H_2S$属窒息性气体，为高毒类，空气中浓度>1000mg/m³即可引起"电击样"死亡，主要经呼吸道吸收中毒。国内急性硫化氢中毒居职业性急性中毒的第2位，仅次于一氧化碳中毒。

该工厂为杜绝此类事件再次发生，应采取以下措施。

（1）改进生产工艺：首先要密闭化，浓盐酸池与脱色釜相连接管道的卡口有细微丝裂，需要定期检查设备连接、配件，及时更换老化的密封胶圈和锈蚀的螺丝等。其次要实现生产过程管道化（自动化），优先考虑自动化投料（或远程投料），把活性炭人工加料改为自动加料；如生产工艺改进达不到，就要改为密闭、负压投料（设置脱色釜内环境为负压，将活性炭利用密闭管道进行直接注入投料），否则只要打开入口，脱色釜内$H_2S$气体便会逸出，仍会发生中毒，即便个人做好防护，$H_2S$气体也会在车间积聚。

（2）改善通风：除了保证正常生产时自然通风和机械通风设施开启外，还应设置事故通风。将有毒有害气体的报警装置与事故通风设备相连，一旦有毒有害气体逸出，报警装置启动时一并启动事故通风设施。

（3）个人防护：操作工人作业时要正确佩戴合适的$H_2S$气体专用防毒面具，选择合适型号的滤毒盒，在滤毒盒的有效期内使用，注意检查面具的气密性等。救援人员开展救援时应选择更高级别的防护用品，如空气呼吸器、氧气呼吸器或软管送气面罩。

（4）加强管理：涉事工厂应加强员工职业安全操作培训，提高防护意识；制定安全生产制度，并安排专人进行系统化管理，加强车间现场安全巡检；生产环境现场要将必要的"警示标识"和"制度"上墙；定期开展安全生产演练等。

## 四、案例点评

1. 本次毒物的物理化学性质

硫化氢是一种易燃、无色并具有强烈腐败臭鸡蛋味的气体，易积聚在低洼处，易溶于水产生氢硫酸，呈酸性反应，能与大部分金属反应形成黑色硫酸盐。

2. 中毒机制

接触的硫化氢一般是工业生产或生活中产生的废气。主要经呼吸道吸收，皮肤也可吸收很少一部分。硫化氢急性中毒具有刺激作用、窒息作用和神经毒作用：易溶于水，接触到湿润的眼结膜和呼吸道黏膜可引起眼和上呼吸道炎症，严重者可导致角膜溃疡、化学性肺炎和化学性肺水肿；与氧化型细胞色素氧化酶的三价铁离子结合，导致细胞"内窒息"；作用于嗅神经、呼吸道黏膜末梢神经以及颈动脉窦和主动脉体的化学感受器，反射性引起中枢兴奋。接触极高浓度，可在数秒内突然倒下，呼吸停止，发生所谓的"电击样"死亡。

3. 救治经验

本案例中，生产工艺不合理（非密闭化、管道化、自动化），通风设施设置形如虚设（在正常生产中未完全开启，未设置事故通风装置），企业从上自下安全生产意识淡薄，个体防护未使用或选择错误（操作人员不佩戴防护用品，救援人员选择了错误的防护用品），以上原因均导致了群伤的严重后果。

医院接诊后采取积极响应处理，根据患者职业接触史、典型症状和体征，进行预检分诊。首先，迅速予以患者氧疗，重症患者立即行气管插管机械通气；有意识障碍史患者，尽早给予高压氧疗，重症患者在症状减轻，身体允许的情况下，适时进行高压氧，纠正脑及重要脏器缺氧。积极防治脑水肿和肺水肿，早期、足量、短程应用糖皮质激素；注射强心剂和兴奋剂，兴奋呼吸中枢；予镇静、解痉、抗惊厥治疗；使用促进脑细胞功能恢复的药物，积极防治合并症和并发症，足量适当给予抗生素抗感染；对眼部的处理至少用生理盐水冲洗 15 分钟，应用抗生素眼膏、激素滴眼液及角膜保护生长因子交替滴眼；以及其他对症支持治疗，防治并发症，维持水及电解质平衡。

注射强心剂和兴奋剂，予以注射用甲泼尼龙琥珀酸钠抗炎、降低毛细血管通透性；予以镇静、解痉、抗惊厥治疗，地西泮注射液联合注射用丙戊酸钠；同时使用促进脑细胞功能恢复的药物，胞磷胆碱、ATP、辅酶 A、细胞色素 C；积极防治合并症和并发症，静注氨茶碱、呋塞米以预防肺水肿和脑水肿；足量适当给予抗生素抗感染；布地奈德粉吸入剂联合硫酸沙丁胺醇溶液雾化吸入解痉平喘，以消除呼吸道炎性介质；给予补液、营养支持治疗；维持水电解质平衡；针对性予以眼部使用生理盐水进行冲洗，用湿纱布遮眼，然后交替使用抗生素眼药水、醋酸可的松滴眼液滴眼及重组牛碱性成纤维细胞生长因子。

（彭莹　重庆市职业病防治院）

**参考文献：**

［1］中华人民共和国卫生部．职业性急性硫化氢中毒诊断标准：GBZ 31—2002［S］．北京：法律出版社，2002．

［2］中华人民共和国卫生部．职业性急性化学物中毒的诊断（总则）：GBZ 71—2013［S］．北京：法律出版社，2013．

［3］丁洁瑾．我国硫化氢职业中毒状况研究［J］．中国安全生产科学技术，2008，4（6）：152−154．

［4］黄土森，黄日生．一起受限空间急性中毒事件调查［J］．中毒与救援，2018，36（4）：379−391．

［5］中华人民共和国卫生部．工作场所有害因素职业接触限值　第 1 部分：化学有害因素：GBZ 2.1—2019［S］．北京：法律出版社，2019．

［6］范茂魁．受限空间事故救援技战术探讨［J］．中国安全生产科学技术，2013，9（5）：145−149．

［7］全国个体防护装备标准化技术委员会．呼吸防护用品的选择、使用与维护：GB/T 18664—2002［S］．北京：中国标准出版社，2004．

［8］吕韬，牟建春．云南省红河州某糖厂一起急性硫化氢中毒事件调查［J］．职业卫生与病伤，2019，34（5）：283−286．

[9]何芳,杨军,刘淑波,等.云南省2002—2005年14起急性职业中毒分析[J].职业与健康,2007,23(7):490-491.

[10]王瑜亮,吴国强.一起急性职业性硫化氢中毒事故调查[J].中国工业医学杂志,2014,27(2):160.

[11]黄曦,王丽.一起急性硫化氢中毒的特点与防控对策[J].实用预防医学,2010,17(7):1325.

[12]张敏,李涛.我国硫化氢中毒的特点与控制对策[J].工业卫生与职业病,2005,31(1):12-14.

[13]徐华,汪波,黄海军,方一新.4起疏通下水道致急性硫化氢中毒事故报道[J].工业卫生与职业病,2019,45(2):159-160.

[14]杨猛.硫化氢中毒事故统计分析及对策[J].安全、健康和环境,2018,14(4):8-10.

[15]罗时.急性硫化氢中毒的应急处置[J].职业卫生,2012,8(1):91-93.

[16]戚文军.硫化氢泄漏事故的处置[J].消防月刊,2003,2(2):38.

[17]钟燕燕.密闭有限空间作业场所硫化氢中毒防治措施研究[D].上海:上海交通大学,2009.

[18]谢传欣,姜迎.化学事故应急救援知识讲座第六讲硫化氢应急处理指南[J].劳动保护,2004:80-81.

[19]中华人民共和国卫生部.硫化氢职业危害防护导则:GBZ/T 259—2014[S].北京:法律出版社,2014.

[20]孙贵范,邬堂春.硫化氢中毒及治疗[J].职业卫生与职业医学,2017:8-1,125-127.

# 第二节 刺激性气体中毒

## 案例 5：火灾致急性失火烟雾中毒事件应急处置

### 一、事件经过

2017 年 3 月 30 日早上 7:00，宁静的清晨，某市商圈某商业大厦四楼的某网吧内，突然出现少许浓烟及烧焦的味道，网吧工作人员卞某立即开展排查，此时楼道内及楼梯间也有少许浓烟及烧焦的气味，但没有看到明火或气体泄漏情况。卞某发现浓烟及烧焦的气味是由底楼蔓延上来的，于是顺着浓烟及气味来到楼下时，发现浓烟是由大厦底楼楼梯间旁的配电房内冒出的，同时散发着烧焦的味道。此时配电房内已有明火冒出，浓烟也越来越大，并沿着外墙的广告牌迅速向四楼网吧蔓延。卞先生立即拨打 119 报警，并电话通知网吧工作人员夏某疏散顾客。卞某提着灭火器开始扑救，但火势扩大，越来越多的浓烟冒出，沿着外墙、楼梯间向上蔓延，火势不能控制。卞某立即回到四楼网吧，和夏某一起对网吧顾客进行疏散。当时网吧内一共有 13 人，疏散出 7 人，还有 6 人由于火势、烟尘太大，未能逃出。7:08，市公安消防支队赶到现场处置，一边扑灭大火，一边进入大厦内搜救被困人员。7:43，火灾扑灭，现场共搜救出 6 人，其中 2 人当场死亡。

疏散出的 7 人均有不同程度的眼胀痛、眼涩、流泪、球结膜充血、咽部疼痛等不适，面部及衣物上可见少许黑色烟灰沉积，部分患者有轻微皮肤擦伤及烧伤。而消防人员搜救出的 4 名伤员均有不同程度的意识障碍，面部及衣物上可见黑色烟灰沉积，口唇呈樱桃色，全身皮肤有不同程度的擦伤及烧伤。11 名伤员立即全部送入当地某医院救治。

## 二、处置过程

### 1. 现场调查和检测

（1）卫生学调查

事件现场位于某市商圈的商业楼内，该商业楼修建于1994年，总建筑面积为2.8万平方米，为一个7层楼的商业用建筑。1~3楼为商业门面，4楼有网吧及房屋中介，5~7楼被多家小型公司租用为办公室。火灾发生在早上7:00，商业门面、餐厅及房屋中介均未营业，公司均未上班，故火灾发生时该栋商业楼内只有4楼网吧正在营业，且网吧正好位于配电房上方，里面有顾客及管理人员共计13人。网吧面积为200多平方米，进门右手边为收银台及吧台，左手边依次为10排上网卡座，每排8台电脑，两两相对，每台电脑间距0.5米左右，每排电脑间距1.5米左右。靠窗边处的位置，用木板隔出8个大小不等包间及一个厕所。每个包间内配有2~6台电脑。整个网吧通风条件差，布置拥挤，随处可见凌乱的电线、网线。出入网吧仅为一个"L型"宽度约2.3米的狭小通道，通风条件差。事发后网吧内装修部分被烧毁，靠窗的包间内隔板部分烧毁，网吧内到处可见大量黑色烟灰沉积，空气中飘散着烧焦的气味。而该大厦的配电房周围商铺及沿配电房上方的商铺、办公室均有不同程度烧毁。底楼配电房内，电闸箱烧毁明显，内有明显短路过载起火痕迹，并以此为中心向周围蔓延。

（2）实验室检测

消防人员对大厦底楼配电房进行检查，发现电闸箱烧毁明显，内有明显短路过载起火痕迹，并以此为中心向周围蔓延。在大厦其他地方的开关、设备、插座、插头等部位未见熔化痕迹。大厦的电路导线上未发现过负荷熔痕。对现场进行勘查，未发现放火遗留物和阻燃剂，排除人为放火。事发时为清晨，大厦内无生产及生活用火，排除生产、生活用火。事发当天当地天气晴朗，气温为18℃，事发当天及头一天无雷雨天气，排除雷击引发火灾。故火灾事故原因为配电房内电路老化短路所致。消防人员在勘查现场2小时后迅速找到起火原因，未对事发现场进行气体及有毒物质检测。

在医院救治的 11 例患者中，4 例伤势较重的患者血液检查发现碳氧血红蛋白升高，考虑有一氧化碳中毒。这也从侧面反映失火烟雾中存在过量的一氧化碳。

2. 临床症状和体征

事发现场一共 13 人，2 人当场死亡，11 人送至当地医院救治。11人因吸入失火烟雾的时间长短不同而临床表现及体征有所不同。

2 例重度中毒患者，表现为意识模糊，呼吸困难，呼吸频速（30~40次 / 分）；面部、鼻腔、口腔及衣物上可见黑色烟灰沉积，口唇呈樱桃色，睑结膜及球结膜充血、水肿，全身皮肤有不同程度的擦伤及烧伤。查体：双肺呼吸音粗，可闻及湿啰音及哮鸣音。心腹查体阴性。

2 例中度中毒患者，被消防员救出现场时意识模糊，来院途中吸氧后意识逐渐恢复，诉有胸闷、气短、咽部疼痛、心悸、恶心，有眼胀痛、眼涩、流泪、球结膜充血。其中 1 例患者右手中指、环指可见裂伤，小腿皮肤Ⅰ度烧伤。另 1 例患者双膝关节及小腿处有皮肤擦伤。查体：睑结膜及球结膜充血，口唇无发绀，咽部充血，双肺呼吸音粗，未闻及干湿啰音。心腹查体阴性。

另外 7 例患者意识清楚，均表现为胸闷、气短、心悸症状，眼胀痛、眼涩、流泪、球结膜充血、咽部疼痛。查体：结膜和咽部充血，口唇无发绀，双肺呼吸音稍粗，未闻及干湿啰音；心腹查体阴性。

3. 辅助检查

2 例重度中毒患者，入院后胸部 CT 均提示双肺炎症性改变伴中—重度肺水肿，脑 CT、腹部 CT 未见异常。血中碳氧血红蛋白 11%~13.5%；血气分析：$PaCO_2$ 25~32.5mmHg，$PaO_2$ 43~56mmHg，乳酸 11.2~18.8mmol/L；白细胞、C 反应蛋白、中性粒细胞百分比不同程度升高，且合并血钾降低、尿酸升高；肝功、凝血象、尿硫氰酸盐、血液高铁血红蛋白未见异常。

2 例中度中毒患者，胸部 CT 示双肺少许炎性改变。电子耳鼻喉镜示鼻前庭少许异物，鼻黏膜稍充血，灰烬样分泌物，鼻咽部轻度充血，双侧声带稍充血。碳氧血红蛋白 6.8%~7.9%；血气分析示 $PaCO_2$ 17~25mmHg，$PaO_2$ 73~87mmHg，乳酸 10.6~15mmol/L；白细胞、中性粒细胞百分比升高；肝肾功、凝血象、尿硫氰酸盐、高铁血红蛋白未见异常。

另外 7 例患者，胸部 CT 未见异常。血气分析、碳氧血红蛋白、血常规、肝肾功、凝血象、尿硫氰酸盐、高铁血红蛋白均未见异常。

经 3~10 天治疗后，11 例患者均好转出院。出院时，2 例重度中毒患者，复查胸部 CT 提示炎症吸收，未见肺水肿征象。2 例中度中毒患者，复查胸部 CT 未见异常。11 例患者出院时，血气分析、碳氧血红蛋白、血常规、肝肾功、凝血象、尿硫氰酸盐、高铁血红蛋白均未见异常。

4. 临床诊断

失火烟雾所含化学物复杂，除了燃烧产生的一氧化碳外，还有很多因燃烧物的不同而产生的化学物，失火烟雾中毒目前我国无统一的诊断标准，可根据 GBZ 71—2013《职业性急性化学物中毒的诊断总则》及 GBZ 73—2009《职业性急性化学物中毒性呼吸系统疾病诊断标准》，结合失火烟雾吸入史、临床表现及相关检查进行诊断。因此，本次事件中，2 例诊断为急性重度失火烟雾中毒，2 例诊断为急性中度失火烟雾中毒，7 例诊断为轻度失火烟雾中毒。死亡的 2 例，诊断为急性重度失火烟雾中毒。

5. 治疗和转归

2 例重症患者入院后，首先清理口腔及鼻腔烟尘，保持呼吸道通畅，给予注射用甲泼尼龙琥珀酸钠抗炎、降低毛细血管通透性、减少渗出，甘露醇、呋塞米脱水利尿减轻肺水肿，大剂量盐酸氨溴索注射液祛痰，乙酰半胱氨酸注射液、注射用还原型谷胱甘肽、维生素 C 抗氧化，无创呼吸机 S/T 模式辅助呼吸，足量适当的抗生素抗感染，布地奈德粉吸入剂联合沙丁胺醇溶液雾化吸入解痉平喘、消除炎性介质，并注意预防应激性溃疡，给予补液、营养支持、维持水电解质平衡。此外，还经纤维支气管镜检查及进行肺灌洗治疗，纤维支气管镜检查可见此患者双侧支气管黏膜充血、水肿，各肺段开口区满布黑色斑块状物质，遂用生理盐水灌洗，并使用一次性刷进行气道刷洗，吸出黑色浑浊液体 500~700mL；鼓励患者咳嗽、定时翻身拍背，定时变换体位以利于痰液引流。皮肤擦伤及烧伤处给予清创及伤口缝合，注射破伤风抗毒素；给予眼部冲洗，抗生素及重组牛碱性成纤维细胞生长因子交替滴眼。经治疗，患者1天后即脱离无创呼吸机，改为鼻导管吸氧；2天后纤维支气管镜复查，见双侧气道黏膜充血、水肿好转，各肺段开口区仅残留少许黑色颗粒状物质；复查碳氧血红蛋白、血气分析、血常规、电解质、肾功均恢复正常。10天后康复出院。

2例中度中毒患者入院后行口腔、鼻腔及眼部清洗，给予持续高流量吸氧、抗炎、利尿、祛痰、抗氧化、抗感染、补液、营养支持、纤维支气管镜检查及肺灌洗等治疗。经治疗，患者2天后症状亦很快缓解；3天后复查碳氧血红蛋白、血气分析、血常规恢复正常。1周后康复出院。

7例轻症患者入院后行口腔、鼻腔及眼部清洗，给予持续高流量吸氧、抗炎、抗氧化、营养支持等治疗。经治疗后，患者1~2天后症状很快缓解；3天后康复出院。

## 三、分析讨论

### 1. 本次中毒事件特点

本次中毒事件发生在清晨7点，大部分人在睡梦中或才起床，对火灾的防范意识低。起火初期配电房及整栋大楼的烟雾警报器未自动报警，且大厦的自动喷水灭火系统及其他消防设施均未启动，是位于大厦4楼的网吧管理员发现少许烟雾及烧焦的味道后，跟着烟雾及味道来源，才发现配电房失火，从而拨打119报警。整个过程就耽误了火灾发现的时间及灭火时间，导致火势蔓延，出现人员伤亡。

起火地点处于热闹的商圈，也由于是发生在清晨，商圈中人流量少，商铺未开门，写字楼还未开始一日的工作，故未造成更多人受伤的严重后果。

市公安消防支队在接到报警后立即赶到现场处置，一边扑灭大火，一边进入大厦内搜救被困人员。在数十分钟内将火灾扑灭，救出被困人员，将火灾带来的损失降到最低。

失火烟雾是指可燃物在燃烧反应中生成的气态、液态、固态物质与空气的混合物，由于各种新型人工合成材料的广泛使用，特别是含氯、氮、氟的合成树脂（塑料）、合成纤维等聚合材料，使其成分更加复杂，主要的有毒成分多为窒息性气体和刺激性气体。虽然本次事件中未在现场进行气体及有毒物质检测，对4例伤势较重的患者进行血液检查发现碳氧血红蛋白升高，这也从侧面反映失火烟雾中存在过量的一氧化碳。

2. 中毒患者临床特征

失火烟雾中毒多表现为眼、上呼吸道的刺激症状、神经系统症状及呼吸道吸入性损伤。烟雾吸入性肺损伤是火灾中的常见疾病，吸入的高热空气、粉尘颗粒、各种化学物质燃烧所产生的烟雾以及缺氧环境，均可导致呼吸道及肺实质急性损伤。该病具有发病急、进展快、病死率高等临床特点，是火灾患者死亡的主要原因。

本次事故中有13人受伤，其中2人死亡，2例重度中毒，2例中度中毒及7例轻度中毒。均有不同程度的胸闷、气短、心悸，伴有眼部胀痛、眼涩、流泪、球结膜充血、咽部疼痛等症状。较重的4例患者还出现不同程度的意识障碍及呼吸道吸入性损伤。符合急性失火烟雾中毒的临床表现。

3. 事件发生原因分析

商业大厦管理方：①大厦管理方安全主体责任未落实，未定期对大厦的线路、配电房及消防设施进行检查及检测，导致配电房内电闸箱短路起火。②火灾发生初期，整个大厦的消防报警系统及消防设施未自动启动。③大厦值班人员失职，未及时发现火灾。④大厦管理方在日常工作中未及时消除火灾隐患。

网吧经营方：消防安全意识淡薄，安全疏散标志不明显，应急照明部分损坏失修，应对突发事件的预案与措施不足。

4. 建议及对策

商圈、网吧作为时代发展的产物，我们享受着高科技、信息化时代所带来的快乐时，也需警惕它可能带来的灾难，避免同类火灾事故再次发生，提出如下建议：①健全消防安全管理责任体系。各相关行政管理部门要组织协调并持续做好娱乐场所消防安全综合治理工作。

②严格责任落实，深入排查消防安全隐患，对存在重大火灾隐患的单位要督办、促进整改，对于违规、违法行为要依规依法进行处罚，定期进行安全消防检查。③娱乐场所的装修材料应选择耐火的材料，设置明显、易懂的火灾疏散通道，疏散标识、标牌安装在明显位置，定期检查应急照明设备是否有损坏。④定期对娱乐场所工作人员进行火灾消防培训，使每一个员工懂得火灾的危险性、懂得预防火灾的措施、懂得扑救火灾的方法、懂得逃生疏散的方法，会使用消防器材、会报火警、会扑救初起火灾、会组织疏散逃生，并定期开展娱乐场所火灾应急演练。将消防"四懂、四会、四个能力"落到实处。

## 四、案例点评

### 1. 本次毒物的物理化学性质

不同物质燃烧时所产生的成分各不相同，即使是同一种物质，随着温度、压力、周围环境中的氧气含量、助燃剂的数量不同，所产生的烟雾成分也是各不相同的。常见的有毒有害燃烧产物为：一氧化碳、二氧化碳、氰化氢、一氧化氮、氯化氢、氯气、光气、丙烯醛、氮氧化物、氟等。例如，电缆外皮的聚氯乙烯（polyvinyl chloride，PVC），在225~475℃时，可释放出氯化氢气体，当温度达到300℃时，释放出一氧化碳、二氧化碳、苯及氯乙烯气体，当温度升高至600℃时，可释放出少量光气和氯气。

### 2. 中毒机制

火灾时会产生大量的烟气。烟的主要成分为物质燃烧时产生的有毒气相产物及烟尘微粒。其中气相产物主要是窒息性气体（如一氧化碳、二氧化碳、氰化氢、一氧化氮等）和刺激性气体（如氯化氢、氯气、光气、丙烯醛、氮氧化物、氟等）带来神经系统、呼吸系统的损害。而烟尘微粒则使失火烟雾具有遮光性，不仅对人的眼及上呼吸道有刺激作用，还可影响人的视野，降低能见度，干扰逃生，并带来恐惧感。火灾中，物质燃烧所产生的热量还会引起眼、呼吸道及皮肤的灼伤。

失火烟雾中常见的窒息性有毒气体为一氧化碳及氰化氢。一氧化碳进入人体血液后与红细胞内血红蛋白的亚铁结合，形成碳氧血红蛋白，从而阻碍了血液携氧及向组织释放氧的能力，造成细胞内缺氧，从而使人出现缺氧，引起中枢神经系统症状，人的血液检测中可出现碳氧血红蛋白明显升高。氰化氢主要由呼吸道进入人体内，与线粒体呼吸链中氧化型辅基铁卟啉的三价铁离子结合，阻断其还原为二价铁离子，从而阻断组织细胞对氧的摄取及利用，引起细胞内缺氧，出现中枢神经系统及心脏损害，人的尿液检测中可出现硫氰酸盐升高。氰化氢的毒性比一氧化碳大 25 倍，且与一氧化碳在毒性效应上有累加作用。

刺激性气体主要为氯化氢、氯气、光气等，吸入后直接刺激腐蚀皮肤黏膜，使呼吸道黏膜上皮发生水肿、变性、坏死、凋亡，引起呼吸道炎症反应，自由基损伤作用。从而出现眼、上呼吸道刺激症状、喉痉挛、化学性肺损伤及肺水肿。

3. 救治经验

本案例中，接诊医院早期迅速对所有中毒患者进行口腔、鼻腔及眼部清洗，给予持续高流量吸氧、抗炎、抗氧化、营养支持等治疗。7 例轻症患者，经上述治疗后，1~2 天症状很快缓解；3 天后康复出院。对于 4 例有吸入性肺损伤的患者，严密观察生命体征及病情变化。吸入性损伤患者呼吸困难的发生发展有两个明显的高峰期，分别是烧伤后的 12 小时内及 24~72 小时。因此对于怀疑合并有吸入性损伤且可能出现呼吸困难的患者应及早地行气管切开术，以改善患者生命体征，降低多器官功能衰竭的发生及死亡率，提高患者的救治效果。纤维支气管镜是早期确认呼吸道损伤程度的最重要手段；《2017 中国含毒烟雾炸弹吸入性损伤医学救治专家共识》更进一步指出在纤维支气管镜下行支气管肺泡灌洗术有助于及时清除气道坏死组织以及痰液。对于本案例中 4 例有吸入性肺损伤的患者，及时实施纤维支气管镜检查及支气管肺泡灌洗治疗，清除了支气管表面的烟尘、坏死组织及分泌物，防止了气道阻塞和感染，这对于失火烟雾吸入性肺损伤的治疗可能有着至关重要的作用。急性失火烟雾吸入后可使肺毛细血管广泛性损伤，导致血管通透性增强，中性粒细胞激活，大量细胞因子释放，炎症持续发展，最终导致肺水肿，理论上糖皮质激素可以有效地阻断此过程，但仍存在争议。本案例根据《2017 中国含毒烟雾炸弹吸入性损伤医学救治专家共识》建议，对轻症患者可给予注射用甲泼尼龙琥珀酸钠 40~80mg，共用 3 天；对于中、重度患者，建议给予 240~480mg/d，分 2~3 次静脉注射，根据肺部病情可适当增减剂量或延长使用时间。11 例患者采取此方案，经积极治疗后，肺部症状及体征、影像学变化均很快好转。大剂量盐酸氨溴索注射液可以明显改善重症烧伤患者的肺功能和血气分析结果，比常规剂量治疗效果更明显，且不良反应少。本案例 11 例患者中，我们对胸部 CT 有改变的 4 例患者使用了大剂量的盐酸氨溴索注射液，经治疗后，患者症状较前缓解，痰液易咳出，胸部 CT 较前有好转，且无明显不良反应，治疗效果较好。

文献报道，当患者存在一氧化碳和氰化氢复合中毒可能时，应慎用亚硝酸钠及二甲氨基苯酚（4-DMAP）等高铁血红蛋白形成剂，因为该药物可加重细胞及组织缺氧，从而加重病情。推荐使用钴制剂（如：盐酸羟钴胺注射液等），它能快速与血中 $CN^-$ 相结合，生成无毒的氰羟钴胺素，从而快速降低血中 $CN^-$ 浓度，有效地降低了失火烟雾中毒患者的死亡率。由于本案例中所有患者尿硫氰酸盐阴性，未合并有氰化氢中毒，故未采取此治疗方案。但在以后的急性烟雾中毒救治中可以推广。

综上所述，失火烟雾中毒病情发展迅速，早期诊断及治疗极为重要。针对所有患者，应立即给予口腔、鼻腔及眼部清洗，持续高流量吸氧、抗炎、抗氧化、营养支持等治疗。合并有吸入性肺损伤的患者早期给予机械辅助通气，支气管肺泡灌洗，早期、足量、短疗程糖皮质激素，大剂量氨溴索是关键性治疗措施，结合适当足量抗生素及对症支持治疗等综合治疗手段，可以明显提高患者的救治成功率。可能存在一氧化碳和氰化氢复合中毒时，推荐使用钴制剂（如：盐酸羟钴胺注射液等），快速降低患者血中 $CN^-$ 浓度，从而有效地降低死亡率。

（晏丽　重庆市职业病防治院）

**参考文献：**

［1］赵金垣 . 临床职业病学（第二版）［M］. 北京：北京大学医学出版

社，2010：272-279.

［2］赵杰，朱明学，陆一鸣，等.火灾烟雾中的有毒气体及中毒机制［J］.中华急诊医学杂志，2004，7（13）：497-498.

［3］徐建军，电气线路故障引发重大火灾［J］.劳动保护，2020（2）：62-63.

［4］朱军，上海精密大厦的消防策略和措施［J］.新安全，2001（3）：88-91.

［5］包磊，浅谈歌舞娱乐场所引发的火灾原因分析及火灾调查［J］.中国建筑设施，2020（5）：64-65.

［6］钟乾，公共娱乐场所的火灾原因及预防［J］.科技创新与应用，2017（7）：84-85.

［7］中国毒理学会中毒与救治专业委员会.2017 中国含毒烟雾弹爆炸吸入性损伤医学救治专家共识［J］.2017，29（3）：193-205.

［8］Ferrari LA, Arado MG, Giannuzzi L, et al. Hydrogen cyanide and carbon monoxide in blood of convicted dead in a polyurethane combustion：a proposition for tile data analysis［J］. Forensic Science International, 2001, 121：140-143.

［9］杜燮祎，张敏，王焕强，等.1989—2003 年全国刺激性气体重大急性职业性中毒的特征［J］.中华劳动卫生职业病杂志，2006，24（12）：716-719.

［10］刘强.气管切开术在治疗呼吸道烧伤中的应用［J］.实用临床医学，2008，3（9）：1041.

［11］李文军，彭本刚，全世明，等.吸入性损伤患者气管切开时机的选择［J］.实用医学杂志，2012，28（5），770-771.

［12］舒承清，邓永高，李红兰，等.烧伤合并吸入性损伤气管切开时机的临床研究［J］.临床医学工程，2014，21（1），64-65.

［13］Sheridan RL, Riggan MAA. Fire-related inhalation injury［J］. N Engl J Med, 2016, 375（19）：1905.

［14］Kong LJ, Meng QY. Different therapeutic strategies chosen according to different mechanism of sepsis［J］. J Inf Res, 2015, 3（1）：130-

137.

[15]孟庆义.急诊感染研究进展2015[J].中华医学信息报,2016,31(1):12-13.

[16]邓忠远,李孝建,张涛,等.大剂量盐酸氨溴索对重症烧伤肺功能保护作用的临床效果评价[J].中国实用医药,2016,11(33):18-20.

## 案例6：氯气中毒

### 一、事件经过

1995年6月某日下午1时左右,上海某化工厂六车间液氯管道阀门破损,大量氯气外逸,现场浓雾弥漫。患者张某（女,45岁,农民）,当时正在六车间附近浴室内洗澡,持续吸入氯气约1小时,自觉胸闷、气促、呼吸困难,被他人救出浴室,急送当地医院治疗。

### 二、处置过程

1. 现场调查和检测

上海某化工厂六车间液氯管道阀门破损,大量氯气外逸,现场浓雾弥漫。

2. 临床症状和体征

患者在附近浴室内洗澡,持续吸入氯气约1小时,自觉胸闷、气促、呼吸困难,被他人救出浴室,急送当地医院治疗。予地塞米松磷酸钠注射液35mg、二羟丙茶碱注射液1.0g、呋塞米注射液40mg、去乙酰毛花苷注射液C 0.4mg静推治疗后,患者上述症状未缓解,发绀明显,转入某医院。

入院时体格检查：T 36.7℃,P 120次/分,R 32次/分,BP 105/75mmHg。烦躁不安,查体合作,自动体位,对答切题。面色苍白,口唇、指甲明显发绀,双眼结膜无充血红肿,角膜透明,双侧瞳孔等大等圆,对光反射正常。咽充血明显,悬雍垂无水肿。颈软,气管居中,两肺呼吸音粗，闻及较多湿啰音。HR 120 次 / 分，律齐。肝脾肋下未触及。膝反射正常，病理反射未引出，肌力、肌张力正常。四肢末梢湿冷。

3. 辅助检查

（入院当天）

血常规：白细胞计数 $30.6 \times 10^9/L$，中性粒细胞百分比 90%；

动脉血气分析：pH 7.166，$PO_2$ 39.45mmHg，$PCO_2$ 41.25mmHg，$O_2Sat$ 55.4%，BE −12.7mmol/L，$HCO_3^-$ 14.4mmol/L，氧合指数 85mmHg；

肾功能：尿素氮 7.1mmol/L，肌酐 112μmol/L；

肝功能：正常；

血电解质：$K^+$ 3.0mmol/L，$Na^+$ 138mmol/L，$Cl^-$ 87.5mmol/L；

心电图：窦性心动过速，左前分支传导阻滞；

胸片：两肺野透亮度降低，两中下肺广泛大小不均的絮状及小片状增密影，边缘模糊，两侧肺门影结构不清，符合两肺弥漫性肺泡性肺水肿；

B 超：脂肪肝。

4. 临床诊断

根据患者明确的氯气吸入史，迅速出现以呼吸道损害为主的症状体征；入院检查呼吸急促 32~36 次 / 分，动脉血气分析示明显低氧血症，胸片示两肺弥漫性肺水肿，经糖皮质激素、BiPAP 呼吸机加压通气等治疗后痊愈；同一场所有多人同时出现相似症状。经排除其他疾病后，参照 GBZ 65—2002《职业性急性氯气中毒诊断标准》中有关诊断指标可以诊断为急性氯气重度中毒（ARDS）。

5. 治疗和转归

患者送至医院后立即予鼻导管吸氧，保持呼吸道通畅；约 5 小时后缺氧仍未纠正，予无创呼吸机面罩加压给氧，PEEP 4~6cmH_2O，IAPA 10~20cmH_2O，BPM 16~20 次 / 分，氧流量 10L / 分。防治肺水肿治疗，予地塞米松磷酸钠注射液 35mg，注射用氢化可的松琥珀酸钠 100mg；5% $NaHCO_3$ 250 mL 静滴纠正酸中毒；注射用头孢拉定、氧氟沙星氯化钠注射液抗感染；以及盐酸异丙嗪肌注镇静、中性雾化吸入、FDP、西咪替丁注射液静滴等对症支持治疗。12h 后动脉血气分析 pH 7.349，$PCO_2$ 27.75mmHg，BE −8.5mmol/L，$HCO_3^-$ 14.8mmol/L，$PO_2$ 73.8mmHg，$O_2Sat$ 55.4%，氧合指数 157mmHg。次日晨患者胸闷、气促症状明显减轻，发绀逐渐消失，两肺底闻及湿啰音，HR 92 次 / 分，律齐。继续 BiPaP 呼吸机加压给氧，PEEP 6cmH₂O，IAPA 20cmH₂O，BPM 16~20 次 / 分，氧流量 10L / 分，血气分析 pH 7.389，$PO_2$ 91.2mmHg，$PCO_2$ 35.4mmHg，$O_2Sat$ 96.8%，BE −2.9mmol/L，$HCO_3^-$ 20.7mmol/L。复查血电解质正常，心电图正常。第三天动脉血气分析 pH 7.385，$PO_2$ 146.75mmHg，$PCO_2$ 35.4mmHg，$O_2Sat$ 99.1%，BE −3.2mmol/L，$HCO_3^-$ 20.5mmol/L，氧合指数 310mmHg。根据血气分析调整 PEEP 等参数，第四天停呼吸机，予鼻导管给氧，氧流量 3L/ 分。糖皮质激素逐渐减量至停用共 7 天，第 8 天复查肾功能、心电图正常，胸片示肺水肿大部分吸收。

经积极救治患者至第 8 天胸片示肺水肿大部分吸收。2 个月后患者胸部 CT 显示两肺纹理清晰；肺功能检查通气功能正常，肺弥散功能轻度减退。半年后随访复查均正常。

该病例在病程第 6 天出现血糖升高，因患者中年女性，体形较胖，存在胰岛素抵抗导致血糖升高可能，但入院时查血糖正常，否认糖尿病史及糖尿病家族史，需排除其他可能导致血糖升高的原因。因治疗中使用糖皮质激素（共 7 天）、葡萄糖补液等原因，不能排除糖皮质激素副作用，考虑医源性血糖升高，在停用激素及葡萄糖注射液后，监测空腹血糖逐渐降至正常。

## 三、分析讨论

### 1. 本次中毒事件特点

本例患者在突发氯气泄漏事件中意外接触氯气约 1 小时，出现胸闷、气促、呼吸困难等呼吸系统损害的表现，发病的潜伏期短，在出现气促、呼吸困难送医时，胸片显示两肺野透亮度降低，两中下肺广泛大小不均的絮状及小片状增密影，边缘模糊，两侧肺门影结构不清。动脉血气分析显示氧合指数小于 200mmHg，符合 ARDS 诊断指标。因氯气在水中溶解度大，在呼吸道黏膜潮湿的组织面也能迅速溶解，因此急性氯气中毒潜伏期短，上呼吸道刺激反应在几小时内甚至即刻出现，促使患者迅速脱离现场，及时就诊，从而早期获得阻止氯气向深层肺组织渗透的措施。但当高浓度或较长时间吸入时也可迅速导致肺泡损伤，甚至发生 ARDS。本例患者因在浴室内洗浴，无明显眼及上呼吸道刺激症状，未及时脱离现场，接触氯气时间较长，导致肺部损伤严重。同浴室内另一接触者，在接触 15 分钟后即脱离现场，表现出上呼吸道刺激症状，肺部损害相对较轻，也显示了氯气损伤具有剂量—效应关系。

2. 中毒患者临床特征

本例患者甲有明确的氯气接触史；接触途径主要为经呼吸道接触；临床表现典型，出现胸闷、气促、呼吸困难，口唇明显发绀，肺部闻及较多湿啰音，胸片显示两中下肺广泛大小不均的絮状及小片状增密影，提示两肺弥漫性肺泡性肺水肿；呼吸急促 32~36 次 / 分，动脉血气分析示明显低氧血症、氧合指数 <100mmHg，符合急性重度氯气中毒（ARDS）。

3. 事件发生原因分析

本次氯气中毒事件发生原因主要有两点：

（1）车间液氯管道阀门破损，大量氯气外逸；

（2）该患者当时正在附近浴室洗澡，未及时发现异常，在现场停留约 1 小时，吸入氯气时间长，导致严重中毒。

4. 建议及对策

根据《危险化学品目录》（2015 版），氯为剧毒化学物质。

氯气中毒的预防：

（1）加强局部通风和密闭操作，备有足够的压缩泵，保证电解槽和输送氯的管道内维持一定负压；

（2）注意调节压力平衡，以免引起局部管道内氯气压力骤增，造成氯气外逸；

（3）氯对金属设备和管道有较强的腐蚀性，因此要经常检查和维修；

（4）在氯气浓度超标作业点，应使用滤毒罐式或供氧式防毒面具；

（5）储存液氯的钢瓶，灌注前要周密检查，灌注时防止接头漏气，运输和存放时防止损坏。

氯气泄漏应急措施：

（1）根据气体扩散的影响区域划定警戒区，无关人员从侧风、上风向撤离至安全区；

（2）建议应急处理人员穿内置正压自给式呼吸器的全封闭防化服，戴橡胶手套。如果是液化气体泄漏，还应注意防冻伤。禁止接触或跨越泄漏物。勿使泄漏物与可燃物质（如木材、纸、油等）接触；

（3）尽可能切断泄漏源。喷雾状水抑制蒸气或改变蒸气云流向，避免水流接触泄漏物。禁止用水直接冲击泄漏物或泄漏源。防止气体通过下水道、通风系统和限制性空间扩散；

（4）构筑围堤堵截液体泄漏物。喷稀碱液中和、稀释。也可将泄漏的储罐或钢瓶浸入石灰乳池中。隔离泄漏区直至气体散尽，泄漏场所保持通风。

## 四、案例点评

### 1. 氯气的物理化学性质

氯气为黄绿色、具有异臭和强烈刺激性的气体，在高压下液化成琥珀色的液氯。原子量 35.45，凝点 -100.98℃，沸点 -34.69℃，氯在低温下不活泼，但有痕量水分存在时反应急剧增强。遇水首先生成次氯酸和盐酸，次氯酸又可再分解为氯化氢和新生态氧，因此是强氧化剂和漂白剂。

### 2. 中毒机制

氯气主要有呼吸道吸入，并迅速附着于呼吸道黏膜表面，损伤支气管、细支气管及肺泡。氯气可夺取黏膜水分中的氢生成盐酸和次氯酸，盐酸对支气管黏膜有直接的损伤和刺激作用，次氯酸可透过细胞膜、破坏其完整性、通透性及细胞壁的气—血、气—液屏障，使大量浆液渗透至组织，引起眼、呼吸道黏膜炎性水肿、充血，甚至坏死，重者形成肺水肿。次氯酸尚可与半胱氨酸的巯基起反应，抑制多种酶活性，损伤肺毛细血管内皮细胞和基底膜，导致通透性肺水肿的发生，甚至引起急性呼吸窘迫综合征。此外氯气尚可引起气道的氧化应激反应、内源性一氧化氮代谢障碍等，参与肺损伤的形成。

氯气损伤部位及程度随吸入浓度大小而异。低浓度吸入主要引起上呼吸道黏膜损伤；高浓度则损伤深部小气道和肺泡。有学者认为氯气可直接作用于心肌，特别是心脏传导系统，或由于缺氧、体内代谢紊乱及血流动力学改变而致心肌损害，也可引起自主神经功能紊乱，如副交感神经兴奋致心电图异常。

3. 救治经验

氯气中毒所致的 ARDS 为一种急性化学性损伤，无特效解毒剂，呼吸支持特别是机械辅助通气对救治具有重要意义，可维持患者有效通气和氧合，为机体修复赢得时间。有证据表明高呼气末正压（PEEP）对 ARDS 患者有积极作用。在治疗原发疾病的基础上，以小潮气量联合呼气末正压的"肺保护性通气"已成为临床治疗 ARDS 常用的支持手段。该病例在治疗中抓住病程早期（2~3 天）内缺氧和感染两大主要问题，采取了及早使用糖皮质激素、无创呼吸机"肺保护性通气"、预防感染等得力的措施，阻断了病程的恶性循环，防止了多脏器功能障碍的发生，救治成功，无后遗症。

对急性氯气中毒患者早期、足量、短程应用糖皮质激素对肺水肿有防治作用，但应该密切关注糖皮质激素的不良反应。目前对糖皮质激素的胃黏膜损害已有足够重视，常规采用了胃黏膜保护措施。本例患者在病程中虽只短期使用糖皮质激素，但也出现了糖代谢的紊乱，因此对其干扰糖代谢的副作用也应引起重视，建议在应用过程中及时随访血糖情况，并尽量早期、短程应用，避免骨质疏松、骨坏死、库欣病、精神症状等药物副作用的发生。

（张雪涛　上海市化工职业病防治院）

**参考文献：**

[1]李德鸿，赵金垣，李涛．中华职业医学（第 2 版）[M]．北京：人民卫生出版社，2019：538-541．

[2]岳茂兴，夏锡仪，李瑛，等．突发群体性氯气中毒 1539 例临床救

治[J].中华卫生应急电子杂志,2018,4(3):145-151.

[3]潘鑫,郭薇,孙义萍,等.院前抢救急性氯气中毒56例体会[J].职业卫生与应急救援,2011,29(5):239-240.

## 案例7:一起群体性氨气中毒事故调查分析

### 一、事情经过

2013年4月1日,山东某肉制品有限公司冷库车间发生氨气泄漏事故,造成4人轻度氨气中毒,41人有氨气刺激性症状,中毒者均是该公司冷库车间的工人。

该肉制品有限公司地处山东某县,是某大型食品集团的生产基地之一,有1000多名员工,主营生猪屠宰及加工等业务,生产冷冻肉、保鲜肉等产品,冷库采用氨制冷技术冷冻产品。4月1日上午9点左右,该公司冷库车间发生氨气泄漏事故,因为工厂冷库车间内输送液氨的设备出现故障,液氨在设备管道内的储量非常大,管道破裂时,氨气在整个车间中迅速弥漫开来,当时立刻有工人晕倒了,已经有一部分工友中毒。中午经过维修后,工人们用湿毛巾捂着鼻子继续进入车间操作,但因为防护措施不当,造成多人中毒,截至当天晚上,已经造成40余人中毒住进了当地县人民医院,中毒者均是该公司冷库车间的工人。据中毒工人透露,"大部分中毒工友经过吸氧已经没有大碍,但还有少数病情严重者在病房内诊治,有个别病情严重的已经送往山东大学齐鲁医院中毒与职业病科救治"。

### 二、处置过程

1.现场调查和检测

事故发生后,当地政府立即成立了氨气泄漏应急处置指挥部,全面接手事故处置事宜。公司被责令立即停产,排查隐患并整改。对于氨气泄漏导致工人中毒事件的起因,事故处理小组成员、县宣传部部长表示，是氨气输送管道的接头处错位断裂，造成部分氨气短时间泄漏，随风散至下风向正在生产的车间，部分工人感到不适。公司当即采取措施，停止作业，并及时将职工送至县人民医院。事故发生在进行出库作业过程中的 10 号急冻库，库内有已包装好的速冻肉成品 16.175 吨。事故发生后，集团积极配合当地政府相关主管部门，第一时间将所有产品做封存处理，并未流入市场。

2. 临床症状和体征

（1）一般资料

共计 24 例患者到齐鲁医院接受治疗。年龄最小者 19 岁，最大者 37 岁。其中男性 6 例，女性 18 例；平均年龄 27.96 岁（见图 1）。

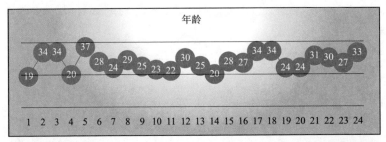

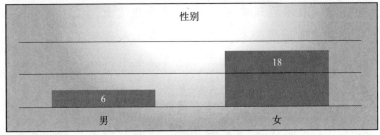

**图 1**

（2）临床表现

24 例患者均有呼吸道刺激症状，流泪、咳嗽、咽痛、胸闷、恶心、乏力等症状。①刺激反应 24 例：上呼吸道黏膜出现轻度刺激症状，咽部不适、刺激性咳嗽等，伴乏力、头晕，胸部 CT 示正常。②除有刺激反应外，有抽搐、呕吐 1 例，鼻衄 1 例，两肺听诊呼吸音粗，CT 胸部扫描提示非正常 4 例。

病例 1，患者女，37 岁，因接触氨气 11 天，伴胸闷、恶心入院。

患者于 4 月 1 日上午 11 点左右接触氨气后出现胸闷、恶心、未呕吐，在当地医院输液治疗后好转出院，近日出现胸闷、恶心，左上肢不适，为进一步治疗转入我科。既往体健，一般情况可，双肺呼吸音粗，未闻及干湿啰音，心率 78 次 / 分，律齐，左上肢轻压痛。血象：白细胞 $5.5 \times 10^9/L$，中性粒细胞比率 53.8%，淋巴细胞比率 40.4%，余正常。血糖血气分析正常。CT 胸部平扫示左肺少许炎症（见图 2），经输液、抗感染、护脑、护胃、改善微循环、使用激素等治疗后，住院 10 天后好转出院。

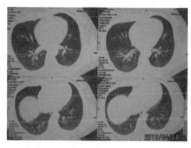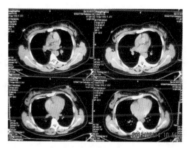

**图 2**

病例 2，患者女，35 岁，因吸入氨气后，抽搐、呕吐、意识障碍 8 小时入院。患者 8 小时前吸入氨气后出现抽搐、呕吐，意识障碍，呕吐物为胃内容物，当地医院予激素等治疗后，病情无改善，为进一步治疗于 4 月 2 日 1 点转入我科。既往体健，呈癔症样昏迷，双侧瞳孔 5mm，双肺呼吸音粗，未闻及干湿啰音，心率 68 次 / 分，律齐，无杂音。血象：白细胞 $18.16 \times 10^9/L$，中性粒细胞比率 78.8%，淋巴细胞比率 15.9%，谷草转氨酶 12IU/L。CT 胸部平扫示双肺少许纤维灶（见图 3）。在我科治疗 4 天后，带药回当地医院继续治疗。

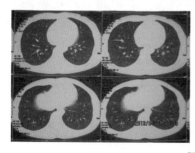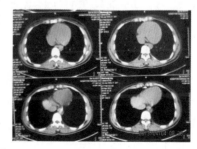

**图 3**

3. 辅助检查

24 例中毒患者的血常规：白细胞（WBC）>10×10⁹/L 有 6 例，中性粒细胞比率 >70% 有 11 例，肌酐 <62μmol/L 有 7 例。

4. 临床诊断

依据患者的症状、体征、实验室检查结果，结合职业接触史，根据中华人民共和国国家卫生和计划生育委员会发布的《职业性急性氨中毒的诊断》（GBZ 14—2015）标准，诊断为职业性轻度氨气中毒 4 人，接触反应 41 人。

5. 治疗和转归

（1）参照职业性氨中毒诊断标准中的处理原则：迅速将患者安全移至空气新鲜处，给予保温；彻底冲洗污染的眼部和皮肤（见 GBZ 51、GBZ 54）。

（2）保持呼吸道通畅：给予支气管解痉剂、去泡沫剂（如 10% 二甲硅油）、雾化吸入疗法；必要时给予气管切开，尤其是支气管黏膜脱落造成严重窒息的患者应立即给予气管切开，及时吸出脱落黏膜，防止窒息。

（3）防治肺水肿：可早期、足量、短程应用糖皮质激素，莨菪碱类、茶碱类、利尿剂等药物，尤应注意限制补液量，维持水、电解质及酸碱平衡。

（4）合理氧疗，必要时给予机械通气。

（5）积极控制感染，及时、合理应用抗生素，防治并发症。

（6）发生 ARDS 时，参照 GBZ 73 进行。救治措施主要有早期、足量、短程使用糖皮质激素防治肺水肿，预防肺纤维化的形成；使用促醒、促进神经损伤恢复，保护神经系统药物；鼻导管或面罩氧疗，保肝，护胃，抗感染等治疗保护脏器功能。多数患者经过救治无明显不适，已返岗工作。1~2 个月随访患者 4 例，CT 示肺部炎症已吸收，未出现纤维化。

## 三、分析讨论

1. 中毒患者临床特征

《职业性急性氨中毒的诊断》标准：

（1）具有下列表现之一者可诊断轻度中毒：

①咳嗽、咳痰、咽痛、声音嘶哑、胸闷，肺部出现干性啰音，胸部 X 射线检查显示肺纹理增强，符合急性气管－支气管炎表现；

②一至二度喉阻塞。

（2）具有下列表现之一者可诊断中度中毒：

①剧烈咳嗽、呼吸频速、轻度发绀，肺部出现干、湿啰音；胸部 X 射线检查显示肺野内出现边缘模糊伴散在斑片状渗出浸润阴影，符合支气管肺炎表现。

②咳嗽、气急、呼吸困难较严重，两肺呼吸音减低，胸部 X 射线检查显示肺门阴影增宽、两肺散在小点状阴影和网状阴影，肺野透明度减低，常可见水平裂增厚，有时可见支气管袖口征或克氏 B 线，符合间质性肺水肿表现；血气分析常呈轻度至中度低氧血症。

③有坏死脱落的支气管黏膜咳出伴有呼吸困难、三凹症。

④三度喉阻塞。

（3）具有下列表现之一者可诊断重度中毒：

①剧烈咳嗽、咯大量粉红色泡沫痰伴明显呼吸困难、发绀，双肺广泛湿啰音，胸部 X 射线检查显示两肺野有大小不等边缘模糊的斑片状或云絮状阴影，有的可融合成大片状或蝶状阴影，符合肺泡性肺水肿表现；血气分析常呈重度低氧血症。

②急性呼吸窘迫综合征（ARDS）。

③四度喉阻塞。

④并发较重气胸或纵隔气肿。

⑤窒息。

该起事故患者的临床症状主要是：流泪、咳嗽、咽痛等呼吸道刺激症状，部分患者有 CT 胸部平扫提示肺部炎症。

2. 事件发生原因分析

液态氨是在高压或低温状态下储存的。发生泄漏时，液氨会迅速气化、迅速扩大，没有及时气化的液态以液滴的形式雾化在蒸气中。在泄漏初期，由于液态的部分蒸发使得氨蒸气的云团密度，高于空气密度，氨气随风飘移易形成大面积染毒区和燃烧爆炸区。现场抢救时需及时对危害范围内的人员进行疏散，做好宣教工作，并采取禁绝火源措施防止发生灾害。该起事故直接原因是设备老化破裂导致氨气泄漏所致；间接原因有安全生产制度不落实、管理监督存在明显的疏漏、缺乏应急预案及演练培训等，因此，要对安全生产加强管理和教育，用人单位要做到建立完善的安全生产和职业卫生管理制度。

3. 建议及对策

群体性中毒抢救，反映了现代急救医学的发展需要，从一个侧面验证急救中心对突发事件的组织能力和抢救水平，在现代社会突发事件不断增多的情况下，需要急救医学、急诊救护体系进一步地完善，急救人员的专业理论和专业技术水平向更高层次发展，以适应社会的需要。对于此次急性氨中毒事故的处理，除严格按照《中华人民共和国职业病防治法》的有关规定对事故责任人员进行严肃的行政处罚外，更重要的是总结教训，认真反思，防止此类事故的再度发生。严格落实安全检验制度，落实氨气运输、存储、使用中的定期检查设备和环境监测制度，消除造成氨气中毒的事故隐患；建立、健全氨气作业事故应急救援预案，并定期组织演练；氨气作业场所应当设置红色区域警示线、警示标识和中文警示说明，并设置通信报警设备；用人单位应当配备应急救援人员和必要的应急救援器材、急救用品、冲洗设备，设置应急撤离通道和必要的泄险区；加强对劳动者的职业卫生知识、安全卫生防护技术和自我保护技能的知识培训，完善职业病防护设施建设，加强职业病个人防护用品的配发使用管理，增强自我防护意识，一旦意识到危险应学会自救与救他；根据健康"知—信—行"理论，只有具有良好的职业安全态度，才可能有良好的安全生产行为，安全生产的管理者更应将操作者的安全放在首要位置，防微杜渐，敬畏生命，敬畏职责，共创和谐生产生活环境。

## 四、案例点评

1. 氨气的物理化学性质

氨气（$NH_3$）是一种无色有辛辣刺激性臭味的气体，比重 0.597，极易溶于水而形成氢氧化氨，呈强碱性，液态氨是在 120 个大气压下压缩而成，储存在气钢瓶中。氨气是化学工业中常用的一种强烈刺激性气体，液氨、氨水或其他含氨物质均可以释放出氨气导致急性氨中毒。氨在一般情况下不易中毒，故有关急性氨中毒的报告较少。只有当盛装液态氨的钢瓶或管道发生破裂等意外事故，氨气在短时间内大量外逸，人员来不及防护和逃避时，才会发生急性中毒。

2. 中毒机制

氨在人体内与水反应生成的氨水，可以溶解组织蛋白质，与脂肪起皂化作用。氨水能破坏体内多种酶的活性，影响组织代谢。氨对中枢神经系统也具有强烈刺激作用。氨气主要经呼吸道吸入，刺激机体产生大量氧自由基，促进炎症介质的释放，引起支气管平滑肌痉挛收缩，血管通透性增加，渗出增加，对呼吸道有强烈刺激和腐蚀作用。短期内吸入大量氨气后可出现流泪、咽痛、咳嗽、痰带血丝、胸闷和呼吸困难，可伴有头晕、头痛、恶心、呕吐和乏力等，有时可出现发绀、眼结膜及咽部充血及水肿、呼吸频率快、肺部啰音等。严重者可发生肺水肿、急性呼吸窘迫综合征、喉水肿痉挛或支气管黏膜坏死脱落致窒息，还并发气胸和纵隔气肿。氨中毒性肺水肿为化学性肺水肿，其机制为：①氨气的直接刺激作用使呼吸道黏膜充血、水肿、损伤，产生大量分泌物，又促使血管通透性增加，影响氧气吸入弥散，造成呼吸功能障碍。②氨气破坏肺泡表面活性物质，同时受氨气刺激交感神经兴奋，使淋巴回流障碍而导致肺水肿。吸入极高浓度氨可引起反射性呼吸、心跳停止。

3. 救治经验

此事件是在氨的使用中，出现管道接头处错位断裂造成泄漏，短期维护后并未进行严格现场勘查与检测，导致多名工作人员发生职业中毒事故。在公司及当地政府的重视与积极配合下，多数氨中毒患者经齐鲁医院专家会诊、救治后，预后良好。

近年氨气集体中毒事件如下：

2013 年 8 月 31 日 11 时许，上海市宝山区丰翔路 1258 号翁牌冷藏实业有限公司发生液氨泄漏事故。事故造成 15 人死亡、26 人受伤，其中 6 人危重。

2013 年 8 月 7 日 6 时 36 分，蚌埠市固镇县消防大队接到报警，固镇经济开发区大成食品有限公司冷库发生氨气泄漏，事故造成 1 人轻伤入院治疗（受伤者系该公司员工，41 岁，女性）。经侦查及询问现场知情人员，了解到早晨 5 时左右冷库制冷系统发生异常，约 6 时出现液氨泄漏。

2013 年 7 月 26 日泰兴过船化工厂氨气泄漏导致多人中毒。

2013 年 4 月 7 日清晨 6 时许，厦门翔安马巷洪溪村一冷冻厂发生氨气泄漏。马巷消防中队官兵到场救援，经过近四十分钟的紧急处置，及时排除了险情。事故没有造成人员伤亡。

2013 年 4 月 1 日，德州临邑县金锣工厂急冻库发生氨气泄漏事故，近 40 人住院治疗，并导致库内 16.175 吨速冻肉疑似受到污染。

2013 年 4 月 21 日晚，救援人员在氨气泄漏现场搜救。当晚，四川省眉山市仁寿县金凤食品有限公司一车间氨气管道发生泄漏，当地消防、公安、医疗等部门接到消息后立即赶往事故现场救援，成功将泄漏孔堵住，排除了险情。厂内工作人员全部被救出，中毒工人被送往当地医院救治。截至 22 日上午，据仁寿县委宣传部消息，已有 4 人在医院抢救无效死亡，其余伤员病情得到有效控制。目前，企业负责人已被警方控制。

2013 年 6 月 3 日清晨 6 时 06 分，位于吉林省德惠市米沙子镇的宝源丰禽业有限公司突然发生火灾，造成 120 人遇难，60 名伤员被送往医院，其中 15 位是重症，8 位属危重。吉林省消防等部门反映事故是因厂房液氨泄漏引发爆炸起火。

2012 年 10 月 23 日 22 时，湖北省洪湖市德炎水产公司发生氨气泄漏事故，洪湖市 5 家医院共接诊中毒患者 479 人。

2012 年 8 月 14 日 11 时 57 分左右，上海市浦东新区泥城镇新泥路 370 号潘记水产专业合作室一冷库内发生氨气泄漏事故，泄漏的氨气迅速扩散飘移，严重威胁着附近居民的生命安全。

2011 年 7 月 17 日 13 时许，武汉市东西湖区新沟农场武汉源香食品公司冷冻车间突发氨气泄漏事故，消防部门接警后赶到现场处置。险情于 16 时 17 分被成功排除，然而厂区周边 20 余亩农作物受损枯萎。

2010年8月26日9时10分许，浙江舟山一海洋食品加工单位突发氨气泄漏并引发爆炸。经过30多名消防战士的努力，泄漏的管道虽然被堵住，但是事故造成了1人死亡，2人受伤。

2009年12月16日傍晚7时左右，位于上海市静安区万荣路467号的光明乳业技术中心内发生氨气泄漏事故，所幸的是，光明乳业的员工没有发现受伤的情况。

2009年8月5日上午8时40分左右，辽宁抚顺新宏明经贸有限责任公司一辆30吨液氨槽罐车在向赤峰制药集团氨水配制车间液氨卸车过程中，车带卸车金属软管突然发生破裂，导致发生氨气泄漏。经过消防队员的努力，10时15分液氨槽罐车卸车球阀被关闭，现场处置基本结束。截至当日12时30分，共有202名药厂工作人员、事故处置人员及周边群众到医院接受治疗，其中21人住院治疗，181人留院观察，没有人员死亡。

（吴煜峥、菅天孜　山东大学齐鲁医院）

**参考文献：**

［1］石清明. 8例氨气中毒的急救措施［J］. 黑龙江科技信息，2013（34）：134.

［2］崔守明，刘纪青，杨玉新，等. 一起急性草酸二甲酯中毒事故调查分析［J］. 中国工业医学杂志，2016，29（4）：317.

［3］杨绥岗，刘默萍. 职业病的诊断、鉴定、待遇及赔偿［J］. 疾病监测与控制，2016，10（2）：140-141.

［4］肖雅妮，黄志雄，黄绍斌，等. 广东地区制造业工人职业安全态度与安全生产行为［J］. 环境与职业医学，2012，29（7）：424-429.

［5］陈钰清，翟晓力，朱晓莉，等. 急性重度氨中毒及其后期的肺损伤临床特征［J］. 中华劳动卫生职业病杂志. 2016（7）：538-540.

［6］李子麟，刘桂荣. 急性氨中毒的临床表现与处理（附46例分析）［J］. 中国临床研究，1988（1）：66-68.

［7］刘柳明. 有毒气体中毒53例的临床分析［J］. 广西医学，2012，34（10）：1426-1427，1431.

［8］赵凤德，韩明峰，孙伟，等．急性氨气吸入性肺损伤 32 例临床诊治分析［J］．蚌埠医学院学报，2012，37（4）：412-414．

［9］薛长江，郝凤桐，夏玉静，等．34 例急性氨气中毒的临床特点分析［J］．中国工业医学杂志，2016，29（02）：113-114．

［10］王发祥，卢峰，焦薇，等．急性氨气中毒救治分析［J］．临床医学，2009，29（12）：108-109．

［11］王晓彤，张明，迟宁．急性重度氨中毒 1 例报告［J］．中国工业医学杂志，2016，29（5）：347-349．

# 第三节　柴油、一氧化碳中毒

## 案例 8：误吸柴油致吸入性肺炎一例

### 一、事件经过

2016 年 6 月 21 日，患者采用口吸的方式将柴油吸出管道加油，误吸柴油后出现咳嗽、恶心、呕吐，第二天开始出现发热，第三天上午就诊于当地医院。

### 二、处置过程

1. 现场调查和检测

患者口吸柴油管道，吸入物明确为柴油。

2. 临床症状和体征

患者男，30 岁。因误吸柴油后出现咳嗽、咳痰、发热，于 2016 年 6 月 23 日入院。患者入院前两天采用口吸的方式将柴油吸出管道加油，误吸柴油后出现咳嗽、恶心、呕吐，第二天开始出现发热，2016 年 6 月 23 日上午就诊于当地医院，给予持续吸氧、抗生素、抗病毒等治疗，当日 22 时转至我院。入院查体：体温 37.5℃，脉搏 72 次 / 分，呼吸 17 次 / 分，血压 103/60mmHg。意识清楚，精神差，巩膜及皮肤黏膜黄染，右肺呼吸音减弱，可闻及湿性啰音。心率 72 次 / 分，律齐，各瓣膜区未闻及杂音。腹部平坦，肝脏肋下未触及。双下肢无水肿。

3. 辅助检查

（1）23 日实验室检查：总胆红素 60.4μmol/L，直接胆红素 18.8μmol/L，间接胆红素 41.6μmol/L， C- 反应蛋白 129.51mg/L， 白细胞计数 $10.5 \times 10^9$/L， 红血浆凝血酶原时间 14.8s。

（2）24 日实验室检查：白细胞计数 $10.50 \times 10^9$/L，中性粒细胞百分比 82.7%，血浆凝血酶原时间 15.30s，丙氨酸氨基转移酶 <6IU/L，天冬氨酸氨基转移酶 15IU/L，肌酸激酶 22IU/L，总胆红素 25μmol/L，肌酐 67μmol/L，C- 反应蛋白 74.10mg/L，前降钙素 0.141ng/mL，葡萄糖 8.80mmol/L。

（3）心电图检查无明显异常。

4. 临床诊断

吸入性肺炎。

5. 治疗和转归

入院后立即给予地塞米松磷酸钠注射液 20mg 静脉滴注，每日 1 次，同时给予抗感染等综合治疗。3 月 25 日实验室检查：白细胞 10.52×10⁹/L，中性粒细胞计数 $8.98 \times 10^9$/L，谷丙转氨酶 14IU/L，谷草转氨酶 16IU/L，肌酸激酶 23IU/L，超敏 C- 反应蛋白 74.93mg/L。胸部 CT 示：双肺纹理增多，右肺中叶见条片状高密度影，周围见磨玻璃密度影，双肺上叶见片状高密度影，双肺见条索影，右肺见结节样钙化影（图1）。3 月 26 日患者咳嗽、咳痰症状减轻。体温恢复正常，遂将地塞米松磷酸钠注射液用量减至 10mg，静脉点滴，每日 1 次。3 月 29 日实验室检查：白细胞 $12.52 \times 10^9$/L，中性粒细胞计数 $8.28 \times 10^9$/L，肌酸激酶 15IU/L，超敏 C- 反应蛋白 21.25mg/L。胸部 CT 示双肺纹理增多，右肺中叶见条片状高密度影，双肺上叶见片状高密度影，双肺见条索影，右肺见结节样钙化影（图2）。与 3 月 25 日 CT 片比较，右侧中叶磨玻璃密度影消失。患者肺功能明显转好。3 月 30 日停地塞米松磷酸钠注射液，

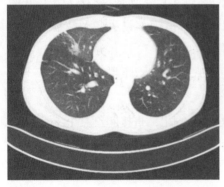

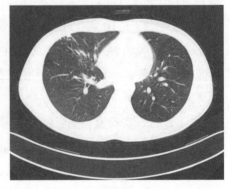

图1          图2

给予口服醋酸泼尼松片并逐渐减量。患者 7 月 7 日病情好转要求出院，出院带药为醋酸泼尼松片 30mg，口服，每日 1 次。其他口服药物有金水宝片、芪参益气滴丸以及碳酸钙 $D_3$ 咀嚼片（Ⅱ）。7 月 14 日复查胸部 CT 肺部仍有条片状高密度影（见图 3），继续口服上述药物治疗。醋酸泼尼松片逐渐减量至停用。患者 8 月 15 日复查，体检及胸部 CT 均正常（见图 4），临床治愈。

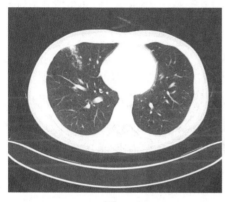 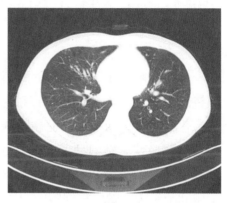

图 3　　　　　　　　　　　　　图 4

## 三、分析讨论

1. 本次中毒事件特点

本例患者为典型的柴油误吸引起的吸入性肺炎，给予以激素为主的综合治疗起到很好的疗效。

2. 中毒患者临床特征

本例患者有明确的柴油接触史；接触途径主要为经呼吸道；临床表现为典型的咳嗽、发热等呼吸道及肺部炎症的表现。

3. 事件发生原因分析

未合理使用工具，用口吸柴油造成误吸。

4. 建议及对策

相关作业一定要严格遵守操作规范，合理使用工具，坚决摒弃用口吸柴油、汽油的不良习惯，以免对人体造成不必要的伤害。

## 四、案例点评

**1. 本次毒物的物理化学性质**

柴油是石油提炼的一种无色或淡灰色易燃略带臭味的液体。是应用极广的一种燃料,其特点是不溶于水,易溶于醇类和苯,易溶解脂肪,室温下易挥发,其成分主要是烷烃、芳香烃及少量氧和硫的杂环化合物。皮肤接触严重者可引起过敏性皮炎。经常暴露的部位可出现油性痤疮和毛囊炎。

**2. 中毒机制**

皮肤接触严重者可引起过敏性皮炎。经常暴露的部位可出现油性痤疮和毛囊炎。柴油误吸可以引起吸入性肺炎,其可能的发病机理如下:化学物直接损伤呼吸道黏膜诱发支气管平滑肌痉挛气道阻力增加,气道高反应性。肺泡型上皮细胞受损使肺泡毛细血管通透性增加导致呼吸衰竭。细胞因子参与化学物对呼吸道的作用、化学物对肺泡上皮细胞和肺毛细血管内皮细胞的损伤导致肺纤维化。

**3. 救治经验**

本例患者为典型的柴油误吸引起的吸入性肺炎,给予以激素为主的综合治疗能起到很好的疗效。

(贾俊娥、菅向东　山东大学齐鲁医院)

**参考文献:**

[1]张晓明,王燕,阮莹.一例误吸柴油中毒的急救护理[J].大家健康(学术版),2015(13):267-268.

[2]仇忠辉,陈奇,张学森,等.柴油吸入性肺炎23例情况调查及防治建议[J].中国伤残医学,2013,21(8):4446-4447.

## 案例 9：清理人饮工程蓄水池致村民急性一氧化碳混合气体中毒死亡

### 一、事件经过

事发地某村位于山区，由于该村人饮工程蓄水池有漏水现象，2019 年 6 月 30 日 7:00，该蓄水池管理人员陆某组织其兄弟和邻居共 6 人清理蓄水池。为排出池内积水，陆某下到池底将一台汽油抽水机和两条长木凳放入池内（抽水机置于长木凳上）进行抽水作业。启动抽水机后，陆某安全返回地面，无任何不适。8:00 因抽水机进水管上浮，未没入水中，陆某和另一村民下到池底处理进水管，顺带搅拌池底泥浆。2~3 分钟后，2 人突然晕倒在池内。地面 4 人见状，在未采取任何防护措施的情况下，依次下池救援。最后下池救援的 1 人因在池内感到呼吸困难、乏力，旋即爬出池外呼救，其余 5 人则全部晕倒在池内。远处的 3 位村民听到呼救声，同时下池救人，但 5 人均意识障碍，不能扶站。施救的 3 人中，2 人随即瘫倒在池内；另 1 人也感双脚乏力，怀疑气体中毒，顺竹梯爬出池外不久即晕倒在地。闻讯赶来的其他村民见状迅速拨打急救电话，并撬开蓄水池顶部水泥盖板施救。接报后，120 救护车于 10:06 到达现场对已被救上来的 7 人进行紧急抢救，但 7 人已无生命体征。自行爬出池外的 2 人中，1 人无明显症状，居家观察；1 人于 14:11 入县人民医院接受初步治疗，后于 7 月 1 日 2:30 转入我院接受进一步治疗。

### 二、处置过程

1. 现场调查和检测

（1）卫生学调查

事发地点地处山区，距县城约 31 千米，距重庆主城约 190 千米，交通较为不便。该蓄水池为浆砌石蓄水池，2005 年 12 月由政府出资修建，用以供应周边 26 户居民的生活用水。水源为地下水。蓄水池长 5.5

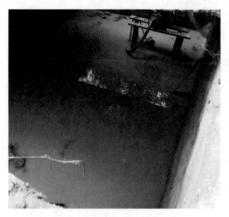
蓄水池内部

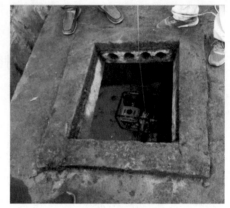
蓄水池外观

米，宽3.5米，深2.0米，四面均封闭，仅在顶部的水泥盖板留有一个0.7米×0.5米的开口（日常为封闭状态，养护维修时可供人员进出水池）。池内水深约5厘米，无腐败有机物等污染物，现场未闻到异常气味。汽油抽水机未采取废气外排措施。现场施救人员未发现死者有溺水情形。

（2）现场检测

事发当日17:26，在搅拌池底积水的情况下，使用便携式气体检测仪对蓄水池内部有害气体浓度进行现场快速检测。因救援过程中蓄水池顶部的水泥盖板已被撬开，池内密闭环境遭受破坏。检测结果：池内氧气含量为20.9%（正常），二氧化碳含量为0.036%（正常），未检出硫化氢、一氧化碳、氮氧化物、甲烷等有害气体。

2. 临床症状和体征

7名死亡人员（男性5人，女性2人）年龄为12~75岁，均在接触池内有害气体10分钟内出现相同中毒症状。据该县人民医院急诊科医师报告，现场见到死者四肢皮肤呈微红色。住院患者为男性，年龄51岁，既往体健，无高血压、糖尿病史，主诉下池后嗅到较浓烈的汽油味（未闻到臭鸡蛋味），不久觉乏力明显、双足为重，爬出池外后，感黑蒙、胸闷、胸痛、气促、头昏、头痛，继而意识模糊、昏迷，在送医过程中逐渐转醒。7月1日2时30分由县医院转至我院，体格检查示：体温36.6℃，脉搏65次/分，呼吸20次/分，血压139/99mmHg，经皮血氧饱和度 99%。神志清楚，回答切题，查体合作。双瞳等大等圆，对光反射灵敏，球结膜无水肿、充血。扁桃体无肿大，咽部稍充血。双肺呼吸音清，未闻及干湿啰音。律齐有力，各瓣膜听诊区未闻及明显杂音。腹平软，无压痛。四肢肌力、肌张力均正常，病理征阴性。

3. 辅助检查

（1）血气分析：入住县医院时（6 月 30 日 14 时 30 分）pH 7.44，氧分压 24mmHg，二氧化碳分压 45mmHg。转至我院时（7 月 1 日 2 时 30 分）pH 7.39，氧分压 126mmHg，二氧化碳分压 41.4mmHg。

（2）血常规：入住县医院时白细胞计数 $12.13 \times 10^9$/L，中性粒细胞百分比 87.40%。转至我院时白细胞计数 $14.45 \times 10^9$/L，中性粒细胞百分比 90.3%。

（3）肝肾功能、心肌酶谱、凝血象：转至我院时，基本正常。

（4）心电图：转至我院时，窦性心律，左心室高电压。

（5）碳氧血红蛋白（COHb）：入住县医院时（吸氧状态下）为 14.4%。转至我院时为 2.2%。

（6）7 月 1 日行脑 CT 检查未见颅内出血灶；行颅脑 MRI 示双侧额顶叶、半卵圆中心、基底节区缺血灶。

4. 临床诊断

本事件死者四肢皮肤呈微红色；住院患者出现了以头昏、头痛、乏力和意识障碍为主的神经系统损伤表现，并有严重的低氧血症，且入住县医院时的血样标本中 COHb 超标，参照《职业性急性一氧化碳中毒诊断标准》（GBZ 23—2002）、《急性单纯窒息性气体中毒事件卫生应急处置技术方案》等，结合现场调查情况综合分析，判定该事件是一起以一氧化碳为主的急性混合性气体中毒事件。

5. 治疗和转归

患者转至我院后，经给予高压氧、糖皮质激素、甘露醇注射液、依达拉奉注射液等对症支持治疗后病情好转，2 周后痊愈出院。出院后未出现迟发性脑病等症状。

## 三、分析讨论

### 1. 本次中毒事件的特点

当地政府初疑该事件为沼气中毒事件。我们经现场调查结合中毒人员临床表现分析,基本排除沼气、硫化氢中毒可能。判定该事件应为一起因吸入汽油机废气而引发的以一氧化碳为主的急性混合性气体中毒事件。依据是:①一名死者事发前曾进入池内放置条凳和启动汽油抽水机,在放置条凳、抽水机以及启动抽水机的过程中,有扰动池内积水,但该死者未出现任何不适,作业完毕后安全返回地面,基本可排除池内已含沼气或高浓度硫化氢等有害气体。②池、窖、井、坑、洞、下水道等密闭空间中存在的硫化氢气体是含硫有机质在厌氧条件下降解或在硫酸盐还原菌作用下分解产生,而事发蓄水池为在用人畜饮水蓄水池,相较于污(废)水或工业蓄水池,水质更为清洁,且池底淤泥较薄,池内未见污物,较难满足硫化氢产生条件。③资料显示,汽油抽水机在消防泵池或深水井等密闭空间运行时,汽油燃烧不全,会产生大量一氧化碳(也会产生二氧化碳、氮氧化物、二氧化硫、碳氢化合物等有害气体)。其中,一氧化碳浓度最高可达 $15922mg/m^3$,远超美国国家职业安全卫生研究所(NIOSH)制定的立即威胁生命或健康浓度(IDLH=$1380mg/m^3$);二氧化碳浓度最高可达 $50803.5mg/m^3$,超过国家职业卫生标准 2.8 倍($18000mg/m^3$)。④住院患者出现了以头昏、头痛、乏力和意识障碍为主的神经系统损伤表现,并有严重的低氧血症且血样标本中 COHb 超标。

### 2. 中毒患者临床特征

本事件死伤者有明确的汽油机废气接触史,均在接触池内短时间内出现相同中毒症状。死者四肢皮肤呈微红色;住院患者出现乏力、头昏、头痛、意识障碍为主的神经系统损伤表现,并有严重的低氧血症,吸氧后血液 COHb 仍超标,符合以一氧化碳为主的混合气体中毒表现。

### 3. 事件发生原因分析

根据《卫生部突发中毒事件卫生应急预案》,该事件为较大突发中毒事件。造成此次中毒事件的主要原因有:①事发蓄水池属密闭空间,地方狭小，通风不良，汽油抽水机排出的废气（含有一氧化碳、二氧化碳、氮氧化物、二氧化硫、碳氢化合物等多种有害成分）大量积聚在池内。且汽油机运行时消耗池内氧气，汽油燃烧不完全，废气中一氧化碳含量明显增加。②村民缺乏科学常识，既不清楚清理蓄水池属密闭空间作业，存在极大的安全风险，也不清楚汽油机废气所产生的健康危害，入池前未采取任何防护措施。③盲目施救导致伤亡扩大。

4. 建议及对策

人畜饮水工程是我国为改善农村地区饮水安全而兴建的基础设施，在我国数量多、分布广，且多建于交通不便的边远贫困地区，平时由当地村民管理养护。此前尚未见清理人饮工程蓄水池致村民中毒死亡事件的文献报道。该事件作为国内报道的首起清理人饮工程蓄水池致村民中毒死亡事件，警示相关部门在关注人饮工程水质安全的同时，还应加强蓄水池清理作业安全管理。为此，我们建议：①相关部门应组织人饮工程管理人员进行密闭空间作业安全教育和培训，对密闭空间实施通风、氧含量检测，为作业人员配备个人防护装备，并设专人监护；或直接将所在地蓄水池清理作业委托给有资质的专业公司进行，杜绝类似事件发生。②在事件当中，村民因盲目施救导致伤亡扩大。这在农村地区发生的其他密闭空间（沼气池、地窖等）中毒事件中也较为常见。究其原因，在于广大村民健康素养水平较低，对密闭空间作业基本知识（如危害辨识、防护措施、救援方法等）缺乏了解。基层政府部门应充分利用电视、广播、微信平台、手机短信、卫生宣传栏、健康教育读本、专家讲座等传播技术和资源，向广大村民科普密闭空间作业防控知识，提升村民健康素养，避免盲目施救。

## 四、案例点评

1. 本次毒物的理化性质

汽油抽水机运行时燃烧汽油，消耗蓄水池内氧气，大量排放以一氧化碳、二氧化碳等有毒有害成分为主的废气。一氧化碳常温下是无色、无臭、无味、难溶于水的气体，不与酸、碱等反应。一氧化碳气体密度与空气相近（相对密度：0.967），一旦扩散到空气中，就能在空气中长时间不上升，不下降，随空气流动。一氧化碳被列入原卫生部2003 年颁布的《高毒物品目录》，是我国导致密闭空间作业中毒事故的主要危害因素。

二氧化碳在常温常压下为无色无味气体，溶于水，密度大于空气（相对密度：1.53），不可燃，通常也不支持燃烧。在空气中一般均有二氧化碳存在，浓度为 0.03%~0.06%。由于二氧化碳气体密度较大，在空气不流通的低洼、深洞等环境中，常大量积聚。

2. 中毒机制

一氧化碳通过呼吸道进入人体。中毒机制是一氧化碳与血红蛋白的亲和力比氧与血红蛋白的亲和力高 200~300 倍，所以一氧化碳极易与血红蛋白结合，形成碳氧血红蛋白，使血液失去运氧能力，全身严重缺氧。大脑、心脏等缺氧敏感的器官首先受到损害，出现头痛、头昏、心悸、恶心等症状，严重者可引起昏迷、脑水肿、肺水肿、呼吸衰竭，甚至死亡。部分急性一氧化碳中毒患者于昏迷苏醒后，经 2~3 周的假愈期，会再度昏迷，突然出现以痴呆、精神和锥体外系症状为主的脑功能障碍，又称一氧化碳中毒后迟发性脑病。

二氧化碳是一种单纯窒息性气体，经呼吸道进入人体。当环境空气中的二氧化碳浓度超过 1% 时，可以引起气闷、头晕、心悸；超过4%~5% 时，可引起气喘、头疼、眩晕；超过 10% 时，可引起神志不清、呼吸停止迅即发生死亡。其毒性主要是损害中枢神经，出现中毒性脑病，特别是对呼吸中枢神经产生刺激、麻醉作用。

3. 救治经验

本案例中，由于村民文化程度较低，不清楚清理蓄水池属密闭空间作业，存在极高的安全风险。相关部门在加强人饮工程安全管理工作的同时，还应制作宣教资料（如电视宣传片、公益广告、宣传栏等），普及常见密闭空间的种类、危害辨识、安全防护、救援方法以及盲目施救危害性等知识，避免类似事件再次发生。

大脑对缺氧最为敏感。因此，应尽快将一氧化碳中毒患者脱离中毒现场，吸入新鲜空气，氧疗，有条件的尽快行高压氧疗。高压氧疗不仅能加速 COHb 的分离，促进一氧化碳的清除，使血红蛋白恢复携氧能力，还能增加血液中物理溶解氧含量，迅速纠正组织缺氧。尤其是对一氧化碳中毒迟发性脑病及后遗症有明显防治作用。由于县人民医院没有高压氧舱，本例患者接诊早期只给予鼻导管吸氧，转至我院后，立即行高压氧治疗，减小了迟发性脑病的发生概率。另在坚持高压氧疗的同时，积极采取预防肺水肿、脑水肿，改善微循环，保肝解毒，护胃等对症支持治疗，保障了患者治疗期间的生活质量，取得了理想的治疗效果。

对该事件的调查工作也暴露出以下问题，值得反思和借鉴。一是基层疾控中心化学中毒事件处置能力稍显薄弱。受交通不便等诸多因素的影响，我们到达现场时，距事件发生已过去9小时，池内有害气体已完全逸散。而县疾控中心专业人员虽在事发4小时后就抵达现场，但未开展有害气体现场快速检测，故疑其为沼气中毒事件。应加强基层疾控中心应急物资配备和相关专业人员应急处置能力培训等工作，充分发挥其在处置突发化学中毒事件中的技术支撑作用。二是现场调查工作尚不完善。蓄水池密闭环境虽然遭到破坏而无法开展现场模拟检测，但如能选择同类人饮工程蓄水池进行模拟试验检测，得到相似条件下的有害气体暴露浓度作为数据支撑，事件定性依据将更为充分。此外，现场调查过程中也未了解到抽水机停机是自动熄火还是人为关闭，如是自动熄火，池内缺氧导致汽油燃烧不完全产生大量一氧化碳的推断依据将更加合理。

（汪运、王永义、彭中全　重庆市职业病防治院）

**参考文献：**

［1］中华人民共和国卫生和计划生育委员会．硫化氢职业危害防护导则：GBZ/T 259—2014［S］．北京：中国标准出版社，2015．

［2］林坚．一起掏井工急性CO中毒事故报告［J］．中国工业医学杂志，2007，20（6）：429．

［3］王海罡，郑成彬．一起职业性CO中毒事故的调查［J］．工业卫生与职业病，2016，42（2）：159．

［5］中华人民共和国国家卫生健康委员会．工作场所有害因素职业接

触限值　第 1 部分：化学有害因素：GBZ 2.1—2019［S］. 北京：中国标准出版社，2019.

［6］周兴藩，杨凤，郭玲，等. 2014—2015 年全国有限空间作业中毒与窒息事故分析及预防建议［J］. 环境与职业医学，2018，35（8）：735-740.

［7］胡晓申，马惠英，汪开安，等. 皖南祁门县新岭村周家组门堂坞发生 5 名村民意外死亡的调查分析［J］. 临床医药文献电子杂志，2015，2（23）：4730-4731.

## 案例 10：一起餐馆急性一氧化碳中毒事件处置

### 一、事件经过

2017 年 7 月 8 日 12 点 30 分，3 名重庆某卫校同学在市内某步行街逛街过程中发现街边新开了一家"面逗面"小餐馆，进入点吃重庆小面、牛肉面和酸菜米线。品尝中感觉味道不错，随后打电话叫来同校同学 5 人一块进餐。因天气炎热，先到的 3 人进食后休息了约 10 分钟，离开时后来的 5 名同学开始进餐，随后 1 对母子进入餐馆点餐。数分钟后 1 名餐馆人员跌倒在厨房，另 1 名餐馆人员前往查看后也未及时返回。餐馆的 7 名食客发现不对，迅速推门逃离。离开餐馆后均感不同程度不适，有人胡言乱语，有人躺在地上呼叫不应。随后拨打120 电话，被送至附近医院救治。

### 二、处置过程

1. 现场调查和检测

（1）卫生学调查

事发地附近均为居民区，无化工及污染企业，其余餐馆无类似病例出现。餐馆位于某商业街临街一楼，经营小面和米线，开业 17 天，既往无类似情况。餐馆面积约 40 平方米大小，高 4 米；钢筋混凝土结构；三面水泥墙，无窗户；面向街道的一边用钢化玻璃隔开。餐馆里侧用玻璃隔成厨房，约 8 平方米大小，有冰箱、洗碗槽、煮面桶、燃气灶及堆放着的餐具和食材，显得很杂乱。厨房有 3 个液化二甲醚燃气罐，其中 1 个连接灶具，另 2 个分别连接两个煮面桶，阀门均处于关闭状态，未嗅到特殊气味。燃气灶上方安装了 1 台抽油烟机，能打开使用，无烟道。也未发现其他排风装置和烟雾报警器装置。用餐区有挂式空调，落地风扇，只有 3 张餐桌。桌面上放着 5 个基本吃完和 2 个吃一半左右的面碗。未闻及特殊异味。

煮面桶是电气两用型，使用燃气加热后能长期保温。煮面常常要加热，米线可直接烫熟。因抽油烟机声音较大，在使用燃气灶制作牛肉、调料、汤汁时才开启。近 3 天未更换及使用新的调料和食材。

近期异常情况：餐馆员工在上午 10 时曾电话通知店主，燃气用完了；气罐更换工作人员 12 时 20 分电话告知店主，送了 3 个气罐到店。近 3 天城区零星小雨，气温 24~36℃，天气异常闷热。餐馆刚开业，顾客较少，每日顾客不足 10 人。

（2）现场检测

调查时已开门通风近 4 小时，厨房和用餐区快速检测 CO 浓度为 4ppm，$O_2$ 浓度 20.9%，未检出 $H_2S$、$SO_2$ 气体。关闭店门和抽油烟机，打开 1 个燃气灶 2 分钟后检测：厨房 CO 浓度 469ppm，$O_2$ 浓度 19.1%；用餐区 CO 浓度 373ppm，$O_2$ 浓度 19.6%（工作场所 CO 职业接触限值为 24ppm）。

2. 流行病学调查

发病 12 人，其中 10 名用餐者和 2 名餐馆员工。男性 2 人，女性 10 人，年龄 6~54 岁。前期离开的 3 名同学也有头昏、乏力症状，因程度较轻未重视，吸入室外新鲜空气后逐渐减轻，得知消息后自行来医。病情最重的是 2 名餐馆员工（母子关系），是被急救人员救出，母亲昏迷，主要在厨房制作食物；儿子烦躁不配合，伴幻视，四肢抽搐 2 次，主要负责点餐跑堂。

临床表现见表 1。

表 1　自觉症状情况

| 症状 | 例数 | 发生率（%） |
|------|------|-----------|
| 乏力 | 12 | 100 |
| 头昏 | 12 | 100 |
| 恶心 | 6 | 50 |
| 心悸 | 5 | 41.67 |
| 麻木 | 4 | 33.33 |
| 头痛 | 3 | 25 |
| 呕吐 | 3 | 25 |
| 胸闷 | 2 | 16.67 |
| 幻觉 | 2 | 16.67 |
| 抽搐 | 1 | 8.33 |
| 昏迷 | 1 | 8.33 |

3. 实验室检查结果

在厨房空气采样回实验室未检测二甲醚气体。送检 8 个血样标本中，HbCO 检测 10.7%~16.7%。

4. 中毒事件确定

根据现场调查餐馆布局设计通风差、现场模拟 CO 检测结果、患者出现以中枢神经症状为主的临床表现、送检血样标本中 HbCO 浓度超标，判定本次事件是一起急性 CO 中毒事件。临床症状更明显的 2 名餐馆员工并未进食，可以排除食物中毒。

根据患者的症状、体征、实验室检查结果，结合 CO 暴露史，依据《职业性急性一氧化碳中毒诊断标准》（GBZ 23—2002），综合分析，诊断为急性中度中毒 1 例，轻度中毒 8 例，接触反应 3 例。

5. 治疗和转归

患者入院后轻症患者鼻导管吸氧，重症患者面罩吸氧，卧床休息，预防脑水肿，改善脑细胞代谢及对症支持治疗。症状逐渐得到改善，中毒病例 2 周内均痊愈出院，实现零死亡、零新增并发症，出院后随访 3 个月无后遗症发生。

### 三、分析讨论

1. 本次中毒事件特点

（1）发生在夏季炎热季节。急性 CO 中毒事件好发于冬春季，主要是取暖所致，夏季发生的情况更少见。杨立明等研究表明，CO 中毒发病原因 93.8% 是室内取暖，饭店、厂房只占 4.5%，11 月到次年 1 月是高峰，6~8 月是低峰。南方地区夏季炎热，因使用空调降温紧闭门窗，导致不完全燃烧产生 CO 气体蓄积中毒的事件屡有发生。

（2）发生在小餐馆。作业场所 CO 中毒事故各地均有发生，但因就餐引起的 CO 中毒事件相对较少。随着城市的快速发展，街边老式的砖混结构低矮的楼房逐渐被钢筋混凝土结构高楼替代，导致房屋自然通风能力下降，尤其是在商业街类似改建小餐馆，大多没有安装通排风设施，厨房和就餐区在一起，容易产生 CO 中毒事件。

2. 患者临床特征

（1）有 2 例患者表现幻觉症状，1 例是就餐的 6 岁男童；另 1 例是餐馆 30 岁的男性员工。CO 中毒主要累及中枢神经系统，也可能出现幻觉症状。

（2）累及儿童：生活性中毒患者年龄分布范围更广，儿童和老年人更容易涉及。

3. 事故原因分析

（1）事故根本原因：餐馆布局设计不合理，厨房位于房间最里侧，无窗户和通排风设施，室内空气只能通过门和室外交换。关闭店门后不仅 CO 无法排出，还会因新风量不够，促使燃气的不完全燃烧，加速 CO 的产生。现场模拟只用 2 分钟，$O_2$ 浓度下降 1%，CO 浓度就高达 469ppm。

（2）天气闷热，因开空调降温关闭房门；赶上餐馆燃气用完，未能提前做好准备；短时间内 10 人点餐，工作量增大导致 CO 快速产生蓄积是主要诱因。

4. 建议及对策

（1）相关职能部门加强餐饮业的预防性检查，尤其是改建小餐馆，排除安全隐患。

（2）餐饮从业人员应强化进行相关培训，提高安全意识，避免此类事故一再发生。

（3）近年来，夏季南方炎热地区，在小餐馆因使用空调紧闭门窗的中毒事件时有发生，相关部门应进行预警。

（4）国家质检总局 2008 年 3 月明确通知，不得在民用液化气罐中充装二甲醚，而有些小餐馆仍在违规使用，需相关部门加强监管。

## 四、案例点评

### 1. 本次毒物的物理化学性质

一氧化碳（carbon monoxide，CO），俗称"煤气"，是一种无色、无味、无臭、无刺激性的气体，分子量 28.01，密度 0.967g/L，熔点 $-205.0℃$，沸点 $-190℃$，微溶于水，易溶于氨水。易燃、易爆，在空气中含量达 12.5% 时可发生爆炸。比空气稍轻。成人急性吸入中毒剂量约为 $600mg/（m^3 \cdot 10min）$ 或 $240mg/（m^3 \cdot 3h）$；吸入最低致死剂量约为 $5726mg/（m^3 \cdot 5min）$。

### 2. 中毒机制

（1）与 Hb 结合形成 HbCO：这是急性一氧化碳中毒引起机体缺氧窒息最主要的机制，经呼吸道吸入的 CO 绝大部分与 Hb 分子中原卟啉 Ⅸ 的亚铁复合物发生紧密而可逆行性结合，形成 HbCO 使 Hb 失去携氧能力，导致组织缺氧。

（2）与肌红蛋白结合形成碳氧肌红蛋白，影响氧从毛细血管向细胞线粒体弥散，损害线粒体功能。

（3）CO 与线粒体细胞色素氧化酶可逆性结合，阻断电子传递链抑制组织呼吸导致细胞内窒息。CO 还能与一氧化氮合酶、鸟苷酸环化酶等结合，干扰酶的活性。

CO 的毒性作用影响了氧气和能量供应，引起脑水肿、脑循环障碍，使大脑和基底神经节，尤其是苍白球和黑质，因血管吻合支较少，血管水肿和结构不健全，而发生变性、软化、坏死，或白质广泛性脱髓鞘病变。由此出现以中枢神经系统损害为主伴有不同并发症的症状和体征，如颅内压增高、帕金森综合征和一系列神经精神症状等。

3. 处置经验

（1）本次事件，患者被送到医院后，第一时间未能采集血液标本，以备毒物鉴定检测，提示急诊人员中毒处置意识仍待加强，对于疑似中毒患者，需留取血尿等标本以备毒物检测。

（2）多数急性气体中毒事件现场在调查时均已采取通风、切断气源等控制措施，很难还原事故情况，在保证安全的前提下进行模拟检测，有助于明确中毒原因。

（3）事件处置调查建议核实病例，着眼整体，避免犯以偏概全的错误。本次事件中两名男性患者表现为幻觉，不是一氧化碳中毒典型表现，部分重症患者表现恶心、呕吐等消化道症状，容易误判成"食物中毒、精神活性药物中毒"事件。

（4）急性化学物中毒事件调查对象建议避开危重患者和儿童，这两类患者常因病情（昏迷、抢救中）和年龄太小不能进行有效沟通。相对稳定的轻症患者，更容易沟通获取事件经过、人员中毒情况等信息。

（叶绿素　重庆市职业病防治院）

**参考文献：**

[1] 中华人民共和国卫生部. GBZ 23—2002 职业性一氧化碳中毒诊断标准［S］. 2002.

[2] 程江红，暴书萍. 327 例一氧化碳中毒相关因素调查与分析［J］. 齐齐哈尔医学院学报，2007，28（18）：2204-2205.

[3] 牛侨，等. 职业卫生与职业医学（第8版）［M］. 北京：人民卫生出版社，2018：119-121.

[4] 徐敏，仲煜，许敏霞. 一起火锅店一氧化碳中毒事故的调查处置与思考［J］. 上海预防医学，2011，23（11）：557-558.

[5] 孙逞韬，张红. 一起食用火锅时引起的 CO 中毒调查报告［J］. 宁夏医学杂志，2002，24（2）：117.

[6] 陈和周. 餐饮店一氧化碳中毒事件调查［J］. 预防医学情报，2005，21（4）：492.

［7］徐敏，林兵，邵迎辉，等．火锅餐厅空气中一氧化碳浓度调查［J］．上海预防医学，2008，20(11)：545-546．

［8］朱文军．一起餐厅包厢CO中毒的调查报告［J］．江苏预防医学，2010，21(1)：41-42．

［9］秦景新，胡建利，韦光毅，等．岩洞居室内1起一氧化碳中毒事件调查［J］．预防医学情报杂志，2008，24(10)：823-824．

［10］于颖欣．一起食用火锅时致一氧化碳中毒的调查［J］．职业与健康，2008，24(1)：30．

［11］杨丽君，李天琨．齐齐哈尔市1991—2004年急性职业性一氧化碳中毒调查分析［J］．中国社区医师：医学专业，2006，8(3)：F0003．

［12］Raub JA, Mathieu - Nolf M, Hampson NB, et al．Carbon monoxide poisoning - a public health perspective［J］. Toxicology, 2000, 145(1): 1-14．

［13］Goldstein M．Carbon monoxide poisoning［J］. J Emerg Nurs, 2008. 34(6): 538-542．

［14］陈灏珠，实用内科学(第11版)［M］．北京：人民卫生出版社，2002：767．

# 第四节　职业性皮肤损伤

## 案例 11：苯酚皮肤烧伤及中毒

### 一、事件经过

患者，男，49 岁。2018 年 6 月 7 日 22 时左右在家中被发现四肢、躯干多处烧伤，伴有烦躁、胡言乱语，当时无恶心、呕吐，无肢体抽搐、无大小便失禁等，家属遂拨打 120 送医。入院后，反复酒精擦洗患者烧伤部位，予以呋塞米注射液利尿、地西泮注射液镇静处理，完善头部、胸部 CT，未见急性病征。患者家中被发现装有"苯酚"容器，部分散落于地面，患者清醒后自诉"吹电扇"后出现"昏迷"史，具体发病过程及时间不详。

### 二、处置过程

1.临床症状和体征

患者因"躯干、四肢灼伤、神志不清 4 小时"于 2018 年 6 月 8 日凌晨 1 时 22 分入院。入院查体：体温：36.4℃，呼吸：14 次 / 分，脉搏：92 次 / 分，血压：131/96mmHg，血氧饱和度 98%，APACHE Ⅱ 评分 7 分。神志尚清，部分对答切题，查体合作。全身多处烧伤样皮疹，以双下肢、左侧胸腹部皮肤为主，部分皮肤黑紫，无皮肤破溃、渗血、渗液，局部轻压痛，皮温不高，口腔黏膜完整，心肺腹查体无特殊。

2.辅助检查

（1）血常规及大生化：（6月8日）白细胞计数 $15.25×10^9$/L，中性粒细胞百分比 70.30%，血红蛋白 151g/L，血小板 $235×10^9$/L；生化：$Na^+$ 141.0mmol/L，$K^+$ 3.03mmol/L，Cre 87.2μmol/L，CK 283U/L，CKMB 44.8U/L，LDH 340U/L，AST 43.9U/L，ALT 17.4U/L。（6月20日）白细

胞计数 $8.82×10^9$/L，血红蛋白 140g/L，中性粒细胞百分比 66.40%，血小板 $266×10^9$/L；生化：ALT 25.2U/L，LDH 174U/L，Urea 6.59mmol/L。

（2）头部、胸部 CT（6 月 8 日）：未见明显急性病征。

（3）下肢彩超（6 月 11 日）：双下肢深静脉主干血流通畅，瓣膜功能良好，未见血栓形成。双大隐静脉通畅，根部未见扩张。双小腿未见明显扩张交通静脉。

（4）苯酚检测：（6 月 8 日）血、尿中检出苯酚成分。（6 月 15 日）血中未检出苯酚成分。

3. 临床诊断

根据患者的症状、体征、实验室检查结果，结合毒物接触史，依据《职业性急性酚中毒诊断标准》（GBZ 91—2008）、《职业性化学性皮肤灼伤诊断标准》（GBZ 51—2009），经综合分析，诊断为急性重度苯酚中毒、急性重度化学性皮肤灼伤。

4. 治疗和转归

患者入 ICU 后，行血液滤过治疗，予护肝、护肾、清除炎症因子、预防应激性溃疡及对症支持治疗后，第二天神志转清楚，患者生命体征平稳，转中毒科继续治疗。继续清除毒物、抗感染、护肝、护肾、营养神经、纠正电解质紊乱，5% 碳酸氢钠注射液及烧伤膏交替使用及加强皮肤护理。患者全身皮肤烧伤处好转，并于 7 月 31 日出院。

## 三、分析讨论

1. 本次中毒事件特点

苯酚能使蛋白质变性，发生凝固性坏死，易与蛋白质结合，又易从已破坏的蛋白质中分离，进而渗入深部组织，引起全身中毒。苯酚可经呼吸道、消化道和皮肤吸收，吸收后对血管舒缩中枢和呼吸、体温中枢有明显的抑制作用，直接损害心肌、肝脏和神经系统，吸入高浓度的蒸气后，可发生头痛、头晕、无力、视力模糊，体温、血压、脉搏均见降低，严重者很快出现神志不清、抽搐及肺水肿的症状，最后出现呼吸衰竭。多数患者中毒后常继发肝、肾损害。

本次事件患者于家中起病，被发现时已是神志不清，从家中间接地被发现装有"苯酚"容器而找到中毒原因。患者以神经系统损伤和全身多处皮肤烧伤为主要表现。苯酚烧伤，虽表现为皮肤的烧伤，但以皮肤的吸收，致脏器损害为重。皮肤早期苍白无痛，表面软化，肿胀较轻，继而形成红色或棕黑色痂皮。

2. 中毒患者临床特征

本例患者有明确的苯酚接触史；接触途径主要为经皮肤黏膜接触；临床表现典型，毒物接触后出现神志不清等中枢神经系统表现，大面积皮肤烧伤，起病后因救治及时，通过血液滤过治疗，予护肝、护肾、清除炎症因子等治疗，患者无明显肝肾功能损伤及呼吸道损伤表现。

3. 事件发生原因分析

事件发生原因主要是装有"苯酚"容器不慎倒落，溅及皮肤导致皮肤化学性烧伤。提示，家中使用化学品要时刻注意安全，有毒有害化学品要随手放置于安全的地方，避免事故发生。

4. 建议及对策

根据《危险化学品目录》（2015 版），苯酚为高毒性、高腐蚀性化学物质，属于受管制危化品。发生苯酚泄漏应急措施为：

（1）防护措施

可能接触毒物时，建议应急处理人员佩戴自给正压式呼吸器，穿防毒服，不要直接接触泄漏物。

（2）处理措施

1）立即脱离现场至新鲜空气处。

2）皮肤污染后立即脱去污染的衣物，用大量流动清水冲洗至少 20 分钟；面积小也可先用 50% 酒精擦拭创面或用甘油、聚乙二醇或聚乙二醇和酒精混合液（7∶3）抹皮肤后立即用大量流动清水冲洗。再用饱和硫酸钠溶液湿敷。

3）口服者给服植物油 15~30mL，催吐，后用微温水洗胃至呕吐物无酚气味为止，再给硫酸钠 15~30mg。消化道已有严重腐蚀时勿给上述处理。

4）早期给氧。

5）合理应用抗生素。

6）防治肺水肿、肝、肾损害等对症、支持治疗。

7）糖皮质激素的应用视灼伤程度及中毒病情而定。

8）病情（包括皮肤灼伤）严重者需早期应用透析疗法排毒及防治肾衰。

9）口服者需防治食道瘢痕收缩致狭窄。

10）眼接触：用生理盐水、冷开水或清水至少冲洗 10 分钟，对症处理。

（3）泄漏处理：隔离泄漏污染区，限制出入。切断火源。

## 四、案例点评

### 1. 本次毒物的物理化学性质

苯酚（Phenol，$C_6H_5OH$）又称酚、碳酸，是一种具有特殊气味的无色针状晶体，分子量 94.11，沸点 182℃，蒸气比重 3.24。易溶于水，广泛用于工业和医用毒剂等，属高毒类，为细胞原浆毒物。苯酚蒸气可经呼吸道吸收，但由于其挥发性低，在生产中吸入苯酚蒸气而引起中毒者较少见，而由皮肤污染吸收中毒的可能性较大。易发生于制药，合成树脂、油漆、橡胶、石油、制革及造纸等生产过程中。急性中毒多由误服所致，其致死量为 2~15g。

### 2. 中毒机制

苯酚溶液可直接由皮肤和胃肠道吸收，皮肤吸收苯酚主要取决于苯酚与皮肤接触面积，其毒性与血液中游离苯酚的浓度有直接关系。酚类的中毒机制还不十分明确，目前可从以下几个方面说明：①影响骨髓造血系统，苯酚可连接到 DNA 或蛋白质的分子上，进而造成酶失活，阻断 DNA 合成和蛋白质的装配等，黏糠醛可与氨基酸或细胞的巯基结合产生毒性作用；②影响免疫系统，从分子免疫学角度看，芳香族化合物与蛋白质结合后极易形成自身抗原，诱发机体产生变态反应，造成血液细胞的损害；③酚类为原浆毒，可直接抑制造血细胞的核分裂，对骨髓中增生活跃的幼稚细胞有明显损害作用。

### 3. 救治经验

苯酚对黏膜、皮肤组织的腐蚀性极强，不仅会灼伤皮肤，还会经黏膜与皮肤表层深入体内而引发中毒，对肝肾等脏器造成损害。中毒患者主要为皮肤黏膜烧伤和呼吸道吸入中毒，皮肤灼伤可用体积分数为 10%~40% 的乙醇擦洗受染部位，再用清水冲洗至无苯酚味为止。灼伤部位用饱和硫酸钠或质量分数为 5% 的碳酸氢钠湿敷，然后按外科烧伤处理。苯酚灼伤以Ⅱ度灼伤最为常见，又分为浅Ⅱ度与深Ⅱ度，均为吸收中毒，早期救治主要根据化学灼伤处理原则进行治疗，以大量清水对伤处进行冲洗后以乙醇和聚乙二醇经 3∶7 配制为混合液后擦洗，目的是防止伤情进一步扩大，行创面暴露疗法的优点是苯酚毒物更易挥发，从而减少人体对毒物的吸收。吸入中毒者除上述处理外，雾化吸入碳酸氢钠、异丙肾上腺素、地塞米松，必要时也可使用呼吸兴奋剂。眼睛灼伤以清水或 2% 碳酸氢钠冲洗，以牛奶或蛋清滴眼，也可滴醋酸氢化可的松滴眼液。对苯酚中毒致急性肾功能衰竭者，目前还没有特效的解毒剂，血液灌流可通过吸附剂对毒物的吸附达到血液净化目的。

（陈育全、林毓嫱、刘移民　广州市职业病防治院）

**参考文献：**

［1］徐刚，刘森，罗艺，等．大面积苯酚烧伤合并中毒一例［J］．中华劳动卫生职业病杂志，2014，32（12）：939-940．

［2］王磊，鲁正鲜，贾俊，等．长期卧床的大面积烧伤病人的护理体会［J］．中国冶金工业医学杂志，2016，33（2）：161．

［3］杨惠忠，黄晓琴，李学川，等．成功救治严重苯酚烧伤合并肾功能损害一例报道［J］．上海交通大学学报（医学版），2013，33（7）：1043-1044．

［4］Xue-hong ZHAO，Jiu-kun JIANG，Yuan-qiang LU．Evaluation of efficacy of resin hemoperfusion in patients with acute 2，4-dinitrophenol poisoning by dynamic monitoring of plasmatoxin concentration［J］．J Zhejiang Univ-Sci B（Biomed &Biotechnol），2015，16（8）：720-726．

## 案例 12：肢端氢氟酸烧伤 1 例

### 一、事件经过

2018 年 12 月 23 日 15 时 20 分，甲在家中使用清洗玻璃制品的溶液（成分为氢氟酸，有效浓度 55% 左右），用水稀释 4 倍后刷洗鱼缸，不慎将原溶液倾倒在地，于是甲用水清洗地面。17 时甲感觉左足有轻微的疼痛，这时发现左脚的鞋和袜子有液体浸润，他立刻脱下了鞋和袜子，足部未进行清洗，换了干净的鞋和袜子后又继续清洗鱼缸，并且随后外出。19 时 30 分甲感觉左足疼痛逐渐加重，暴露左足发现局部发红，伴有水疱形成。12 月 24 日凌晨 2 时 20 分甲睡觉时感觉左足疼痛明显，皮肤发红的面积扩大，左足底水疱增多，范围增大，告知家属乙，乙将甲足部部分水疱刺破后将其送入医院救治。

### 二、处置过程

1. 现场调查和检测

（1）卫生学调查

甲家中客厅放有一玻璃鱼缸，鱼缸及周围地板有清洗过的痕迹。家属提供了现场所使用的清洗原液的剩余部分及盛装该溶液的瓶子，上面贴有该溶液的说明书，其成分为氢氟酸，有效浓度 55%。

（2）实验室检测

对家属所提供的原液进行采样，送至职业病防治院检测成分为氢氟酸，浓度为 54.9%。

2. 临床症状和体征

甲于 12 月 24 日凌晨 2 时 40 分因"左足疼痛 9 小时"入院。

入院时查体示：体温 36.8℃，脉搏 71 次 / 分，呼吸 18 次 / 分，血压 151/75mmHg，脉氧 95%。神清，急性面容，表情痛苦，自主睁眼，回答切题。双侧瞳孔等大等圆，直径 3.0mm，对光反射灵敏。心律齐，各瓣膜听诊区未闻及明显杂音。烧伤部位及烧伤面积：左足前 1/3 足背及足底、足趾，烧伤总面积 1.2%，Ⅱ度。局部皮肤红斑，足底可见数个水疱形成，周围有少量渗出，触痛明显，足趾无麻木，踇趾可背伸、趾屈，足背动脉搏动良好。

3. 辅助检查

（1）血常规（12月24日）：白细胞计数 $12.88 \times 10^9$/L，中性粒细胞百分比 78.2%，中性粒细胞绝对值 $10.06 \times 10^9$/L。

（2）血气分析（12月24日）：酸碱度 7.418，氧分压 61.7mmHg，二氧化碳饱和度 36.7mmHg，血氧饱和度 95%，游离钙浓度 1.107mmol/L（正常值：1.15~1.33mmol/L）。

（3）电解质三项（12月24日）：血清钙浓度 2.22mmol/L（正常值：2.15~2.55mmol/L），镁离子及钾离子浓度均正常。

（4）胸部 X 线（12月25日）：双肺纹理增强，双肺下叶少量肺不张。余未见异常。

（5）心电图（12月24日）：窦性心律，正常心电图。（12月25日）：偶发房性期前收缩。12月26日、12月27日、12月28日、12月29日均为正常心电图。

（6）左足部 X 线（12月27日）：左足骨质未见明显异常。

（7）肝肾功能：12月24日、12月25日均正常。

（8）心肌酶谱、肌钙蛋白（12月24日）：肌酸激酶 433U/L、肌钙蛋白正常。心肌酶谱、肌钙蛋白（12月25日）：均正常。

（9）伤口分泌物培养：（12月29日）：凝固酶阴性的金黄色葡萄球菌。

4. 临床诊断

根据患者的症状、体征、实验室检查结果，结合接触史，依据《职业性氟及其无机化合物中毒的诊断》（GBZ 51—2016）、《职业性化学性皮肤灼伤诊断标准》（GBZ 51—2009），经综合分析，诊断为急性中度氢氟酸烧伤左足部（1.2%，Ⅱ度）。

5. 治疗和转归

患者入院后立即予以左足部大量清水冲洗，钙凝胶覆盖灼伤部位，吗啡镇痛，静脉注射葡萄糖酸钙。12 月 25 日患者出现发热症状，心电监护提示偶发房性期前收缩，创面苍白，踇趾顶端皮肤溃烂，局部有脓性分泌物，甲床颜色加深。予以创面彻底清创，清除坏死组织，葡萄糖酸钙继续泵入，监测钙离子、镁离子、钾离子，复查心电图，根据钙离子水平调整泵速，碱化尿液，抗感染等对症支持治疗。2019 年 1 月 2 日出院时，患者左足部创面较前明显好转，深层组织无坏死、骨质未破坏，足部及各脏器未出现任何后遗症状。

## 三、分析讨论

### 1. 本次中毒事件特点

氢氟酸对皮肤有强烈的腐蚀性，渗透性强，如果不小心处理，很可能引起氢氟酸烧伤。局部疼痛及组织坏死是氢氟酸烧伤的主要特点，对组织的损伤程度与其浓度、作用时间、损伤面积密切相关。皮肤接触低浓度（<20%）氢氟酸，接触后 24 小时甚至更长时间可出现疼痛及皮肤灼伤，2~3 天后可开始缓解。接触高浓度（>50%）氢氟酸时，立即发生疼痛，初期皮肤潮红，逐渐转暗红、干燥，创面苍白、坏死，继之呈紫黑色或灰黑色，也可形成水疱，内含咖啡色液体。不及时处理则造成溃疡，不易愈合，处理不当时可影响骨膜和骨质，引起骨质无菌性坏死。由于氢氟酸具有极强的渗透性，极易扩散穿透组织、被吸收入血，即使通过冲洗、中和，严重的氢氟酸烧伤还是会出现致命性的电解质紊乱及多脏器功能损伤，如出现中毒性肺水肿、抽搐、心律失常、低血钙、低血镁、高血钾、严重者可引发心室纤颤或心脏骤停导致死亡。有研究表明，1% 总体表被无水氢氟酸烧伤即可致命，足见氢氟酸烧伤的危险性和严重性。因此对于氢氟酸烧伤的救治，时间就是生命，伤后及时有效的处理，对提高救治成功率至关重要。

### 2. 中毒患者临床特征

本例患者甲有明确的氢氟酸接触史；接触途径主要为经皮肤黏膜接触；临床表现典型，首先表现左足部皮肤潮红，轻微疼痛，随后灼伤范围逐渐扩大，局部水疱形成，创面苍白样改变，踇趾顶端皮肤溃烂，有脓性分泌物，疼痛逐渐加重，疼痛难忍。病程中有电解质紊乱

（低钙血症）、心电图异常的改变，符合急性中度氢氟酸烧伤的表现。

3. 事件发生原因分析

本次事件中，甲在家中使用高浓度的氢氟酸清洗玻璃鱼缸，未及时将原液放置安全位置，导致氢氟酸原液不慎倾倒在地，患者及时用清水清洗地面上的氢氟酸，但是个人未采取任何防护措施，导致氢氟酸液体渗透鞋袜，接触约 1.5 小时患者感觉左脚底疼痛，但是患者未引起重视，只是换了干净的鞋和袜子，足部未进行任何清洗，导致氢氟酸在足部持续性吸收。4 小时后左足疼痛逐渐加重，左足局部发红，水疱已形成。约 9 小时后局部疼痛难忍，皮肤红斑面积扩大，左足底水疱增多，甲这时意识到病情的严重性，才到医院就诊。提示，要求相关部门广泛开展安全教育的宣传，普及氢氟酸烧伤的内容，让民众充分重视氢氟酸烧伤的严重性，一旦发生类似情况，需要及时就医；同时，加强对氢氟酸烧伤的急救技术培训，明确早期大量清水冲洗烧伤部位的重要作用。

4. 建议及对策

根据《危险化学品目录》（2015 版），氢氟酸为高毒性和高腐蚀性化学物质，属于受管制危化品。发生皮肤接触氢氟酸应急措施为：①避免直接接触该化学品，必要时戴防渗手套。②立即脱去污染的衣物、饰品，避免化学物质通过衣物扩大与身体的接触面积。③用大量流动清水冲洗接触部位 15 分钟以上。④在受伤处涂抹 2.5% 的葡萄糖酸钙凝胶。⑤及时送医。

## 四、案例点评

1. 本次毒物的物理化学性质

氢氟酸是氟化氢气体的水溶液，清澈，无色、发烟的腐蚀性液体，有剧烈刺激性气味，极易挥发，具有良好的脂溶性，可经过皮肤黏膜、呼吸道、消化道快速吸收，并分布于全身组织器官。氢氟酸可以与金属、玻璃、含硅材料等发生反应，因此广泛用于化学工业、电子产业、玻璃、冶金等行业。其对组织有强烈的腐蚀性作用，因而有着"化骨水"之称。

2. 中毒机制

氢氟酸是一种高度危险的无机酸，具有极强腐蚀性，可通过皮肤黏膜、消化道、呼吸道迅速吸收。其中的氢离子会烧伤患者的皮肤黏膜，氟离子既可以使得患者的神经元去极化，导致其出现剧烈的疼痛，也可以穿透患者的皮肤，使得患者的皮肤出现坏死、形成溃疡，同时可以扩散到血液循环中，与体内的钙离子、镁离子结合，形成不溶于水的螯合物，导致低钙血症、低镁血症，并且氟离子可直接作用于钠-钾-ATP 酶，导致钾离子代谢紊乱。低钙血症可使神经肌肉的兴奋性增加，导致抽搐，且增强肺毛细血管的通透性，液体渗出，从而导致肺水肿出现。同时可导致心律失常、心脏骤停等情况。

3. 救治经验

本案例中，患者甲在处理地面上的氢氟酸液体时，未正确做好个人防护，如穿戴鞋套、手套、口罩。当皮肤不慎接触氢氟酸，患者有更换污染鞋袜的意识，但未对足部进行清水冲洗，从而导致足部的氢氟酸持续性吸收，造成严重的后果。个人防护可切断有毒有害因素与人体的接触，防止其对健康造成危害。一旦皮肤接触氢氟酸，需要意识到氢氟酸烧伤严重性，及时更换污染衣物，减少毒物与皮肤接触面积，大量清水冲洗，减少毒物残留。

接诊医院在接诊患者后立即用大量清水冲洗灼伤创面，并用葡萄糖酸钙凝胶覆盖湿敷创面，一方面防止了氢氟酸进一步吸收，另一方面能缓解剧烈疼痛。在早期即进行心电监护，就诊时心电图无异常改变，第二天心电监护提示偶发房性期前收缩，说明在氢氟酸救治中即使早期无明显心电图异常，也需要加强心电监护，氢氟酸烧伤对心肌的损伤不容忽视。同时患者在早期血清钙还未下降时，血游离钙已有下降，早期及时地给予葡萄糖酸钙注射，避免了低钙血症带来的巨大损伤。由此可见，氢氟酸烧伤患者血清钙在早期不会迅速下降，不应该等待电解质结果出来以后再给予药物治疗，对于确诊的紧急的重症患者，可常规给予缓慢注射葡萄糖酸钙，并且监测血游离钙对判断病情及指导治疗更具有临床意义。后期患者出现发热，灼伤创面出现溃烂、脓性分泌物，予以抗生素治疗、创面彻底清创、清除坏死组织，才能阻止足部坏死继续进展，感染未继续扩散。因此早期预防感染、积极为肢端氢氟酸烧伤患者实施彻底清创至关重要。

（倪玲　香港大学深圳医院）

**参考文献：**

［1］孙吉鹏．氢氟酸烧伤的临床治疗方法和效果分析［J］．中国伤残医学，2019，27（21）：45-46．

［2］马捷，邓津菊，吴健，等．氢氟酸烧伤的临床表现及治疗进展［J］．中华损伤与修复杂志（电子版），2019，14（6）：466-470．

［3］Ozcan M，A11ahbeickaraghi A，Dundar M．Possible hazardous effects of hydrofluoric acid and recommendations for treatment approach：a review［J］．Clin Oral Investig，2012，16（1）：15-23．

［4］田鹏飞，王新刚，张元海，等．316例氢氟酸烧伤患者临床特征分析［J］．中华烧伤杂志，2018，34（5）：271-276．

［5］Bajraktarova-ValjakovaE，Korunoska-Stevkovska V，Georgieva S，et al．Hydrofluoric acid：bums and systemic toxicity，protective measures，immediate and hospital medical treatment［J］．Open Access Maced J Med Sci，2018，6（11）：2257-2269．

［6］Wang S，Dai G．Hydrofluoric acid burn［J］．CMAJ，2019，191（11）：E314．

［7］邬佳敏．肢端氢氟酸烧伤的救治体会［J］．中国继续医学教育，2018，10（16）：78-79．

［8］王新刚，张元海，韩春茂．氢氟酸烧伤的致伤机制及其治疗的研究进展［J］．中华急诊医学杂志，2014，23（11）：1295-1297．

## 案例 13：大漆中毒所致皮炎处置及案例剖析

### 一、事件经过

宜昌市某博物馆专业技术人员高某主要从事馆藏文物修复工作。从 2018 年 8 月 10 日开始，该馆对新征集的竹木漆器类文物开展修复工作，在操作过程中会使用各种洗涤剂、黏合剂和生漆等修复材料（见图 1）。其间，高某独立完成了对两件古建筑描金漆器木构件的清洗，采用乙醇、草酸、黄酸进行除尘清理，修补残缺处采用生漆等材料进行补缺、塑形，然后上色、组装黏合到烫蜡、封护等流程（出于工作保密需要，该馆无法提供详细使用工艺流程等信息）。9 月 9 日，高某双臂出现颗粒状红疹数粒，随后面部、双耳红肿，颈部、胸部出现红疹。9 月 13 日高某自行前往某皮肤病专科医院就诊，经皮肤镜检测、血清试验，被诊断为湿疹、疑似环状肉芽肿。治疗数日未见好转，且

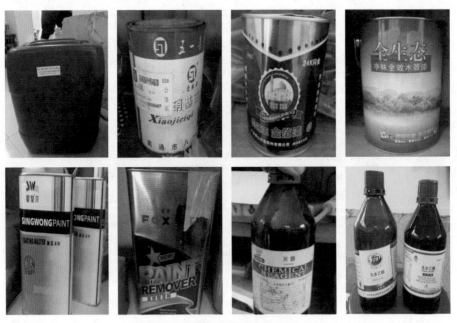

**图 1　现场使用的多种化学物**

面积逐渐扩大，瘙痒剧烈，于9月18日患者前往某综合医院住院治疗，10月3日治疗好转出院。因怀疑与工作相关，10月9日高某到宜昌市疾病预防控制中心申请职业病诊断。

## 二、处置过程

### 1. 现场调查和检测

（1）卫生学调查

10月30日疾控中心2名现场调查人员到高某工作现场开展职业卫生调查。现场调查发现：①工作现场面积15平方米，仅有约1平方米的窗户，无换气通风设施，环境较差，油漆味道较重；②现场操作中使用的试剂包括草酸、丁酸丁酯、生漆、乙醇（试剂成分根据博物馆提供的工作现场试剂容器外包装获取）；③患者作业时的防护措施有普通工作服、N95口罩（见图2）；④患者自2008年开始从事文物修复工作，职业接触史10年余。因博物馆既往相关资料缺失，无法提供之前详细的化学毒物接触清单。其他同工种的人员属于临时聘用制，完成修复工作后即结束用工，故无法获知是否存在同工种人员的患病情况。

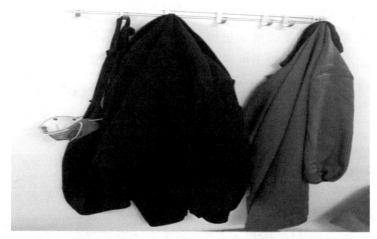

**图2　患者现场操作过程中使用的普通工作服和N95口罩**

（2）实验室检测

该博物馆未开展职业卫生现场检测，无法提供职业病危害因素检测报告。因博物馆检测经费无法解决，也未开展模拟检测。

2. 临床症状和体征

9 月 13 日患者主诉面部间断皮肤红斑瘙痒、毛细血管扩张 10 年余，双上肢及胸部红斑、丘疹瘙痒 2 周。实验室检测：自体血清阴性，外源性变应原荞麦阳性。查体：一般情况尚好，面部皮肤粗糙，细小丘疹，可隐约见血管丝，胸部、四肢散在正常肤色圆形米粒大小丘疹，无水疱。行抗过敏治疗，具体用药不详。

9 月 18 日患者主诉：全身泛发皮疹伴瘙痒 2 周余。现病史：因工作原因长期接触各类化学制剂，2 周前，患者自觉双上肢出现散在分布的红色丘疹、斑丘疹，伴瘙痒，当时未予以特殊处理，后皮疹面积逐渐泛发至前胸及颈部，患者自行至某皮肤科医院就诊，予以对症处理（具体药物不详）后，自觉症状缓解不明显，且面积逐渐扩大。既往身体良好，否认药物过敏史、家族遗传史。查体：体温 36.5℃，脉搏 76次 / 分，呼吸 19 次 / 分，血压 105/70mmHg，神志清楚、查体合作、营养良好，皮肤黏膜无黄染，浅表淋巴结未触及肿大，双侧瞳孔等大等圆，大小约 3 毫米。颈软，胸廓外形正常。

3. 辅助检查

（1）皮肤镜检（2018 年 9 月 13 日）：皮损部位上肢、颈部、前胸，皮损表现为境界清楚的鲜红色斑片、丘疹及丘疱疹，皮肤干燥，有抓痕及结痂（见图 3），镜下可见毛细血管扩张，伍德灯下呈蓝紫色斑片。

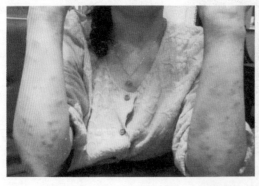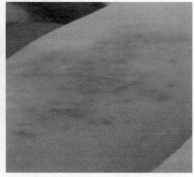

**图 3　患者四肢皮损情况**

（2）血清试验（2018 年 9 月 13 日）：检查部位前臂，结果阴性。

（3）变态反应（2018 年 9 月 13 日）：检查部位前臂，结果阳性。

（4）血常规（2018 年 9 月 19 日）：嗜酸性粒细胞 10.5 ↑；嗜酸性粒细胞绝对值：$0.57 \times 10^9/L$ ↑；嗜碱性粒细胞 15 ↑；嗜碱性粒细胞绝对值 $0.08 \times 10^9/L$ ↑。尿常规、免疫五项、血生化、变应原筛查、胸片及心电图正常。

4. 临床诊断

2018 年 9 月 18 日入院诊断为泛发性湿疹。

2018 年 11 月 8 日宜昌市疾控中心根据患者的症状、体征、实验室检查结果，结合职业接触史，依据《职业性接触性皮炎诊断标准》，经综合分析，诊断为职业性接触性皮炎。

5. 治疗和转归

因考虑到全身皮疹，选择抗过敏治疗，即静滴复方甘草酸单铵注射液、葡萄糖酸钙注射液、地塞米松磷酸钠注射液，口服枸地氯雷他定片，盐酸左西替利嗪分散片。对症治疗：硼酸湿敷 3 次 / 日，丙酸氟替卡松乳膏外用 3 次 / 日，复方樟脑乳膏外用 3 次 / 日，氧化锌敷 1 次 / 日。经入院医治 15 天，患者面颈部、四肢、前胸可见片状分布的暗红斑，颜色暗淡，其上丘疹基本消退未见明显新发皮疹出现。2018 年 10 月 3 日出院，出院诊断为泛发性湿疹。

## 三、分析讨论

1. 本次事件特点

职业性接触性皮炎是指在作业环境中，直接或间接接触具有刺激性和致敏作用的职业性有害因素引起的急、慢性皮肤炎症性改变，主要是由化学因素所致。发病率高、致病因素多、涉及行业广，是职业性皮肤病中最常见的一种，占 90%~95%，多发生在手、面、上肢、颈等暴露部位，除对劳动者生理健康造成影响外，还会对心理健康造成伤害，使其受到抑郁症、情绪障碍和睡眠紊乱等情绪上的困扰。职业性接触性皮炎的发生常因内源性因素和外源性因素的共同作用所致。外源性因素多为潮湿环境作业、接触刺激性物质如去污剂、切割液和磨粉等和致敏原如金属及其盐类、有机染料和橡胶制品等。接触上述物质的高风险人群主要分布在理发、医疗卫生、金属加工、清洁、食品和建筑等行业。但是本次报告所涉及的文物及非物质文化遗产保护行业不常见，相关文献论述较少。

2. 中毒患者临床特征

本例患者有明确的职业接触史（博物馆及工作人员出具证明示2018年8月10日开始接触大漆、草酸、乙酸丁酯等职业性危害因素）。皮损初发部位与接触致病物部位一致。最初是双臂出现颗粒状红疹，后皮疹面积逐步扩大至全身。皮损部位、形态符合《职业性接触性皮炎诊断标准》。

3. 事件发生原因分析

本次事件中，高某工作中仅用旧衣物、口罩作为防护措施，无法起到完全保护双臂、脸部等裸露皮肤的效果。工作场所通风环境较差，工作中接触到的大漆（成分包括漆酚、树胶质、氮、水分及微量的挥发酸等）具有皮肤损伤作用，故该单位应引起重视，加强劳动保护相关措施，避免同岗位工作人员发生类似事件。

4. 建议及对策

消除或降低职业危害因素接触是避免或控制职业性接触性皮炎发生的重要措施，主要包括：①替代措施。如在工艺过程中使用对人体损伤小的化学试剂，减少有机溶剂对人体的不良影响。②改善工艺和工程技术，将手工加工转变为自动化生产线。③加强个人防护。研究表明，工作中佩戴防护手套是防止职业性接触性皮炎发生的最佳手段。同时防护霜是保护皮肤免受外界影响的经典防护措施之一。④搞好生产环境和个人卫生，积极开展宣传教育工作。研究发现，工人对职业性接触性皮炎的知识匮乏是导致其发生的又一原因，研究表明，接受健康教育培训者的皮肤状况明显好于对照组。⑤对特殊敏感个体要妥善安排，以减少个体因素的影响。如有严重的变应性皮肤病、全身慢性皮肤病或手部湿疹患者，不宜接触可诱发或加剧该病的致病物。

## 四、案例点评

1. 本次毒物的物理化学性质

大漆，又名生漆、土漆、国漆，中国特产。经割开漆树树皮而获得，为一种白色黏性乳液，经加工而制成涂料广泛应用于各种工艺制品。

2. 发生机制

大漆皮炎是由于接触漆树、漆液以及含有相关成分的器件所引起的一种接触性皮炎。多发生于初次接触者，潜伏期从数小时至数天不等，接触者发病率可达 90%。皮损多好发于直接接触漆液的四肢、面、颈、躯干，有时亦可播散到远处部位。

3. 救治经验

本案例中，作业人员高某的个体防护用品只有工作服和口罩，种类较少。完整的劳动防护用品包括各种类型的呼吸防护器、防护服、安全帽、防护鞋、眼镜和手套等。劳动者必须佩戴正确、有效的个人呼吸防护用品，方可进入工作。

皮肤专科医院早期用药情况不详，可能只是针对患者局部症状进行单一用药处理，未进行联合用药。在综合医院住院后，通过几种抗过敏药物的联合治疗，效果明显。提示职业性接触性皮炎应联合用药，才能达到治疗效果。

（杜舟　湖北省宜昌市疾控中心）

**参考文献：**

［1］FOWLER J．Chronic hand eczema：a prevalent andehMlenging skin condition［J］．Cutis, 2008, 82（S44-8）．

［2］L FFLERH, BRUCKNER T, DIEPGEN T, et a1．Primary prevention in health care employees：a prospective intervention study with a 3-year training period［J］．Contact Dermatitis, 2006, 54（4）：202—209．

［3］BROWNTP, RUSHTON L, WILLIAMS H C, et a1．Intervention implementation research：an exploratorystudyofreduction strategiesforoccupatio nalcontactdematitis in the printing industry［J］．Contact Dermatitis, 2007, 56（1）16—20．

［4］夏宝凤，汪森榕，王同鑫．生漆皮炎 160 例临床分析［J］．中国劳动卫生职业病杂志，1989, 7（4）：213—214．

# 第五节 杀鼠剂杀虫剂中毒

## 案例 14：毒鼠强中毒合并横纹肌溶解症急性肾衰竭病例

### 一、事件经过

患者，男，22 岁，2019 年 11 月 1 日 21 时，患者被家属发现倒地不起，不能活动，全身强直，舌咬伤出血，言语含糊，意识模糊。患者被立即送往当地医院诊治，次日患者清醒后未能回忆发病前情况，诉有全身乏力、肌肉酸痛、阵发性腹部胀痛、少尿等症状，尿管可引出少量血性液体，当地医院予血液灌流＋血液滤过、补液、抗感染等处理后，患者症状、体征无明显好转，于 11 月 4 日转至我院进一步治疗。

### 二、处置过程

1. 现场调查和检测

（1）卫生学调查

患者于 2019 年 11 月 1 日（具体时间不详）自服在路边摆摊处购买的鼠药（具体量不详）。在当日 21 时，被家属发现意识障碍、肌肉酸痛、抽搐、少尿等症状，随后被送往当地医院诊治。因患者清醒后仍不能回忆发病前情况，所以患者发病前情况不详。经向家属了解：患者平素身体健康，近期因生活琐事导致情绪低落、睡眠不佳，并在其住处发现患者留下的遗书，故考虑患者为服毒自杀。

（2）实验室检测

2019 年 11 月 4 日，某院实验室检测送检血样发现鼠药成分，即毒鼠强。

2. 临床症状和体征

患者因"意识障碍、乏力、肌肉酸痛、无尿 3 天"于 2019 年 11

月 4 日入院。

入院查体：体温 36.9℃，呼吸 20 次 / 分，脉搏 77 次 / 分，血压 130/80mmHg，发育正常，营养良好，急性面容，表情痛苦，神志清楚，自主体位，查体合作。双侧瞳孔等圆等大，直径约 3.0 毫米，对光反射正常，咽充血。双肺呼吸音粗，未闻及干湿啰音，心率 77 次 / 分，律齐，未闻及病理性杂音，腹软，脐周轻压痛，无反跳痛。肝脏肋下未触及，脾脏肋下未触及，肾区叩击痛，肠鸣音正常，四肢肌力、肌张力正常，双上肢肌肉轻压痛，双下肢无水肿。生理性反射存在，病理征阴性。

3. 实验室检查

（1）2019 年 11 月 4 日血鼠药成分检测：检出毒鼠强。2019 年 11 月 7 日血鼠药成分检测：未检出毒鼠强。

（2）2019 年 11 月 4 日血常规：嗜中性粒细胞绝对值 $8.81 \times 10^9$/L，血红蛋白 112.0g/L，白细胞计数 $10.79 \times 10^9$/L。2019 年 12 月 15 日血常规：嗜中性粒细胞绝对值 $3.59 \times 10^9$/L，血红蛋白 79.0g/L，白细胞计数 $6.39 \times 10^9$/L。

（3）2019 年 11 月 4 日凝血 5 项：D- 二聚体 2.76mg/L，凝血酶时间 32.5 秒，纤维蛋白原浓度 3.94g/L，活化部分凝血活酶时间 37.0 秒。2019 年 12 月 6 日凝血 5 项：D- 二聚体 0.9mg/L，凝血酶时间 17.4 秒，纤维蛋白原浓度 3.84g/L，活化部分凝血活酶时间 29.7 秒。

（4）2019 年 11 月 4 日心酶指标：肌酸激酶 268674U/L，肌酸激酶 MB 型同工酶 2185U/L，肌红蛋白 87830ug/L，高敏肌钙蛋白 T 3642ng/L。2019 年 12 月 6 日心酶指标：肌红蛋白 69.3μg/L。2019 年 12 月 15 日心酶指标：肌酸激酶 153U/L，肌酸激酶 MB 型同工酶 21.7U/L。

（5）2019 年 11 月 4 日肝肾功能：肝功能正常，肌酐 399μmol/L，2019 年 12 月 15 日肝肾功能：肝功能正常，肌酐 129μmol/L。

（6）2019 年 11 月 4 日尿常规：隐血（3+），红细胞 2263 个 /μL。2019 年 12 月 5 日尿常规：隐血（±），红细胞 7 个 /μL。

（7）胸片未见异常。

4. 临床诊断

根据患者症状、体征、实验室检查结果，经综合分析，诊断为：

①急性致痉挛性灭鼠药中毒（毒鼠强），②横纹肌溶解综合征，③急性肾衰竭，④中度贫血。

5. 治疗和转归

患者入院后除了出现典型的意识障碍、抽搐症状，还出现了横纹肌溶解综合征，合并急性肾功能衰竭，无尿。入院后予血液透析（11月5日至11月29日）+血液灌流（11月5日）、短期注射用甲泼尼龙琥珀酸钠冲击治疗（11月4日至11月8日）、碳酸氢钠碱化尿液、苯巴比妥控制抽搐、营养神经等及对症支持治疗。本案例病情复杂，患者出现多个脏器损害，恢复缓慢，经治疗1月余后患者心肌酶指标、肌酐水平基本恢复正常，意识障碍、无尿等症状好转后出院。后期随访，患者无遗留后遗症。

## 三、分析讨论

1. 本次中毒事件特点

毒鼠强中毒临床表现以神经系统损害最为突出，口服后发病极为迅速，常于数分钟至数十分钟内发病，若不及时抢救，可在数小时内死亡。临床症状主要表现为头痛、头晕、乏力、神志恍惚、烦躁不安，重者快速出现昏迷、剧烈抽搐、强直性痉挛、口吐白沫，类似癫痫大发作状态，可伴有大小便失禁；部分患者呈癫痫持续状态，少数患者出现精神症状。个别患者可有血尿、蛋白尿或急性肾衰竭的表现。

2. 中毒患者临床特征

本例患者出现抽搐，排酱油样血尿，肌肉疼痛，查心肌酶谱明显升高，肌肉损伤明显，符合横纹肌溶解综合征。入院后查血鼠药成分检出毒鼠强。此患者抢救成功的体会是：血液灌流+血液透析等抢救措施是关键，患者肌肉溶解后产生大量的肌血球素，容易堵塞肾小管引起肾功能衰竭，所以需密切监测肾功能，保持出入量及电解质平衡，应尽早采用，尽快将体内毒物清除。

3. 事件发生原因分析

本案例中，患者起病急且重，无法追问病史，只能根据临床经验诊治。在临床中对于无明显诱因突发性频繁抽搐及癫痫大发作者，应考虑致痉挛性灭鼠药中毒的可能性，无论有无明确的鼠药接触史，均要及时留取残留食物、胃液、血液、尿液等进行毒物分析。目前国家已经严禁生产和使用毒鼠强，但是由于其生产工艺简单，个体作坊即可完成，加之灭鼠效果好，国内市场上仍有不法商贩偷售，因此导致中毒事件时有发生。

4.建议及对策

建议各生产鼠药厂家严格遵守我国政府部门的有关规定，禁止生产和使用毒鼠强，有关部门应加大执法与监督力度，切实控制好毒源，阻断一切毒鼠强的流通途径，杜绝毒鼠强中毒事件的发生。对于突发毒鼠强中毒公共卫生事件，要立即让患者脱离毒物接触，积极进行现场分区，建立警示标识，尽快完成洗消，同时认真进行现场分类检伤，使患者安全转运。

## 四、案例点评

1.本次毒物的物理化学性质

毒鼠强，商品名有"三步倒""一扫光""没鼠命""王中王"等，化学名称四亚甲基二砜四胺，无臭无味，白色粉末状，性质稳定，微溶于水、氯仿和丙酮，难溶于乙醇。经消化道或呼吸道黏膜吸收入血，以原型存在于体内，并很快均匀分布于各组织、器官中。毒鼠强以原型从尿液和粪便中排出，可致二次中毒。毒鼠强排泄缓慢，文献报道最长者 6 个月后尿中才测不到毒鼠强。该药毒力极强，毒性为氟乙酰胺的 1.8 倍、磷化锌的 15 倍、氰化钾的 100 倍。人口服中毒后于数分钟至 0.5 小时内发病，若不及时抢救，多于 2 小时内死亡。

2.中毒机制

毒鼠强是一种神经毒高效杀鼠剂，对所有的温血动物都有剧毒，属于一种 γ- 氨基丁酸（GABA）的拮抗物，可与神经元 GABA 受体形成不可逆转的结合，使神经细胞的氯通道关闭，从而不能产生抑制性突触后电位，其介导的神经抑制作用亦被明显削弱，使兴奋在脑和脊髓内得以持续传播，故对中枢神经系统特别是脑干具有强烈的兴奋作用，导致强烈的抽搐与惊厥，临床表现和脑电图表现颇似癫痫大发作，少数患者可在中枢留下引起皮质放电的兴奋灶，脑电图出现棘波，此类兴奋灶具有可递性，也可发生精神异常。

3. 救治经验

毒鼠强是 20 世纪中期研发的急性杀鼠药，化学性质稳定，毒饵可长期保持毒效，但对生态环境污染危害也大。毒鼠强被动物摄取后可以原型存留体内或排泄；它还具有内吸收作用，能在动物体内滞留数月至数年之久，极易造成二次中毒，因毒鼠强滥用所引起的环境污染可造成水源及粮食严重污染，有些地区甚至在稻米、井水、居室中均能检出毒鼠强，致使癫痫怪病频繁发生，人畜暴病暴死。

本例患者起病隐匿，在早期以意识障碍、抽搐、横纹肌溶解等症状为主，入院后根据临床经验完善血鼠药成分检出毒鼠强后，才明确诊断。血液净化治疗是目前唯一证实能有效彻底清除体内毒鼠强的方法。同时予短期注射用甲泼尼龙琥珀酸钠冲击治疗、控制抽搐、碳酸氢钠碱化尿液等及对症支持治疗后，患者临床治愈。

（罗兆环、杨志前、刘移民　广州市职业病防治院）

**参考文献：**

[1] 陈育全，刘薇薇，林毓嫱，等. 急性毒鼠强中毒所致横纹肌溶解综合征一例 [C]. 2014 第十届全国中西医结合灾害医学学术大会江苏省中西医结合学会灾害医学、重症医学专业委员会成立大会暨健康产业成果展示洽谈会.

[2] 袁志波. 血液净化救治毒鼠强中毒患者的临床研究 [J]. 中外医疗，2013，32（3）：56.

[3] 刘燕青，彭明飞，郑乐鑫，等. 一起食源性毒鼠强中毒事件分析 [C]. 2018 全国中毒救治首都论坛——暨第十届全国中毒及危重症救治学术研讨会论文集. 2018.

[4] 杨敏. 一起毒鼠强中毒事件的调查报告 [J]. 医学动物防制，2015，31（4）：451-452.

[5] 王林，王晶，周景洋. 食品安全快速检测技术 [M]. 北京：化学工业出版社，2008.

［6］向平，沈敏，卜俊，等．毒鼠强中毒的研究［J］．法医学杂志，2000，16（2）：88-90．

［7］金明忠，刘厚鹏．急性毒鼠强中毒46例的治疗体会［J］．中华危重病急救医学，2004，16（6）：384．

［8］陈伟杰．毒鼠强中毒大鼠脑GABA及GABAAR-α1表达的实验研究［D］．成都：四川大学，2005．

［9］孟新科，邓跃林，马虹英．血液净化救治毒鼠强患者的临床研究［J］．中国危重病急救医学，2001，13（4）：240-242．

## 案例15：急性磷化氢吸入性中毒二例

### 一、事件经过

姐妹2人于2016年7月21日学校放假回家，晚上在放置有磷化铝药物的仓库隔壁睡觉，中间有门，关闭不严密。2人于23日凌晨出现呕吐、浑身发麻、口渴以及心动过速症状，当地乡村医生初步考虑食物中毒并给予对症治疗，病情无缓解，于23日上午11时左右送至当地县级医院，拟诊药物中毒，常规处理后立即由120转运至我院。

### 二、处置过程

1. 现场调查和检测

在仓库四角及粮食中间各放置数枚磷化铝片剂，3克/片，磷化铝遇潮后产生磷化氢，磷化氢沿地面逐步散开并经过门缝透入住宿房间。

2. 临床症状和体征

病例1为2位患者中的姐姐，19岁；病例2为其妹妹，9岁。因"呕吐、四肢无力10小时余"于2016年7月23日由当地120转入我院。转运途中，病例2出现呼吸心跳停止，120医护人员在救护车上行心肺复苏术，送至我院后经检查呼吸心跳停止，双侧瞳孔散大，心电图示直线，没有生命体征，临床死亡。病例1查体：神志清，精神差。呼吸频率 25 次 / 分，双肺呼吸音正常，未闻及干湿啰音。心率 125 次 / 分，律规整，各瓣膜区未闻及病理性杂音。腹软，无压痛及反跳痛，肝脾（–）。脊柱及四肢无畸形。生理反射存在，病理反射未引出。

3. 辅助检查

（1）血常规：23 日：白细胞计数 $2.96 \times 10^9$/L，中性粒细胞百分比 81.20%；25 日：中性粒细胞百分比 81.20%，尿素氮 8.40mmol/L，乳酸 5.24mmol/L；29 日：白细胞计数 $14.72 \times 10^9$/L，中性粒细胞百分比 0.686%，D–二聚体 4.90μg/mL。

（2）尿常规示：红细胞 307.56/μL。

（3）凝血系列：血浆 D–二聚体 1.97μg/mL。

（4）CT 示：双肺纹理增多，左肺少许纤维灶。

4. 临床诊断

急性磷化氢吸入性中毒。

5. 治疗和转归

入院后给予地塞米松磷酸钠注射液、异甘草酸镁注射液等综合治疗，完善血常规、血沉、尿常规、肝功、肾功、电解质、血糖、血脂、胆碱酯酶、心电图、胸部 CT 等项目。入院 40 分钟左右患者血压突然下降为 80/60mmHg，立即给予生理盐水 500mL+ 盐酸多巴胺注射液 100mg 4mL/h 微量泵泵入，血压维持在 105/60mmHg 左右。7 月 24 日，患者出现胸闷症状，心电监护示：心率 83 次 / 分，脉氧饱和度 98%，血压 103/58mmHg，继续综合治疗。7 月 25 日，患者精神较前好转，心电监护各项指标稳定。7 月 27 日，停用盐酸多巴胺注射液，激素减量。7 月 28 日，患者自诉头晕，血氧饱和度 85%，立即给予吸氧 3L/ 分，心电监护示：心率 80 次 / 分，呼吸频率 13 次 / 分，血压 103/32mmHg，患者夜间病情平稳。8 月 5 日，患者无明显不适，精神状态良好，体检无阳性体征，辅助检查结果正常，痊愈出院。病例 1 血常规白细胞、中性粒细胞及血液 D–二聚体动态变化如图 1、图 2、图 3 所示。3 个月后经随诊，患者体检无异常。

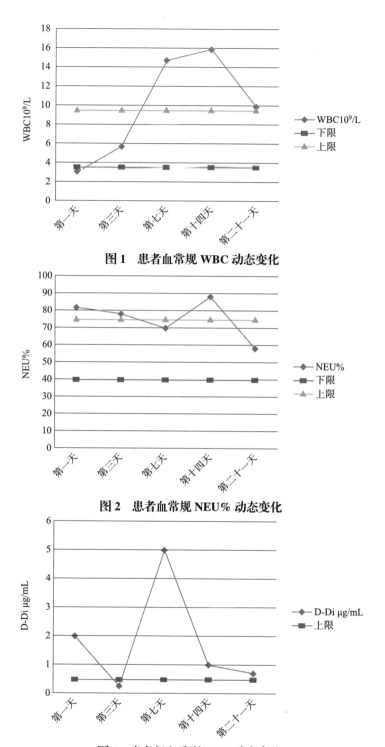

**图1 患者血常规 WBC 动态变化**

**图2 患者血常规 NEU% 动态变化**

**图3 患者凝血系列 D-Di 动态变化**

## 三、分析讨论

### 1. 本次中毒事件特点

磷化氢作用于细胞线粒体，导致细胞能量代谢障碍。由于磷化氢是一种全身性毒剂，不论经何种途径中毒，其毒性作用基本相似。除直接作用致消化道黏膜水肿、出血外，以心血管系统、神经系统、消化系统及肾脏损害为主。对预后影响最大的为心血管系统的损伤，是致死的主要原因。

### 2. 中毒患者临床特征

本例患者有明确的磷化氢接触史；接触途径主要为呼吸道；以顽固性低血压为主要表现，肺及肝肾功能损害相对较轻。分析原因，可能为毒物作用于患者全身毛细血管，引起周围血管扩张，血浆外渗，导致有效血容量不足。

### 3. 事件发生原因分析

当前，我国农村关于农药中毒的科普宣传工作开展得相对较差，剧毒农药的保管及使用缺乏有效的监管和指导，剧毒农药可以自由买卖，农药中毒仍然是严重威胁人民群众生命安全的主要因素之一。鉴于磷化铝毒性大，中毒后无特效解毒剂，病死率高，因此，在磷化铝使用中应加强安全宣教，规范化使用，避免类似事故的发生。

### 4. 建议及对策

鉴于磷化铝毒性大，中毒后无特效解毒剂，病死率高，因此，在磷化铝使用中应加强安全宣教，规范化使用，避免类似事故的发生。

## 四、案例点评

### 1. 本次毒物的物理化学性质

磷化铝是一种高效磷化物熏蒸杀虫剂，多为灰绿色或黄色的复方片剂，每片重约3克，其中66%为磷化铝，28%为氨基甲酚胺，后者能在空气中自行产生二氧化碳和氨气，有调节磷化铝分解速度和防止自燃的作用，其余为石蜡和硬脂酸镁。磷化铝与水、盐酸接触或环境潮湿时，它可离解出磷化氢、氨、二氧化碳，每片约可释放1克磷化氢。磷化氢为无色气体，腐鱼样气味，其致死量为 1.5 克。磷化氢气体具有杀虫、灭鼠作用，是粮仓储粮普遍使用的杀虫剂，如防护不当，可吸入磷化氢，出现一系列临床中毒症状，甚至死亡。

2. 中毒机制

磷化氢作用于细胞线粒体，导致细胞能量代谢障碍。

3. 救治经验

本例患者以顽固性低血压为主要表现，注意维持血压，同时进行综合治疗。

（贾俊娥、菅向东 山东大学齐鲁医院）

**参考文献：**

［1］Gurjar M，Baronia A K，Azim A，et al．Managing aluminum phosphide poisonings［J］．Journal of Emergencies，Trauma and Shock，2011，4（3）：378-384．

［2］杨毅．急性磷化铝中毒救治与死亡原因分析［J］．新乡医学院学报，2009，26（4）：413-415．

［3］周荣彪，陆勇．急性磷化铝中毒七例临床分析［J］．中华劳动卫生职业病杂志，2006（4）：253-254．

## 案例 16：急性溴敌隆中毒

### 一、事件经过

2016 年 8 月 16 日 22 时至 8 月 21 日，南方某市某医院陆续接收共 7 名以不同程度的牙龈出血、血尿、便血、皮肤瘀斑为主要临床表现的患者（其中有 3 名患者无明显临床症状及体征，但实验室检查有不同程度的凝血时间延长）。以上 7 名患者均为老乡，发病前一段时间，每日共同进食。从 2016 年 8 月 11 日开始，以上患者先后出现头晕、腰痛、血尿、便血等出血症状，入市某医院前曾于外院就诊，查凝血功能示均有不同程度的凝血酶原时间（PT）延长，予维生素 $K_1$ 治疗可好转，抽血送至当地某职业病防治院示血中检出溴敌隆，方明确诊断为急性溴敌隆中毒。该起案例共有伤者 8 名，其中死亡 1 名（首发患者）。据警方提供资料显示，死者男，50 岁，于 8 月 1 日出现头晕、腰痛、血尿等不适症状，曾在当地某区人民医院、中医学院附属医院急诊就诊，后因全身多器官出血于 8 月 16 日死亡。另外 7 名均收入市职防院中毒科住院治疗。经警方查明，定性为刑事案件，为蓄意投毒引起。

## 二、处置过程

### 1. 现场调查

当地疾病预防控制中心调查发现：案例发生地点为一小型超市，以上 7 名患者均为亲戚或同乡，发病前经常在店内"打牌"，并由店主煮食，在店内一起进食，考虑摄入店内污染溴敌隆的食物所致。本案例经警方调查，明确为故意投毒的刑事案件，投毒者因生活琐事不满向上述患者住所的辣椒酱、可乐中掺入鼠药溴敌隆，该案例共涉及 8 名受害者，其中死亡 1 例，其余 7 例住院治疗，均好转出院。

### 2. 临床症状和体征

7 名患者中有 4 名因不同程度的腰痛、血尿、血便等症状为主诉入院，另有 3 名患者无明显血尿、血便等出血倾向，仅因为检查发现凝血酶原时间延长入院治疗。

入院时查体发现，7 名患者生命体征平稳，其中有出血症状的 4 名患者中 3 人出现皮肤瘀斑，1 人出现右眼结膜出血。另外 3 名无出血症状的患者无明显阳性体征。

### 3. 辅助检查

（1）血常规：有出血症状的 4 名患者中 2 人出现白细胞数升高（$11.35 \times 10^9 \sim 11.77 \times 10^9/L$），3 人出现血红蛋白降低（83~123g/L），无出血症状的 3 名患者血常规均大致正常。

（2）尿常规：有 1 名患者尿常规示隐血（3+），其余 6 名患者尿常规正常。

（3）大便常规：有 1 名患者大便常规示隐血（+），其余 6 名患者大便常规正常。

（4）凝血因子：7名患者有不同程度的凝血因子活性降低，其中较多表现为凝血因子Ⅷ、凝血因子Ⅹ、凝血因子Ⅺ活性降低。

（5）凝血酶原时间：7名患者入院时均有不同程度的凝血时间延长（PT18.3~55.1秒），PT-INR升高（1.61~4.94）。

（6）血中溴敌隆检测：7名患者在发病初期（8月16~21日）行血溴敌隆检查示血中均检出溴敌隆。

（7）心电图：7名患者均大致正常。

（8）腹部B超：7名患者均大致正常。

（9）肝功能：有6名患者出现不同程度肝胆色素升高（TBIL 18.5~47.2μmol/L，DBIL 3.7~7.7μmol/L），7名患者肝细胞酶均为正常。

（10）肾功能：7名患者肾功能均大致正常。

4. 临床诊断

根据明确的溴敌隆摄入史，以出血为主的临床表现，血中检出溴敌隆成分，凝血时间延长等实验室检查结果，可诊断为"急性抗凝血型灭鼠药（溴敌隆）中毒"。

长期口服抗凝药物如华法林钠片可能引起凝血时间异常及出血，某些血液病，如再生障碍性贫血、白血病、凝血因子缺乏症也可引起凝血异常及出血，主要根据有无毒物接触史、血毒物分析、血液病实验室检查与溴敌隆中毒相鉴别。

5. 治疗和转归

7名患者入院后均予维生素$K_1$（60~120mg）静滴对症治疗，2名患者行血液净化治疗清除毒物，并予护肝、补充能量、维持电解质平衡等对症治疗。治疗过程中动态监测凝血时间，根据凝血酶原时间逐渐减少维生素$K_1$用量。7名患者均于治疗约1个月（28~36天）后，好转出院。

## 三、分析讨论

1. 本次中毒事件特点

溴敌隆属香豆素类，为第二代长效抗凝血型灭鼠药，目前市售多为红色液体状。溴敌隆为脂溶性液体，不溶于水，且与肝组织的亲和力较强，因此可在体内长期存留，引起慢性中毒。本次案例为群体发病的典型中毒案例，案例中患者均为亲戚及同乡，有共同进食史，于8月初开始陆续出现腰痛、血尿、便血等症状，伴有皮肤多处瘀斑。多名患者血中均检出溴敌隆，根据患者病史、临床表现及体征，考虑应为经口摄入消化道吸收引起的中毒。

2. 中毒患者临床特征

本案例中多名患者血中均检出溴敌隆成分，中毒后临床表现典型，均出现不同程度的凝血时间延长，先后出现腰痛、血尿、便血等出血症状，伴有皮肤瘀斑的出现，符合急性抗凝血型灭鼠药（溴敌隆）中毒的临床表现与体征。

3. 事件发生原因分析

本次群体中毒事件发生后经公安部门调查为一起故意投毒的刑事案件，犯罪嫌疑人在上述患者平日所食饭菜中投毒，因案例中7名患者多为亲戚或同乡，一日三餐均在一起进食，导致7名患者均经消化道不同程度地摄入溴敌隆引起群体中毒。

4. 建议及对策

溴敌隆为一种适口性好，毒性大、靶谱广的第二代高效抗凝血杀鼠剂，其不但具有第一代抗凝血杀鼠剂作用缓慢、不易引起鼠类察觉、可全歼鼠类的特点，且还可以有效地杀灭对第一代抗凝血杀鼠剂产生抗性的害鼠，因此在日常灭鼠工作中应用较广。值得注意的是，目前使用溴敌隆杀鼠多采用粮食或者食物作为诱饵，将溴敌隆拌在粮食或者食物中引诱老鼠食用，因此近年来常见误食鼠药的案例发生。因此，日常在投放鼠药时，应在放置鼠药的周围设置明确醒目的标识作为提醒，社区放置鼠药还可标明所放鼠药种类，及误食后的建议与对策指导。家中自行放置该溴敌隆杀鼠剂时应放置在角落，提醒家中人员注意，并看管好家中孩童，防止误食事件发生。

## 四、案例点评

1. 本次毒物的物理化学性质

溴敌隆是第二代抗凝血型灭鼠剂，主要成分为香豆素，分子结构与华法林相似，具有毒性大、靶谱广的特点，且可杀灭对第一代抗凝血杀鼠剂具有抗性的害鼠，为脂溶性液体，不溶于水，对所有哺乳动物均具有毒性，易于在体内蓄积引起慢性中毒。

2. 中毒机制

目前对于溴敌隆中毒的机制已基本研究明确，其主要通过抑制体内维生素 $K_1$ 依赖的凝血因子 Ⅱ、Ⅶ、Ⅸ、Ⅹ 及抗凝血蛋白 PC、PS 的生成而发挥毒性作用。溴敌隆分子结构与维生素 $K_1$ 类似，可竞争性地抑制维生素 $K_1$ 环氧化物还原酶的活性，使正常体内的维生素 $K_1$ 循环受阻，影响维生素 $K_1$ 依赖的凝血因子及抗凝血蛋白质的翻译后修饰活化，从而使体内维生素 $K_1$ 依赖的凝血因子缺乏，凝血功能出现异常。同时溴敌隆在体内的分解产物苄基丙酮可损伤毛细血管壁，进一步加重出血症状。

3. 救治经验

临床上发现不明原因出血、凝血功能障碍尤其是维生素 $K_1$ 依赖凝血因子缺乏的疾病，应行血抗凝血型灭鼠药检测，明确是否为抗凝血类杀鼠剂中毒。对于溴敌隆中毒的患者救治，补充维生素 $K_1$ 为主要治疗措施，根据患者入院时凝血酶原时间的延长程度，决定维生素 $K_1$ 用量，并在应用维生素 $K_1$ 的同时密切监测患者临床表现、体征、凝血时间及国际标准化比值（PT-INR）的变化，必要时可更改维生素 $K_1$ 用量。治疗过程中维生素 $K_1$ 的减量不宜过快，应密切监测凝血功能，防止病情反复。针对溴敌隆半衰期长（研究表明可达 24 天）、易在体内蓄积的特点，对于血中检出溴敌隆成分的患者可行血液净化（血液灌流）治疗清除血中毒物，达到缩短病程的目的，但其清除毒物的效能尚有待研究。

（王紫嫣、杨志前、刘移民　广州市职业病防治院）

**参考文献：**

[1]白丽娜，张锡刚. 血液灌流对急性溴敌隆中毒体内毒物清除效果的临床研究与实验研究［D］. 合肥：安徽医科大学硕士论文，2017.

[2]余亚磊，任亮，张有友. 二代香豆素类杀鼠剂研究进展［J］. 中国

法医学杂志, 2020, 35(2): 192-195.

[3]杨永志, 彭睿. 长效抗凝血灭鼠剂研究进展[J]. 解放军预防医学杂志, 2018, 36(8): 1088-1091.

[4]马西凡. 血浆置换联合大剂量维生素 $K_1$ 应用于急性溴敌隆中毒的效果分析[J]. 医学理论与实践, 2018, 31(10): 1465-1467.

[5]李艳艳. 86例溴敌隆中毒患者使用维生素 $K_1$ 常规剂量与加大剂量治疗的临床分析[J]. 医学理论与实践, 2018, 31(11): 1630-1631.

[6]岳晓艳, 金爱春. 溴敌隆中毒伴脑出血1例报道[J]. 首都医科大学学报, 2020, 41(1): 137-139.

## 案例17: 急性溴甲烷中毒

### 一、事件经过

患者王某某, 男, 39岁, 为南方某市某杀虫公司员工, 从事喷药工作, 工龄6年。患者于2009年12月29日开始出现头晕, 步态不稳, 头晕呈非天旋地转样, 无伴耳鸣、视物模糊, 无恶心、呕吐, 行走时步距宽, 向两侧摇晃, 动作笨拙不协调, 伴认知能力下降。于当地医院就诊, 予营养神经、改善循环等治疗后, 患者自觉头晕症状有缓解, 但仍有步态不稳, 伴欣快感, 对答不切题, 肢体活动增多。为进一步治疗, 于2010年1月1日来市职防院就诊, 以"共济失调查因"收入院。

### 二、处置过程

#### 1. 现场调查

经过现场调查分析及对患者职业史的了解, 发现患者发病前近3年从事外派货柜公司喷药杀虫, 长期接触杀虫剂"溴甲烷", 工作时无戴口罩防护, 工作后将杀虫剂"溴甲烷"小气罐带回出租房存放, 使用后的"空气罐"亦带回住处, 不定期将空罐交回公司清点、处置。

单位提供患者职业史示：发病前约五天（2009 年 12 月 24 日至 2009 年 12 月 28 日）因天气寒冷，气温低，患者使用过的空罐内有溴甲烷残留，患者将空罐带回住处，空罐内残留溴甲烷持续挥发导致中毒。

2. 临床症状和体征

患者因"头晕、步态不稳 4 天"于 2010 年 1 月 1 日 22 时 50 分入院。入院时查体：体温 36.5℃，脉搏 78 次 / 分，血压 138/88mmHg。神志清楚，对答不完全切题，言语含糊，语速增快，欣快状。定向力、感知力、注意力欠佳。远期记忆力尚可，近期记忆受损。计算力下降。双侧瞳孔等大等圆，对光反射灵敏，直径约 3.0 毫米。双眼球活动自如。左侧额纹稍浅。双侧鼻唇沟基本对称。伸舌不配合。颈软，无抵抗。双肺呼吸音清，未闻及干湿性啰音。心率 78 次 / 分，律齐，未闻及杂音。腹软，无压痛及反跳痛。四肢肌力、肌张力正常。四肢感觉无明显减退。双侧生理反射亢进，病理反射未引出。

3. 辅助检查

（1）血常规：（2010 年 1 月 2 日）白细胞 $7.57 \times 10^9/L$，中性粒细胞 $4.22 \times 10^9/L$。

（2）脑脊液常规及生化：白细胞 $10 \times 10^6/L$，葡萄糖 4.34mmol/L，微量蛋白 305mg/L，氯离子 127.7mmol/L。

（3）脑电图：（2010 年 1 月 4 日及 2010 年 2 月 11 日）均为正常脑电图。

（4）头颅 CT：患者外院查头颅 CT 未见明显异常。

（5）TCD：（2010 年 1 月 2 日）左侧大脑前动脉、左侧大脑中动脉、左侧大脑后动脉、双侧椎动脉、基底动脉血流速减慢，供血不足可能。（2010 年 2 月 11 日）左侧大脑中动脉血流速增快，痉挛可能。左侧大脑后动脉血流速减慢，供血不足可能。

（6）肌电图：（2010 年 1 月 8 日）正常肌电图。

（7）腹部 B 超：肝内密集光点，未见明显占位病变。胆囊壁稍厚毛糙，胆囊息肉。

（8）心电图：正常心电图。

（9）肝肾功能：住院期间定期复查肝肾功能均为正常。

### 4. 临床诊断

根据患者的症状、体征、实验室检查结果，结合职业接触史，依据《职业性急性溴甲烷诊断标准》（GBZ 10—2002）经综合分析，诊断为职业性急性轻度溴甲烷中毒。

### 5. 治疗和转归

患者于 2010 年 1 月 1 日晚来院急诊就诊，收入神经内科，入院后予吸氧、改善循环、营养神经、激素、补充能量、维持电解质平衡等治疗。并行腰椎穿刺术，测脑脊液压力为 110mmH$_2$O，查脑脊液常规及生化大致正常，排除颅内感染可能，且根据患者明确的溴甲烷职业接触史，考虑患者溴甲烷中毒可能性大，于 2010 年 1 月 6 日转职业病科继续治疗。转科后继续予激素、营养脑细胞、补充能量、护胃等对症治疗，并行高压氧治疗，促进神经系统修复。经过治疗，患者定向力、感知力、计算力、记忆力均明显恢复，步态正常，共济运动正常，于 2010 年 2 月 13 日好转出院。其后患者于 2010 年 4 月 13 日因"记忆力减退，左手间歇性抖动 2 个月"再次入院，予改善循环、营养脑细胞、高压氧等治疗后，左手抖动稍有好转，记忆力较前有恢复，于 2010 年 5 月 12 日出院。

## 三、分析讨论

### 1. 本次中毒事件特点

溴甲烷是一种具有神经毒性的无色、透明的液体，易挥发，穿透力强，主要用作高效杀虫剂、熏蒸剂、保鲜剂。本案例中，患者为南方某市某杀虫公司的喷药员，发病前近 3 年主要从事看管农药工作，其间有使用溴甲烷熏蒸杀虫，患者住处存放有溴甲烷，且患者使用溴甲烷时均未做任何防护措施。根据患者职业接触史，考虑患者应主要通过呼吸道及皮肤吸收溴甲烷引起中毒。溴甲烷中毒可引起眼、上呼吸道急性刺激性症状，主要靶器官为神经系统及呼吸系统。该例患者早期出现的症状为头晕、步态不稳、共济运动失调，伴有认知力、记忆力、计算力下降，无昏迷，无咳嗽、胸闷、呼吸困难等呼吸系统症状，入院查胸片正常，住院期间经过激素、高压氧、改善循环、营养神经等治疗后，患者共济运动恢复正常，步态正常，神志清楚，对答切题，认知力、记忆力、计算力均有明显恢复，好转出院。但出院2个月后患者因左手抖动再次入院治疗，考虑其肢体震颤为神经系统损伤的迟发症状。

2. 中毒患者临床特征

本例患者有明确的溴甲烷接触史，且工作时缺乏必要的防护措施，接触途径主要为呼吸道吸入及皮肤吸收。临床表现较为典型，早期出现头晕，步态不稳，认知力、记忆力、计算力下降，共济运动失调，其后出现左手抖动，符合职业性急性轻度溴甲烷中毒。

3. 事件发生原因分析

本次事件中，患者所在企业及患者均缺乏对溴甲烷毒性及物理、化学特性的充分了解与认识，工作中对溴甲烷的使用不当，且做熏蒸杀虫时缺乏必要的防护措施，可经过呼吸道直接吸入溴甲烷蒸气，且违反有毒物质管理规定，工作后将溴甲烷储存于住处，溴甲烷无色无味，少量泄漏后难以发现，其携带到住处的空罐不排除仍有少量毒物残留，在住处通风不良，可能造成持续接触，亦是导致患者出现溴甲烷中毒的主要原因。

4. 建议及对策

因溴甲烷易挥发，穿透力强，挥发后无色、无味，较难引起作业人员的重视。因此当空气中浓度超标时，作业人员应佩戴过滤式防毒面具（半面罩）。紧急事态抢救或撤离时，必须佩戴正压自给式呼吸器，戴化学安全防护眼镜，穿透气型防毒服，戴防化学品手套。工作现场禁止吸烟、进食和饮水。工作完成下班前，应淋浴更衣。进入罐、限制性空间或其他高浓度区作业，须有人监护，防止意外中毒发生。

## 四、案例点评

1. 本次毒物的物理化学性质

溴甲烷无色，通常无味，但高浓度时可能具有甜味，易挥发，穿透力强，其蒸气比空气重，微溶于水，易溶于乙醇、乙醚、氯仿、苯、四氯化碳、二硫化碳。主要用作化工原料，还用于羊毛脱酯、熏蒸杀虫剂。

熏蒸对象主要有仓储谷物、经济作物、田基土壤以及大型建筑物等。

2. 中毒机制

溴甲烷经呼吸道或皮肤吸收后，代谢、排出缓慢，目前对其中毒发病机制未完全明确，但有研究认为中毒是由整个溴甲烷分子引起，并非溴离子。溴甲烷是一种甲基化试剂，吸收入人体后，进入细胞内液，可使细胞内脂质、蛋白质甲基化，损伤多个细胞位点，使神经递质功能缺陷。同时溴甲烷作为一种脂溶性物质，可直接破坏富含脂质的神经髓鞘，引起神经传导异常。有研究表明，溴甲烷可与谷胱甘肽发生反应，引起体内谷胱甘肽水平下降，产生细胞毒性。此外，研究显示溴甲烷可与半胱氨酸反应，产生具有毒性的 S- 甲基半胱氨酸，后者与小脑及前庭中的 γ- 氨基丁酸受体发生反应，这在一定程度上可解释中毒患者共济运动失调的临床表现。

3. 救治经验

本案例中，作业人员因在工作中未使用防护措施发生中毒。对于有溴甲烷接触的作业人员，应在上岗前进行职业防护的相关知识培训，使作业人员认识工作中所接触化学物质的物理化学特性及毒性，重视工作中防护用具的正确使用。包括各种类型的呼吸防护器、防护服、安全帽、防护鞋、眼镜和手套等。

发生中毒事件，应使伤员迅速脱离现场至空气新鲜处，保持呼吸道通畅，迅速就医。若有皮肤接触，应立即脱去被污染的外衣，现场清水冲洗被污染皮肤 15 分钟以上。入院后可早期使用激素，防止脑水肿、肺水肿的出现。必要时对重症患者予以脱水降颅压，呼吸机辅助通气，对症予以改善循环、营养脑细胞、补充细胞能量、高压氧促进神经系统损伤修复等治疗措施。

（王紫嫣、杨志前、刘移民　广州市职业病防治院）

**参考文献：**

[1] 李大庆，邢军，王丽娜. 急性溴甲烷中毒 2 例报告 [J]. 吉林医学，2011, 32 (36): 7871.

[2] 王炳森，冯怡. 溴甲烷中毒性肝病 [J]. 中华劳动卫生职业病杂志，

2000(1).

[3]李晔,刘艺鸣.急性溴甲烷中毒致运动障碍4例并文献复习[D].济南:山东大学硕士论文,2017.

[4]祁法林,任向东,张群.急性溴甲烷中毒9例[J].中华劳动卫生职业病杂志,1999,17(3):189-190.

[5]高蓓均,王珂,菅向东.溴甲烷中毒致中枢及周围神经损害一例[J].中华劳动卫生职业病杂志,2016,34:846-847.

## 案例18：巫山县小学生毒鼠强中毒事件救援的处置报告

### 一、事件经过

2009年5月4日早晨7时许,巫山县巫峡小学1名6年级女生罗某因受家长打骂后感到委屈,约上3名同班好伙伴决定服毒自杀。4名学生于上午8点左右到街上小商铺购买了2小瓶名为"闻到死"的鼠药,4人平分后服下。服药5~10分钟后,4人均先后出现头昏乏力、恶心呕吐症状,其中罗某还出现了1次肢体抽搐。上午9点左右,4人被120急诊送到县医院进行抢救,4人均进行了彻底洗胃,并予以利尿、促进毒物排泄、保护重要脏器功能等对症支持治疗后,病情得到有效控制。当日(5月4日)20点58分,我院接到市卫生局通知,要求我院速派专家前往巫山县医院参与救治。接报后,我院立即派职业病与中毒医学科专家于21点20分出发,同行的还有一位重医儿童医院的神经内科专家,两位专家连夜赶赴巫山县医院,并于5月5日早晨7点半到达。另外1位来自重庆市三峡中心医院的神经内科专家于5月5日凌晨4点到达巫山县医院。

专家组到达后迅速了解事件经过,并查看患儿,专家组认为:(1)4名患儿均服用了名为"闻到死"的鼠药,初步考虑其成分为毒鼠强,但不排除其他化学物如氟乙酰胺的可能,因为二者引起中毒的临床表现相似(均属于致痉挛性鼠药)。(2)4名患儿临床表现与毒鼠强的毒性作用相符。就病情程度而言，其中1人（罗某）达到轻度中毒，另3人属于观察对象，病情轻微。（3）关于治疗，专家组认为巫山县医院前期的处理是及时、恰当的，目前继续给予保护重要脏器功能及对症支持治疗；建议病情稍重者罗某留院观察5~7天，另外3人病情轻微者建议密切观察3天；另外，需对患儿（尤其是罗某）加强心理疏导工作，防止再次发生类似意外伤害事件。2009年5月5日下午及5月6日上午，专家组先后两次查房，4名患儿病情均明显好转，基本恢复正常。本次事件中未造成人员死亡。

## 二、处置过程

### 1. 现场调查

2009年5月4日早晨7时许，巫山县巫峡小学4名学生于上午8点左右到街上小商铺购买了2小瓶名为"闻到死"的鼠药（每瓶约20毫升）。当日上午8点40分左右，4人在街上将两瓶鼠药大致平分后服下（罗某服用约15毫升，其余3人各服用8~9毫升）。

### 2.4名患儿的临床症状及体征

病例罗某，女，学生，12岁。罗某在2009年5月4日上午8点40分左右自服约15毫升"闻到死"鼠药，约5分钟后出现头昏、乏力，恶心、呕吐，肢体抽搐1次，无口吐白沫，无大小便失禁，无发热、咳嗽，无呼吸困难、意识障碍等症状。查体：生命体征平稳，自动体位，神志清楚，对答切题，查体合作。全身皮肤黏膜色泽正常，无瘀斑瘀点、无皮下出血，无水肿、无皮疹。头颅五官无畸形，双侧瞳孔等大等圆，直径约3毫米，对光反射灵敏，球结膜无水肿充血，外耳无畸形、无压痛。外鼻无畸形，未见流血流液，无鼻翼翕动。口唇无发绀，牙齿整齐，伸舌居中，扁桃体无肿大，口腔黏膜及咽部充血、无破溃。颈软，气管居中，颈动脉搏动正常，颈静脉无怒张，肝颈征回流征（－）。甲状腺未触及肿大。胸廓无畸形，双肺呼吸动度一致，肋间隙不宽，语颤正常，双肺呼吸音清，未闻及干湿啰音及胸膜摩擦音。心前区无膨隆，未触及异常搏动，叩诊心界不大，律齐有力，各瓣膜听诊区未闻及病理性杂音。腹部平软，未见胃肠型，未见腹壁静脉曲张，无压痛、反跳痛及肌紧张，未触及包块，肝脾未触及，Murphy 征阴性，双肾区无叩痛，肠鸣音 4~5 次 / 分。脊柱四肢无畸形，活动正常。双手无杵状指，双下肢未见静脉曲张，无水肿。四肢肌力、肌张力正常，各生理反射正常引出，病理征未引出。

病例田某、张某、何某（其中田某 12 岁，张某 11 岁，何某 12 岁）3 人在 2009 年 5 月 4 日上午 8 点 40 分左右自服 8~9 毫升"闻到死"鼠药，5~10 分钟后出现头昏乏力、恶心呕吐，无肢体抽搐，无口吐白沫，无大小便失禁，无发热、咳嗽，无呼吸困难、无意识障碍等症状。查体：生命体征平稳，自动体位，神志清楚，对答切题，查体合作。全身皮肤黏膜色泽正常，无瘀斑瘀点、无皮下出血，无水肿、无皮疹。头颅五官无畸形，双侧瞳孔等大等圆，直径约 3 毫米，对光反射灵敏，球结膜无水肿充血，外耳无畸形、无压痛。外鼻无畸形，未见流血流液，无鼻翼翕动。口唇无发绀，牙齿整齐，伸舌居中，扁桃体无肿大，口腔黏膜及咽部稍充血、无破溃。颈软，气管居中，颈动脉搏动正常，颈静脉无怒张，肝颈静脉回流征（-）。甲状腺未触及肿大。胸廓无畸形，双肺呼吸动度一致，肋间隙不宽，语颤正常，双肺呼吸音清，未闻及干湿啰音及胸膜摩擦音。心前区无膨隆，未触及异常搏动，叩诊心界不大，律齐有力，各瓣膜听诊区未闻及病理性杂音。腹部平软，未见胃肠型，未见腹壁静脉曲张，无压痛、反跳痛及肌紧张，未触及包块，肝脾未触及，Murphy 征阴性，双肾区无叩痛，肠鸣音 4~5 次 / 分。脊柱四肢无畸形，活动正常。双手无杵状指，双下肢未见静脉曲张，无水肿。四肢肌力、肌张力正常，各生理反射正常引出，病理征未引出。

3. 辅助检查

病例罗某：入院（2009 年 5 月 4 日）和住院期间（2009 年 5 月 5~6 日）先后三次查血、尿、粪便常规、肝肾功、电解质、凝血象、BNP、肌钙蛋白均未见明显异常，完善心电图、胸片、颅脑 CT 及脑电图均未见异常。该患儿检查结果中只有心肌酶谱中的肌红蛋白异常，经过治疗后该指标逐渐恢复正常。

病例田某、张某、何某共 3 人，入院（2009 年 5 月 4 日）和住院期间（2009 年 5 月 5~6 日）先后三次查血、尿、粪便常规、肝肾功、心肌酶谱、肌钙蛋白均正常，完善心电图、胸片、脑 CT 及脑电图均未见异常。

由于院方已将患儿洗胃液交给公安机关，专家只带回了 4 名患儿的血液标本交重庆市职业病防治院理化检验科检测，2009 年 5 月 8 日在 4 名患儿的血样中均检出了毒鼠强，未检出氟乙酰胺及其他抗凝血杀鼠剂。

4. 临床诊断

根据 4 名患儿均有明确的鼠药接触史，后出现头昏乏力、恶心呕吐等临床症状，结合体征以及患儿血液标本里明确检验出毒鼠强、未检出氟乙酰胺及其他抗凝血杀鼠剂，故毒鼠强中毒诊断明确。

5. 治疗和转归

其中 1 名患儿罗某病情相对较重，且出现了头昏乏力、恶心呕吐、肢体抽搐症状，入院后查心肌酶谱提示肌红蛋白升高，经洗胃、利尿、促进毒物排泄、保护重要脏器等治疗后症状好转，且肌红蛋白逐渐恢复正常，病情好转后出院。

另外 3 名患儿病情较轻，有头昏乏力、恶心呕吐症状，入院后多次复查实验室检查均阴性，经洗胃、利尿、促进毒物排泄、保护重要脏器等治疗后症状好转，病情好转后出院，1 个月后复查未见明显异常，未留后遗症。

## 三、案例点评

1. 本次中毒事件特点

2003 年 10 月 1 日起我国已明令禁止非法制造、买卖、运输、储存毒鼠强等禁用剧毒化学品，但仍有很多小作坊非法制造买卖毒鼠强。毒鼠强中毒在国外报道很少，而国内较为常见，国内主要报道的是一些关于毒鼠强投毒、自杀、误食而引起中毒。本次事件就是一起自杀事件，事件发生后 4 名患儿被及时送医，得到了积极有效的救治，4 名患儿均治愈出院，1 个月后复查未见明显异常，未留后遗症。

2. 中毒患者临床特征

本例中毒事件 4 名患儿均有明确的毒鼠强接触史；接触途径主要

为经口腔及胃肠道黏膜吸收入血，中毒后数分钟内发病。4 名患儿均出现恶心呕吐、头昏乏力症状。其中 1 名患儿罗某出现肢体抽搐的神经系统损害的表现，并伴有心脏损害（该患儿实验室检查中发现心肌酶中肌红蛋白有升高），以上症状符合毒鼠强中毒的表现。

3. 事件发生原因分析

（1）毒鼠强为国家禁止生产、销售及使用的剧毒杀鼠剂，但仍有不法商贩为牟取暴利而导致毒鼠强在市场上销售屡禁不止，中毒事件时有发生。

（2）其中 1 名患儿罗某为本次中毒事件的主导者，该父母对子女的打骂式教育方式存在问题，且监管不到位。

（3）4 名患儿均属于未成年人，心智不成熟。本次事件主导者罗某被家长打骂后感苦闷、委屈，有自杀诱因，又因心理恐惧，遂伙同另外 3 名患儿参与自杀。

（4）4 名患儿均属于未成年人，无民事行为能力，自身安全意识缺乏，对自杀产生的后果无预判能力，且对此类毒药的危害性缺乏认知。

4. 建议与对策

（1）建议有关部门进一步加大执法及监管力度，从根源上阻断所有毒鼠强的流通途径。

（2）父母应加强家庭教育中子女的心理成长问题，加强沟通，并积极参与子女的每个成长阶段。

（3）学校应加强对未成年人的心理健康教育，特别是在成长中遇到挫折、委屈时未成年人心理建设的教育，且应加强未成年人对自身安全意识的教育。

（4）建议社会及政府加大对各种违禁物品相关知识及危险性宣传，让普通市民知晓。

## 四、讨论

1. 本次毒物的物理化学性质

毒鼠强，化学名称四亚甲基二砜四胺，简称"四二四"，无臭无味，白色粉末状，分子式 $C_4H_8N_4O_4S_2$，是相对分子量为 240.27 的小分子有机氮化合物。性质稳定，微溶于水、氯仿和丙酮，难溶于乙醇。化学结构式为环状，化学性质稳定。经消化道或呼吸道黏膜吸收入血液，以原型存在于体内，并很快均匀分布于各组织、器官中。毒鼠强以原型从尿液和粪便中排出，可致二次中毒。毒鼠强排泄缓慢，每天以 <25%LD$_{50}$ 浓度排泄。文献报道最长者 6 个月后尿中才测不到毒鼠强成分。该药毒力极强，毒性为氟乙酰胺的 1.8 倍、磷化锌的 15 倍、氰化钾的 100 倍。小白鼠 LD$_{50}$ 为 0.2mg/kg，人的 LD$_{50}$ 为 0.1mg/kg。人口服中毒后于数分钟至 0.5 小时内发病，若不及时抢救，多于 2 小时内死亡。

2. 中毒机制

毒鼠强属神经毒性灭鼠剂，其毒性作用主要表现为兴奋中枢神经，具有强烈的致惊厥作用。文献报道其作用机制是拮抗 γ- 氨基丁酸（GABA）的结果。GABA 是脊椎动物中枢神经系统的抑制物质，对中枢神经系统有强力而广泛的抑制作用。GABA 的作用被毒鼠强非竞争性抑制后，中枢神经呈过度兴奋致惊厥，这种作用是可逆的。张百田提出毒鼠强可直接作用于交感神经，导致肾上腺能神经兴奋症状及抑制体内某些酶的活性，如单胺氧化酶和儿茶酚胺氧位甲基移位酶，使其失去灭活肾上腺素和去甲肾上腺素的作用，导致神经兴奋增强，同时其本身有类似酪氨酸衍生物胺类作用，使肾上腺素作用增强。

3. 临床特点

毒鼠强主要经口腔及胃肠道黏膜吸收入血液，少数可经呼吸道吸收，中毒后数分钟至 0.5 小时内发病，迅速出现恶心呕吐、抽搐及意识丧失；临床上以反复发作强直性抽搐呈癫痫样发作、惊厥及昏迷为其特点；严重病例可出现咯粉红色泡沫痰，其表现为序贯发生的以颅脑损害症状相对突出；同时伴有呼吸功能、心、肝及胃肠功能不全的多脏器功能失常综合征（MODS）；亦可出现精神症状、痴呆，识别能力、记忆力降低，恢复期可有全身多处肌肉疼痛。实验室检查发现心肌酶明显升高，病情越重升高越明显，其升高主要由于脑组织严重缺氧、骨骼肌反复强直痉挛损伤所致，同时也与心肌直接受损有关。中毒患者临床死亡原因主要为呼吸肌的持续痉挛导致窒息死亡；严重缺氧致脑水肿或毒物抑制呼吸中枢致呼吸衰竭；严重的心力衰竭致急性肺水肿等。

4. 诊断

毒鼠强中毒确诊需结合毒物接触史、临床特点及毒物检测结果。其中毒物检测至关重要，目前主要是通过抽血或取排泄物行毒物分析和浓度测定。目前对毒鼠强浓度的分析测定方法主要有气相色谱测定方法、气相色谱—质谱联用技术、漫反射 FTIR 光谱技术、GC/MS 选择离子检测法、固相微萃取 –GC/NPD 法。其中以固相微萃取 –GC/NPD 法检测速度较快而简便、准确。其诊断尚需与其他神经毒性杀鼠剂如氟乙酰胺、磷化锌等鉴别，但后者潜伏期较长，氟乙酰胺一般为 2~12 小时，而磷化锌更长，同时也应与癫痫等其他神经系统疾病进行鉴别。

5. 治疗

（1）减少毒物吸收

有报道证实，中毒后 8 小时内胃肠道黏膜毒物浓度最高，故洗胃应尽早在此时期内完成，以减少毒物吸收。中毒患者多有意识障碍，因此，凡中毒患者均应立即放置胃管，予清水反复洗胃。其后可经胃管注入 50% 硫酸镁导泻，50 克活性炭吸附残留的毒物。

（2）控制抽搐

因全身肌肉反复而持久地抽搐和痉挛，导致呼吸肌痉挛性麻痹或窒息是患者死亡的主要原因。同时，全身肌肉反复强直痉挛、抽搐及癫痫样大发作还可导致骨骼肌损伤、加重脑水肿及其他器官组织缺血缺氧，进而诱发多器官功能障碍综合征（MODS）。故尽快、彻底地制止抽搐是挽救患者生命、提高抢救成功率的关键。动物实验证实，中毒后早期使用苯巴比妥钠对毒鼠强致惊厥有拮抗作用，制止抽搐的药物宜以苯巴比妥钠为先。

（3）血液净化治疗

血液净化治疗是目前唯一证实能有效彻底清除体内毒鼠强的方法。在血液净化疗法的同时，应加强综合治疗，并严密观察是否存在出血倾向等并发症及做相应处理。文献证实对毒鼠强中毒患者分别行血液灌流或血浆置换后，血液中毒鼠强浓度较治疗前有明显降低、脑电图恢复正常，APACHE-Ⅱ评分显著降低，各种血液净化治疗方法中以血液灌流＋血液透析效果最好。

（4）防治 MODS

毒鼠强中毒临床上可序贯引起脑、骨骼肌、胃肠、心、肝、肺、脾、肾等多脏器功能不全。其中以脑、胃肠、心、骨骼肌损害相对明显。因此，治疗上除制止抽搐及清除毒物外，还应加强综合治疗，积极防治 MODS。护脑应尽早使用脱水剂甘露醇，同时加有激素或 β-七叶皂苷，以减轻脑水肿，防止脑疝形成；同时加用神经营养药，如吡拉西坦、γ-氨酪酸等。对有急性心衰、肺水肿者，可按心衰常规治疗。

（5）恢复期的高压氧治疗

中毒性脑病是毒鼠强中毒的主要后遗症，高压氧治疗是其恢复的主要治疗措施，一般为 1~3 个疗程（10 天为一疗程）。

（龙李洁　重庆市职业病防治院）

**参考文献：**

［1］TODD EC．Seafood-associated diseases and control in Canada［J］. Rev Sci Tech, 1997, 16（2）: 661-672.

［2］菅向东，阚宝甜，牟壮博，等．山东省"1·6特大中学生毒鼠强中毒事件"的调查与抢救［J］. 环境与职业医学. 2004, 21（1）: 25-26.

［3］杨敏．一起毒鼠强中毒事件的调查报告［J］. 医学动物防制, 2015, 31（4）: 451-454.

［4］向平，沈敏，卜俊．毒鼠强中毒的研究［J］. 法医学杂志, 2000, 16（2）: 88-90.

［5］Jane Robertsc．The action of seven consultants as antagonists of the GABA response of limulus nervous［J］. Comparative Biochemistry and Physiology, 1981, 70: 91.

［6］张百田．农药中毒急救手册［M］. 北京: 人民军医出版社, 1998: 279.

［7］孟新科．毒鼠强中毒的研究进展［J］. 中国急救医学, 2002, 22（4）: 245-246.

［8］龚仁义．急性毒鼠强中毒血清酶谱检测及临床意义［J］．急诊医学，2000，9（4）：245-246．

［9］Guan FY, Liu YT, et al. GC/MS identification of tetramine in samples from human alimentary intoxication and evaluation of artificial carbonic kidneys for the treatment of the victims［J］. J Anal Toxicol, 1993, 17（4）：199-201.

［10］苏少明．固相萃取 -GC/NPD 法分析水中的毒鼠强中毒［J］．法医学杂志，1998，14（4）：214-215．

［11］周亦武，刘良，唐龙．毒鼠强中毒尸检 5 例病理分析［J］．法医学杂志，1998，14（4）：214-215．

［12］郝凤桐．毒鼠强急性中毒一例报告［J］．中华劳动卫生职业病杂志，1992，10（1）：34-35．

［13］孟新科，邓跃林，马虹英 . 血液净化救治毒鼠强患者的临床研究［J］．中国危重病急救医学，2001，13（4）：240-242．

［14］Groszek B, Pach J. Methods of posion elimination-controversies and actual views about their use［J］. Przegl Lek, 1999, 56（6）：442-449.

# 第六节　金属中毒

## 案例19：急性钡中毒事件处置

### 一、事件经过

2013年3月，某公司将装有碳酸钡328吨的12个集装箱由港口经水路转运至仓库。公司负责人为尽快完成将集装箱由汽车集装箱转至码头集装箱的任务，公司临时聘用17名民工分3天进行搬运工作。

第一天（3月20日），作业时间为9:00至14:00，4人搬运碳酸钡108吨；其中1名传姓民工搬运碳酸钡2小时后出现咳嗽、恶心、呕吐、头昏而停止工作，自服感冒药物好转之后未再接触毒物。

第二天（3月29日），作业时间为17:00至22:00，7名民工搬运硫酸钡108吨；其中1名陈姓民工在结束工作后3小时出现呕吐、腹痛，进行性弛缓性麻痹，进而意识不清，由家属送至当地医院急救，查血钾2.1mmol/L，次日因另一民工出现相同症状后转送至市急救中心救治，于8天后死亡。

第三天（3月30日），作业时间为9:00至17:30，该公司另雇用6人搬运112吨碳酸钡；其中1名喻姓民工完成搬运工作1小时后突发晕倒、呼吸困难，严重低钾，经附近医院初诊后送至我院，入院后0.5小时经抢救治疗无效死亡。其余11人次日陆续来我院门诊观察治疗，患者经治疗2~6天后均痊愈出院。

### 二、处置过程

1. 现场调查和检测

（1）现场职业卫生学调查：2013年3月20日、29日、30日三天共有17名搬运工人临时受聘到某码头从事货物搬运工作。货物为袋装的白色粉末状碳酸钡，每袋为 50 千克。作业人员将汽车集装箱内的袋装碳酸钡转运至码头上摆放的集装箱内，工作时两集装箱口对口对接，中间相距不到 30 厘米，形成相对封闭的空间，通风不良。装有碳酸钡的袋子密封性不足，碳酸钡粉尘会在作业过程中少量散落，在相对封闭空间空气中碳酸钡粉尘浓度会逐渐升高。由于作业人员缺乏防护意识，未佩戴口罩等防护用品，部分工人在中途休息时未清洗双手及面部即饮水、吸烟，增加了碳酸钡摄入风险。其他细节：20 日 9 时至 14 时，4 人搬运 108 吨；29 日 17 时至 22 时，7 人搬运 108 吨；30 日 9 时至 17 时 30 分，6 人搬运 112 吨。

（2）现场检测：由于事发后，货物已搬运完成，未能对现场环境进行空气中碳酸钡浓度检测。

2. 临床症状、体征及实验室检查

该事件发生职业暴露者共有 13 人，均为男性，年龄 43~58 岁，发病潜伏期在 0.5~4 小时，症状主要表现为口干、口苦 7 例，胸闷、心悸 6 例，恶心 7 例，呕吐 5 例，腹痛、腹泻 4 例，头昏、头痛 4 例，肌肉疼痛 3 例，四肢肌力Ⅳ级 2 例，出现意识障碍和呼吸肌麻痹 2 例，并最终出现呼吸、心脏骤停而死亡。发生急性钡中毒的 13 名患者中，血钾异常者有 5 例，其中 2 例血钾值低于 2.5mmol/L、1 例 2.5~3.0mmol/L、2 例 3.0~3.5mmol/L。心肌酶谱异常 4 例，肝功能异常 3 例，肾功能异常 2 例。心电图异常 7 例，其中 ST-T 段改变 5 例，室性早搏 1 例，窦性心动过速 1 例，束支传导阻滞 2 例，U 波出现 1 例，室颤 1 例。陈某洗胃液经 ICP-MS 检测钡含量为 757mg/kg。

3. 临床诊断

根据《职业性急性钡中毒诊断标准》（GBZ 63—2002），现场职业卫生学调查、中毒人员的临床表现和实验室检验结果等综合分析，确认该事件为一起碳酸钡粉尘所致急性钡中毒事件，其中，诊断为急性重度碳酸钡中毒 2 例，急性轻度碳酸钡中毒 3 例，急性碳酸钡接触反应 9 例。

4. 治疗和转归

13 名急性碳酸钡中毒患者中，2 例重度中毒者因抢救无效死亡。其中 1 名陈姓民工在结束工作 3 小时后出现呕吐、腹痛、进行性弛缓性麻痪，进而意识不清，由家属送至当地医院急救，查血钾 2.1mmol/L，次日因另一民工出现相同症状后转送至市急救中心救治，于 8 天后死亡。另外一喻姓民工在完工后 1 小时突发意识不清、呼吸无力，由 120 送至当地医院急救，查血钾 1.1mmol/L，3 小时后转至我院时全身皮肤黏膜明显发绀，深昏迷，R8 次 / 分、呼吸微弱，P 91 次 / 分、心音低钝，随即出现呼吸、心脏骤停，经气管插管、胸外心脏按压，静脉补钾、硫代硫酸钠解毒等治疗后，仍抢救无效死亡。其余 11 名患者均留院观察，予以硫代硫酸钠注射液 0.64g 静脉注射解毒，静脉及口服补钾、能量合剂支持治疗、保护心肌、抑酸护胃等对症治疗。11 名患者均于 2013 年 4 月 1 日复查血钾正常，病情趋于平稳后，于 2~6 日后陆续痊愈离院。

## 三、分析讨论

1. 本次中毒事件特点及临床特征

根据职业卫生学调查，本次事件发生的作业场所几乎密闭，多人同时在集装箱内从事搬运工作。此外，在此类危化品的搬运过程中，工作人员未穿戴有效的安全防护用品。因此，13 名中毒患者在工作中直接接触较高浓度的碳酸钡粉尘而导致中毒。急性钡中毒者早期主要表现为急性消化道症状、唇面部及肢体麻木感、肌肉紧张等，随着病情进展，症状逐渐加重出现进行性肌麻痹，肌张力进行性下降，严重低钾血症，心律失常，重者出现呼吸肌麻痹、恶性心律失常，甚至心跳呼吸骤停。

2. 事件发生原因分析

通过相关部门调查取证，认定造成该起事故的原因如下：①该企业对所搬运的货物为剧毒物品认识不足，产品无检验合格证；外包装上无危化品警示标志；未对承运企业进行危化品运输告知和提醒。②船运公司和劳务公司对所接触的危化品缺乏认识，无危化品装卸、运输操作规范；未对临时雇用的工人进行危化品接触告知和装卸技术及防护知识培训；未提供有效的安全防护用品并指导工人佩戴。③临时雇用的搬运工人缺乏安全生产意识和卫生习惯。④当先后多人次发生类似中毒表现时，用人单位及工人均未引起重视，就诊时未及时向医院提供毒物接触史信息，中毒表现与低钾性周期性麻痹鉴别困难，造成诊断不及时，延误解毒治疗致2位病患死亡的严重后果。

3. 建议及对策

钡矿开采、冶炼、制造、使用、运输钡化合物过程中都可能接触到钡。为避免钡中毒需要做到以下几点：①对于可溶性钡化合物等高危化品进行警示标识，在制造、运输及使用过程中，注意安全防护；②工厂单位需对从事此类高危化品接触的工作人员进行教育，加强安全生产意识和卫生习惯；③工厂单位需对从事急性钡中毒相关知识进行宣教，正确辨别中毒症状，做到早发现、早诊断、早治疗。若发生急性钡中毒事件，应急措施如下：①尽快清除碳酸钡粉尘；包括漱口、清洗皮肤、更换污染衣物。②及时就医，皮肤污染者用清水和5%的硫酸钠溶液交替冲洗；存在消化道途径吸收者，给予2%~5%的硫酸钠溶液洗胃、导泻。③特殊解毒剂硫酸钠、硫代硫酸钠的使用。④补钾：在心电监护及血清钾监测下，早期快速足量补钾治疗。⑤严密监测并维持生命体征，控制心律失常，对症治疗。⑥若情况允许，对重症者可行血液净化治疗。建议使用高浓度钾离子的透析液。⑦机械通气：呼吸肌麻痹是钡中毒的主要死亡原因，一旦出现口唇、肢端发绀及意识不清、呼吸节律不规整等情况，需立即经口插管机械通气，必要时气管切开。机械通气是帮助患者渡过呼吸肌麻痹的有效措施。

## 四、案例点评

1. 本次毒物的物理化学性质

碳酸钡（$BaCO_3$），又名毒重石，多呈白色结晶颗粒状或粉末状，难溶于水，不溶于乙醇，可溶于酸及氯化铵溶液，遇酸分解，高温时分解为氯化钡和二氧化碳。钡盐的毒性与溶解度有关，溶解度越高，毒性越大。碳酸钡的致死剂量为0.8克。美国环境保护署提出，当人体暴露在钡污染浓度为超过2ppm的环境中，可能导致人体潜在的健康问题。碳酸钡虽难溶于水，但吸入钡盐粉尘，25%随气流呼出，50%沉积在上呼吸道，25%沉积在肺泡（其60%由支气管、气管黏膜上皮细胞的纤毛运动陆续送到咽部被吞咽入胃），当空气中吸入钡浓度达到

540µg/100mL 时，即可出现中毒，当钡浓度≥1mg/100mL 时即可致死。

2. 中毒机制

钡离子是一种肌肉毒性物质，对各种肌肉组织包括骨骼肌、平滑肌、心肌都有强烈而持久的刺激和兴奋作用。血管平滑肌兴奋使血管收缩，血压升高。胃肠平滑肌兴奋时蠕动增强，导致腹痛、腹泻、恶心、呕吐；骨骼肌兴奋引起肌肉抽搐和颤动，最后导致麻痹性瘫痪；心肌应激性和传导性增强，心跳加快，严重时发生心室纤维颤动。其机制是因为钡离子能与体内氨基酸上的巯基、羧基等基团结合，导致体内许多重要的酶失活，使体内重要脏器功能发生障碍，严重时可引起死亡。钡离子对细胞膜上的钠钾泵具有兴奋作用，使钾离子逆梯度由细胞外进入细胞内；与此同时，钡离子又能阻滞钾通道，使细胞内钾不能外移，造成细胞外低钾，导致膜电流抑制，肌肉麻痹，严重的低血钾使四肢、躯干及呼吸肌麻痹，可导致各类心律失常发生。另外，钡离子对中枢神经系统也有先兴奋、后抑制的作用。

3. 救治经验

本案例中，该生产碳酸钡公司未对其采用正确的危化品防护包装、且未进行警示标识；运输人员在进行搬运过程中均未使用个体防护用品，缺乏安全意识和良好卫生习惯，从而导致了多人中毒 2 人死亡的严重后果。根据急性钡中毒的临床表现，当患者出现胃肠道刺激症状、低钾血症以及相关的低钾心电图改变、心律失常、肌肉无力、呼吸肌麻痹时，需高度怀疑钡中毒的可能，应立即详细询问钡接触史。

中毒早期的胃肠道症状，如恶心、呕吐、腹绞痛、水样便，需要与食物中毒进行鉴别；肌力下降需要与格林－巴利综合征、周围性麻痹、重症肌无力等疾病进行鉴别。这些病多散发，起病相对较缓，且伴原发病表现或诱因。急性钡中毒病情发展迅速，死亡率高，一旦确诊应立即进行催吐、硫酸钠溶液洗胃、导泻，同时针对毒物碳酸钡迅速用硫代硫酸钠中和毒物和大剂量补钾，并密切监护患者生命体征、氧饱和度、血气分析等，必要时使用机械辅助通气、重症者可行血液净化，以及有效地控制心律失常是提高抢救成功的关键。

（刘欣、贺炜　重庆市职业病防治院）

**参考文献：**

［1］Koch M，Appoloni O，Haufriod V，et al．Acute barium intoxication and hemodiafiltration［J］．J Toxicol Clin Toxicol，2003，41（4）：363−367．

［2］孟凡平．碳酸钡吸入性中毒致死 1 例［J］．Journal of Forensic Medicine，2015，31（4）：322．

［3］陈康颐．现代法医学［M］．上海：上海复旦大学出版社，2004：1065−1066．

［4］SunnasseeAnanda，Zhu Shaohua，Liu liang．Fatal barium chloride poisoning：Four case report and literature review［J］．AM J Forensic Med Pathol，34（2），2013：115−117．

［5］严蓉，万伟国，黄简抒．急性钡中毒临床进展［J］．中国工业医学杂志，2015，28（5）：347−349．

［6］李焕德，许树梧．急性中毒毒物检测与诊疗［M］．长沙：湖南科学技术出版社，2000：575．

［7］蔡四季，蔡世葵，竞花兰，等．碳酸钡中毒致死一例分析［J］．广东公安科技，1996，（3）：125−126．

［8］张文武．急诊内科学［M］．北京：人民卫生出版社，2000：562．

［9］赵金垣．临床职业病学［M］．北京：北京大学医学出版社，2010（2）：217−219．

［10］李子龙，蒋志云．静推高浓度、大剂量的钾对碳酸钡中毒的急救［J］．中华急诊医学杂志，2002，11（6）：413．

## 案例 20：急性汞中毒

### 一、事件经过

2013 年 6 月 14 日晚，姚某在某市某镇租住的 2 室 1 厅民房内进行"水银土法炼金"，以火烧水银（30 余克）约 10 分钟，当晚 6 名患者均在该民房内居住，接触"汞蒸气"，第二天（6月15日）6人出现不同程度咳嗽、乏力、头晕，2人发热。患者自述另有1名同住的9个月大婴儿亦于6月15日出现咳嗽、发热、呼吸困难，在当地医院抢救无效死亡（具体欠详）。

## 二、处置过程

### 1. 现场调查和检测

姚某在某市某镇租住的2室1厅民房内进行"水银土法炼金"，以火烧水银（30余克）约10分钟，密闭门窗，当晚6名患者均在该民房内居住，接触"汞蒸气"。

某市职防院于2013年6月16日凌晨至17日先后接诊6名患者，均为湖南人，亲戚关系，该院职业卫生检测中心检测急诊送的尿样，尿汞明显超标（见表1）。

**表1　患者尿汞结果**

| 患者 | 性别 | 年龄（岁） | 关系 | 尿汞结果（μg/g 肌酐） | 备注 |
|---|---|---|---|---|---|
| 1 | 男 | 32 | 户主 | 112.2 | |
| 2 | 女 | 31 | 妻 | 111.2 | |
| 3 | 女 | 2 | 女 | 1317.8 | 病情重，胸片示"右下肺及左肺渗出病变" |
| 4 | 男 | 6 | 儿 | 545.0 | |
| 5 | 男 | 27 | 妻弟 | 291.4 | 病情重，本院胸片、CT示"支气管炎并双肺渗出病变" |
| 6 | 女 | 25 | 弟媳 | 164.4 | |

注：尿汞正常参考值 <4μg/g 肌酐；职业接触生物限值 <35μg/g 肌酐。

### 2. 临床症状和体征

接触"汞蒸气"，第二天（6月15日）6人出现不同程度咳嗽、乏力、头晕，2人发热，1人双肺呼吸音粗，可闻及湿啰音。

### 3. 辅助检查

（1）6人中4人血常规：白细胞计数 $11\sim13\times10^9/L$，中性粒细胞百分比 65%~90%）。尿蛋白（＋），粪便常规正常。

（2）肝肾功能、电解质、凝血功能、血气分析等无明显异常。

（3）6人均尿汞升高：驱汞第一疗程第一次尿汞明显升高（2297.4μg/L；7145.8μg/g肌酐）（2370.8μg/L；6901.4μg/g肌酐）（14995.7μg/L；18791.0μg/g肌酐）（9497.9μg/L；10348.3μg/g肌酐）（9305.7μg/L；18215.2μg/g肌酐）（997.1μg/L；2663.5μg/g肌酐）。

（4）6人中有2人胸部CT：双肺轻度间质炎症改变，建议治疗后复查。双侧胸膜增厚及微量积液。

（5）6人中有1人心电图：窦性心律不齐。

（6）腹部B超：轻度脂肪肝声像；胆囊、脾、胰腺超声检查未见明显异常；双肾、双侧输尿管、膀胱超声检查未见明显异常；前列腺未见异常。心脏超声：心脏形态结构正常。彩色多普勒超声未见明显异常；左心室收缩及舒张功能正常。

4. 临床诊断

急性中度汞中毒（ICD-10：T56.101），依据《职业性汞中毒诊断标准》（GBZ 89—2007）。

5. 治疗和转归

迅速脱离环境，脱去污染衣服，静卧，保暖。立即给予驱汞、糖皮质激素抗炎、抗中毒、抗感染、营养支持等综合治疗。所有患者均住院接受5~6个疗程驱汞治疗，给予二巯丙磺钠注射液250mg/次，肌肉注射，连续治疗3~5天为一个疗程，同时留取24小时尿检测尿汞。6例患者临床症状均缓解，尿汞正常，复查胸部CT肺部渗出性病变完全吸收。

## 三、分析讨论

1. 本次中毒事件特点

本次事件为群体性急性汞中毒，在"水银土法炼金"过程中因短时间内吸入高浓度汞蒸气所致，由于发病早期仅为呼吸道刺激症状，未予以重视，当地医院按照上呼吸道感染对患者进行简单的对症处理，患者病情发展迅速，造成其中一9个月大的婴儿在当地疑似因呼吸衰竭而死亡，经反复调查，患者才提供隐瞒在居住套房内违规"水银土法炼金"的事实，其余 6 人送至我院后立即予驱汞治疗，均治愈出院。

2. 中毒患者临床特征

短时间内呼吸道吸入高浓度汞蒸气，有如下临床特点：①起病急骤；②有发热及全身中毒症状；③吸入者可出现口干、咳嗽、胸痛等呼吸道症状；④可伴有肾脏损伤表现；⑤神经系统体征不明显；⑥尿汞明显升高。以急性、亚急性发病，呼吸系统症状最为明显。本例 6 人均有不同程度的发热和上呼吸道刺激症状，其中 2 人并发急性支气管炎及急性支气管肺炎，在金属络合剂驱汞治疗的同时，给予糖皮质激素消炎、化痰止咳、抗感染等对症支持治疗后均治愈出院。

3. 事件发生原因分析

违反作业相关规定使用土法炼金，当时有大量高浓度汞蒸气挥发。由于汞蒸气无色、无味、无刺激性，不易被人察觉，汞中毒临床表现多不典型，缺乏特异性，很容易出现误诊。

4. 建议及对策

（1）与汞相关的工作必须采用密闭操作，工作间安装通风、排气设备，使用汞及其制剂应避免洒落在地面上。

（2）做好个人防护工作，汞接触者要定期体检。

（3）含汞农药要封闭保存，拌药后的种子要保存好，防止误用及小儿误食。

（4）防止小儿取食或接触含汞的油漆、玩具、家具等。

（5）防止孕妇、乳母、小儿摄食被汞污染的水生动物。

（6）服用含汞药物要严格掌握剂量与天数，防止过量，小儿忌用含汞药物。

## 四、案例点评

1. 本次毒物的物理化学性质

汞为银白色液态金属，广泛存在于自然界，常温中即有蒸发，各种自然现象可使汞不断循环，并为动植物所吸收。随着工业发展，汞的用途越来越多，产量剧增，使得大量的汞进入自然界，对人类健康构成严重威胁。汞中毒防治已成为世界各国共同面临的重要课题。各种形态的汞及其化合物都会对机体造成以神经毒性和肾脏毒性为主的多系统损害，不同途径进入机体产生毒性的机制不完全相同。

**2. 中毒机制**

短时间内经呼吸道吸入高浓度汞蒸气，造成以呼吸系统、神经系统、肾脏及消化系统为主的多系统损害。由于汞蒸气无色、无味、无刺激性，不易被人察觉，汞中毒临床表现多不典型，缺乏特异性，很容易出现误诊。汞中毒的发病机制：①汞离子与体内的巯基具有高度亲和性，可造成含巯基酶和含巯基受体的活性改变；②汞离子还能与各器官（包括中枢神经系统）组织蛋白结合形成汞蛋白，从而使细胞发生各种营养不良性变化，甚至坏死；③激活钙离子介导的反应，如磷脂水解过程激活后，可使花生四烯酸、血栓素、氧自由基等大量生成，造成组织损伤；④汞还具有免疫致病性，不仅可引起免疫性肾小球损伤，尚可抑制T淋巴细胞功能，从而妨碍机体免疫调节机制。经呼吸道进入体内的汞蒸气，80%被吸收并迅速通过细胞膜扩散进入血液，急性接触大剂量汞蒸气具有明显刺激作用，轻者作用于呼吸道黏膜，引起局部炎症，重者引起肺炎及肺水肿，导致呼吸衰竭。患者口腔—牙龈炎症状多见且较严重；多数有胃肠道症状；部分患者出现皮疹。

**3. 救治经验**

本组病例提示，吸入汞蒸气后呼吸系统损害症状明显，部分病例出现间质性肺炎、低氧血症，呼吸道吸入被认为是急性汞中毒的损害最为严重，也是容易引起肺功能受损甚至死亡的最重要的原因，在临床上应引起重视。及时给予糖皮质激素、化痰止咳、抗感染等对症支持治疗后均能治愈出院。作为医务人员，能清楚认知汞中毒患者早期是以哪个系统损害为主，哪些损害容易留有后遗症，及时采取有目的的治疗是非常重要的，特别是对于儿童患者。急性汞中毒需与急性上呼吸道感染、感染性肺炎、药物过敏、传染性疾病等相鉴别。尿汞明显增高具有重要的诊断价值。尿汞含量多不与症状体征平行，仅可作为过量汞接触的依据；若尿汞不高，可行驱汞试验，以利确诊。

（张伊莉、刘移民　广州市职业病防治院）

**参考文献：**

［1］何凤生．中华职业医学［M］．北京：人民卫生出版社，1999：230-241．

［2］张伊莉，刘薇薇．急性桐油中毒 25 例报告［J］．中国工业医学杂志，2008，21（1）

［3］Aschner M．Mercury toxicity［J］．Biomed Res Int，2001，138（3）：450-451．

［4］沈伟，邱泽武，彭晓波．汞中毒的现状及诊治研究进展［J］．中国临床医生，2012，40（8）：24-27．

［5］叶然航，马军．误服升汞引起急性汞中毒肾功能衰竭 1 例报告［J］．化工劳动保护：工业卫生与职业病分册，1993，14（2）：2．

［6］姜文忠，王东静，马玉芝，等．误服氯化汞致多脏器功能衰竭一例报告［J］．职业卫生与应急救援，2007，25（1）：51．

［7］王晶，许雪春．以植物神经功能紊乱为表现的隐匿式汞中毒误诊 2 例分析［J］．职业卫生与应急救援，2011，29（5）：277-278．

［8］钟丽萍，朱宁，李芳华．86 例汞中毒误诊分析［J］．应用预防医学，2010，16（2）：105．

［9］达春和，孙德兴，李晓凤，等．34 例急性汞中毒呼吸系统损害临床分析［J］．工业卫生与职业病，2011，37（5）：307-310．

［10］李树强，赵金垣，徐希娴．不同接触途径所致急性亚急性汞中毒的分析研究［J］．中国工业医学杂志，2003，16（6）：324-327．

［11］任铁石．汞中毒患者肝肾功能损害临床分析［J］．职业与健康，2008，24（13）：1246-1249．

［12］Landrigan P J，Wright R O，Birnbaum L S．Mercury toxicity in children［J］．Science，2013，342（6165）：1447．

［13］中华人民共和国卫生部．GBZ 89—2007 职业性汞中毒诊断标准［S］．北京：人民卫生出版社，2007．

［14］Baum C R．Treatment of mercury intoxication［J］．Curr Opin Pediatr，1999，11（3）：265-268．

［15］赵金垣，王世俊．我国职业中毒性肾病的临床研究进展［J］．中华劳动卫生职业病杂志，1998，16（5）：365-367．

［16］郝凤桐，牛颖梅．48例化妆品汞中毒临床分析［J］．中国工业医学杂志，2008，21（6）：368-370．

## 案例21：急性羰基镍中毒事件应急处置

### 一、事件经过

2012年12月7日，某市一化工厂苯胺分厂4名工人在检修催化反应装置更换镍基催化剂过程中，发生一起急性中毒事件。2012年12月6日，该厂氢气转化炉出现异常，经检查发现有转化管破裂，遂停车检修。7日14:00开始拆卸转化管，卸放镍基催化剂时工人嗅到炕洞土气味，工作约30分钟后3人感头昏、头痛、全身乏力、咽部不适，未引起重视，约4小时后完成卸放工作；当晚3人出现胸闷、气短、干咳、畏寒、发热等症状，自服感冒药无效；8日坚持完成全天工作，其间3人均有咳嗽、乏力、呼吸困难进行性加重，夜间1人被"120"急送当地医院救治；9日清晨，另2人到当地医院就诊。还有1名同时参与卸放催化剂的工人，于8日晚上出现胸闷、胸痛、呼吸困难症状，于9日10时到当地医院就诊。4例患者在当地医院急诊予抗感染治疗，症状一度减轻，于10日上午均因呼吸困难无缓解，急转市内一大型综合医院继续治疗，入院时3例表现为ARDS的肺泡性肺水肿，1例出现间质性肺水肿。

### 二、处置过程

1.现场调查和检测

（1）卫生学调查

该厂氢气转化炉是利用天然气（$CH_4$）与水蒸气（$H_2O$），在 >800℃和一定压力条件下，经镍基催化剂（主要成分为氧化镍）催化生成CO

和 $H_2$ 用于合成苯胺。催化反应装置位于露天，四周无遮挡，主要由两侧 7 根竖立的圆柱形转化管构成，每根管直径 0.1 米、高 14 米；管内装填约 120 千克固态柱状带孔镍基催化剂。

12 月 6 日，转化炉停车冷却，对反应系统停止加温，然后用氢循环吹除管路中残气。12 月 7 日，共 30 名工人参加此次检修工作，其中 2 人负责转化管底部法兰拆除，2 人负责卸放催化剂并转运至挑选处；26 人在距离催化反应装置约 7 米的空地处挑选、回收形态完整的催化剂工作，操作中未嗅到异常气味，未出现中毒病例。因本次检修工期紧迫，原本 4 天的检修任务要求 2 天内完成，催化反应系统停车冷却未降至 205℃以下，且氢循环未能彻底吹净管路中 CO，镍基催化剂中以金属镍存在的中间产物与 CO 反应生成羰基镍。

检修工作均在露天进行，拆除法兰和卸放催化剂的 4 名工人戴普通防尘口罩，挑选催化剂的 26 名工人未佩戴呼吸防护用品，现场未采取机械通风措施。所有工人既往职业健康体检资料显示除 1 人患有慢性支气管炎外，均未发现慢性呼吸系统疾病。4 名拆卸催化剂的工人曾多次参加此项工作，既往也出现过操作后头昏、头痛、乏力、干咳不适，自认为是"上感"，未就医，也未向单位主管报告，经短期休息后症状自行缓解。该厂曾进行建设项目职业病危害评价，经评估检修岗位存在高温、粉尘、一氧化碳等职业病危害因素。

（2）实验室检测

本次事件发生后当地安监部门现场调查，查看反应系统监测装置监测记录：在卸放催化剂的过程中，空气中羰基镍浓度为 1.3mg/m³（MAC 0.002mg/m³），为国家标准的 650 倍。

2.临床症状体征

病例甲，男，38 岁，负责转化管底部法兰拆除，工作后出现干咳、胸闷、乏力、低热（37.6℃）、头昏、心悸等症状。自服感冒药后无效，体温升至 38.8℃。9 日当地医院胸片提示双肺散在炎症，经输液治疗体温稍降低。10 日出现咳嗽、咯大量白色泡沫痰、进行性呼吸困难。既往有"慢性支气管炎"史，对"头孢类"药物过敏。查体：T 37.3℃，P 118 次/分，R 30 次/分，BP 138/78mmHg。急性病容，端坐呼吸。

口唇轻度发绀，双肺闻及大量细湿啰音及哮鸣音。心率118次/分，律齐，无杂音。腹部及神经系统（−）。

病例乙，男，30岁，负责转化管底部法兰拆除，工作后出现与甲相同症状，体温37.5℃。8日症状加重，体温升至38℃，自服感冒药无效。9日当地医院胸片提示双肺散在炎症，经输液治疗体温稍降低。10日出现咳嗽、咯大量白色泡沫痰、进行性呼吸困难急诊入院。既往健康。查体：T 37℃，P 113次/分，R 25次/分，BP 89/60mmHg。急性病容，端坐呼吸。口唇轻度发绀，双肺闻及较大量细湿啰音。心率113次/分，律齐，无杂音。腹部及神经系统（−）。

病例丙，男，38岁，负责卸出催化剂及转运至7米外空地，工作后出现胸闷、乏力、低热（37.5℃）等症状。9日出现活动时呼吸困难，当地医院行胸片、心电图正常，经静脉应用注射用青霉素钠和地塞米松磷酸钠注射液20mg治疗后稍好转。10日呼吸困难加重，与前2例患者一起转院。既往患"乙肝"15年。查体：T 37℃，P 118次/分，R 25次/分，BP 113/57mmHg。急性病容，端坐呼吸。口唇轻度发绀，双肺闻及较多细湿啰音。心率118次/分，律齐，无杂音。腹部及神经系统（−）。

病例丁，男，41岁，负责卸出催化剂及转运至7米外空地，工作后出现胸闷、乏力、低热37.5℃等症状，9日出现活动后呼吸困难，当地医院给予静脉应用地塞米松磷酸钠注射液40mg等治疗后明显好转。10日因3名工友病情危重转院，遂通知转院治疗。既往健康。查体：T 36.5℃，P 78次/分，R 20次/分，BP 118/84mmHg。口唇无发绀，双肺呼吸音粗糙，双下肺闻及少量细湿啰音。心脏、腹部及神经系统（−）。

3. 辅助检查

病例甲：（12月10日）血常规示白细胞计数 $12.4 \times 10^9$/L，中性粒细胞百分比88%。血气分析（吸氧3L/min）示pH 7.40，$PCO_2$ 40.4mmHg，$PO_2$ 45mmHg，$HCO_3^-$ 27mmol/L，$SO_2$ 81%，$PaO_2/FiO_2$ 136。肝功、肾功、电解质、心肌酶谱、凝血功能未见明显异常。心电图示窦性心动过速，心率125次/分。胸部CT见双肺大片状磨玻璃影，双侧胸膜增厚。（12

月 11 日）血镍 9.6μg/L，尿镍 158.2μg/L。

病例乙：（12 月 10 日）血常规示白细胞计数 13.41×10⁹/L，中性粒细胞百分比 92.1%。血气分析（吸氧 3L/min）示 pH 7.41，PCO$_2$ 39.1mmHg，PO$_2$ 71mmHg，HCO$_3^-$ 24.8mmol/L，SO$_2$ 86%，PaO$_2$/FiO$_2$ 215。 肝功、肾功、电解质、心肌酶谱、凝血功能正常。心电图示窦性心动过速，心率 113 次 / 分。胸部 CT 见双肺野透光度降低，双肺上叶及下叶见斑片状高密度影，双侧少量胸腔积液，双侧胸膜增厚、粘连。（12 月 11 日）血镍 23.8 μg/L，尿镍 587.6 μg/L。

病例丙：（12 月 10 日）血常规示白细胞计数 10.1×10⁹/L，中性粒细胞百分比 90.3%。血气分析（吸氧 3L/min）示 pH 7.41，PCO$_2$ 40.4mmHg，PO$_2$ 45mmHg，HCO$_3^-$ 27mmol/L，SO² 81%，PaO$_2$/FiO$_2$ 136，肝功 ALT 85IU/L、GGT 112IU/L。肾功、电解质、心肌酶谱、凝血功能正常。心电图示窦性心动过速，心率 118 次 / 分。胸部 CT 见双肺野透光度降低，多发斑片状高密度影，双侧胸膜增厚、粘连。（12 月 11 日）血镍 11.8μg/L，尿镍 217.4μg/L。

病例丁：（12 月 10 日）血常规正常。血气分析示 pH 7.41，PCO$_2$ 39.9mmHg，PO$_2$ 136mmHg，HCO$_3^-$ 25.5mmol/L，SO$_2$ 99%。肝功、肾功、电解质、心肌酶谱、凝血功能正常。心电图未见异常。胸部 CT 见双肺散在斑片状磨玻璃密度影，主要沿支气管走行分布。双肺下叶少许条索影。（12 月 11 日）血镍 14.8μg/L，尿镍 287.3μg/L。

4. 临床诊断

根据患者以急性呼吸系统为主的临床表现、胸部影像学改变、血气分析及血镍、尿镍超标，结合现场空气中检测出羰基镍，依据《职业性急性羰基镍中毒诊断标准》（GBZ 28—2010），经职业病诊断组诊断急性重度羰基镍中毒 3 例，急性中度羰基镍中毒 1 例。

5. 治疗和转归

病例甲：10 日入院 APACHE Ⅱ 评分 6，立即半卧位休息，无创呼吸机 BiPAP 模式，吸氧浓度 50%，PEEP7 辅助呼吸。予以连续 3 日分两次静脉推注注射用甲泼尼龙琥珀酸钠 160mg/ 日抗炎防治肺水肿，20%EDTA 1 克驱镍；同时莫西沙星氯化钠注射液防治感染、盐酸氨溴索溶液祛痰、二羟丙茶碱注射液平喘、血必净注射液清除炎症介质、注射用兰索拉唑抑酸和对症支持治疗。11 日加用 10 毫克呋塞米注射液消除肺水肿，股静脉穿刺置管行血浆灌流治疗 3 小时。12 日复查血常规示白细胞计数 $9.94 \times 10^9/L$，中性粒细胞百分比 78.3%，血气分析（$FiO_2$ 45%）示 pH 7.40，$PCO_2$ 40.9mmHg，$PO_2$ 47mmHg，$HCO_3^-$ 25.6mmol/L，$SO_2$ 83%，$PaO_2/FiO_2$ 104。继续无创辅助通气，吸氧浓度 45%，PEEP 5。20 毫克呋塞米注射液分两次静推。13 日患者感心累及呼吸困难有所缓解，体温降至正常；肺部细湿啰音减少、干鸣音消失；复查血镍 8.3μg/L，BG（$FiO_2$45%）：pH 7.34，$PCO_2$ 40.2mmHg，$PO_2$ 64mmHg，$HCO_3^-$24.3mmol/L，$SO_2$ 92%，$PaO_2/FiO_2$ 142。14 日起停用无创呼吸机、注射用甲泼尼龙琥珀酸钠、EDTA 驱镍治疗，改为持续面罩吸氧 5L/min，30 毫克呋塞米注射液分三次静推。15 日复查血常规：白细胞计数 $7.28 \times 10^9/L$，中性粒细胞百分比 91.4%；患者呼吸困难进一步好转，呋塞米注射液减至 20mg 分二次静推。17 日患者口唇发绀消失，心肺查体（－）；复查血气分析（3L/min）pH 7.39，$PCO_2$ 43.8mmHg，$PO_2$ 70mmHg，$HCO_3^-$ 26.3mmol/L，$SO_2$ 93%，$PaO_2/FiO_2$ 212，胸部 CT 示炎症病灶部分吸收；呋塞米注射液减至 10 毫克静推。18 日起停用呋塞米注射液和抑酸等治疗，继续面罩吸氧，防治感染、祛痰、清除炎症介质治疗。19 日复查血镍已 <1.4μg/L。23 日患者呼吸困难消失，复查血常规、肝功、肾功正常，胸部 CT 示炎症明显吸收。27 日偶有胸闷症状，可间断下床活动，复查血气分析正常，血镍 <1.4μg/L，胸部 CT 示炎症基本吸收，停用抗生素。30 日出院，肺功能检查正常。

病例乙：10 日入院 APACHE II 评分 6，立即半卧位休息，持续面罩吸氧 3L/min。予以连续 3 日分两次静脉推注注射用甲泼尼龙琥珀酸钠 160 毫克抗炎防治肺水肿，20%EDTA 1 克驱镍；同时注射用头孢匹胺钠防治感染及祛痰、平喘、清除炎症介质、抑酸和对症支持治疗。11 日起静推呋塞米注射液 10mg/ 天消除肺水肿，股静脉穿刺置管行血浆灌流治疗 3 小时。12 日生命体征转平稳，复查血常规白细胞计数 $13.05 \times 10^9/L$，中性粒细胞百分比 94%，血气分析（吸氧 3L/min）：pH 7.39，$PCO_2$ 39.5mmHg，$PO_2$ 63mmHg，$HCO_3^-$ 23.8mmol/L，$SO_2$

92%，$PaO_2/FiO_2$ 191。13 日患者感心累及呼吸困难缓解，肺部细湿啰音减少；复查血镍 14.4μg/L，血气分析（吸氧 3L/min）pH 7.42，$PCO_2$ 42.7mmHg，$PO_2$ 76mmHg，$HCO_3^-$ 23.8mmol/L，$SO_2$ 95%，$PaO_2/FiO_2$ 230。14 日起停用注射用甲泼尼龙琥珀酸钠、呋塞米注射液、EDTA 驱镍治疗。15 日痰液回报找到革兰氏阳性球菌及革兰氏阴性杆菌（细胞外），血气分析（吸氧 3L/min）：pH 7.41，$PCO_2$ 43.3mmHg，$PO_2$ 89mmHg，$HCO_3^-$ 27.3mmol/L，$SO_2$ 98%，$PaO_2/FiO_2$ 270。17 日患者呼吸困难明显好转，口唇无绀，肺部闻及少量细湿啰音；复查血常规示白细胞计数 $9.1 \times 10^9$/L，中性粒细胞百分比 62.1%；BG（吸氧 3L/min）pH 7.51，$PCO_2$ 26mmHg，$PO_2$ 197mmHg，$HCO_3^-$ 26mmol/L，$SO_2$ 98%，$PaO_2/FiO_2$ 597；胸部 CT 示炎症病灶部分吸收，胸腔积液增多；改为间断低流量吸氧，开始第二疗程连续 3 天 EDTA 驱镍治疗。19 日复查血镍 2.8μg/L，痰液检查正常。20 日停用 EDTA 驱镍治疗，22 日患者症状体征消失。25 日复查胸部 CT 示肺部炎症基本吸收，胸腔积液减少，停用抗生素。27 日出院，复查血镍 <1.4μg/L，肺功能检查正常。

病例丙：入院 APACHE II 评分 6，立即半卧位休息，持续面罩吸氧 3L/min。予以连续 3 日分两次静脉推注注射用甲泼尼龙琥珀酸钠 160 毫克抗炎防治肺水肿，20%EDTA 1 克驱镍；同时注射用头孢匹胺钠防治感染及祛痰、平喘、保肝、清除炎症介质、抑酸和对症支持治疗。11 日静推呋塞米注射液 10 毫克消除肺水肿，经上述治疗后，患者呼吸困难缓解，口唇发绀消失，肺部细湿啰音减少，$SO_2$ 维持 95% 以上。13 日复查血常规白细胞计数 $11.66 \times 10^9$/L，中性粒细胞百分比 87%，肝功 ALT 58IU/L，GGT 79IU/L，血镍 10.6μg/L。14 日起停用注射用甲泼尼龙琥珀酸钠、EDTA 驱镍治疗。17 日患者症状、体征消失，复查血常规示白细胞计数 $9.7 \times 10^9$/L，中性粒细胞百分比 82.1%，血气分析正常；胸部 CT 提示炎症病灶明显吸收，停氧疗；开始第二疗程连续 3 天 EDTA 驱镍治疗。19 日复查血镍 6.1μg/L，血常规、肝功和血气分析正常。20 日停用抗生素、EDTA 驱镍治疗。24 日开始第三疗程连续 3 天 EDTA 驱镍治疗。27 日出院，查血镍 <1.4μg/L。

病例丁：给予间断低流量吸氧。连续 3 日分两次静脉推注注射用甲泼尼龙琥珀酸钠 160 毫克抗炎防治肺水肿，静脉滴注 20%EDTA 1 克驱镍。同时注射用头孢匹胺钠防治感染及祛痰、平喘、清除炎症介质、抑酸等治疗。13 日患者未诉不适，肺部细湿啰音减少；复查血常规、血气分析正常，血镍 7.5μg/L。14 日起停用注射用甲泼尼龙琥珀酸钠、EDTA 驱镍治疗。17 日患者肺部体征消失，复查血常规、肝功、肾功正常，胸部 CT 提示病变吸收，停氧疗；开始第二疗程连续 3 天 EDTA 驱镍治疗。19 日复查血镍 <1.4μg/L。20 日治愈出院。

## 三、分析讨论

1. 本次中毒事件特点

羰基镍，是一种高毒金属有机化合物。该催化反应装置在正常开停车和运转时，生成羰基镍可能性很小；但在一定温度和压力下，镍基催化剂中以金属镍存在的中间产物与系统中 CO 反应生成羰基镍，装置在停车检修，卸放催化剂时，羰基镍外泄到空气中，工人经呼吸道吸入，引起中毒。从 4 名检修工人发生本次中毒事件和既往多次检修后出现头昏、头痛、乏力、干咳不适，可看出工人对系统内化学反应和可能生成羰基镍毫无认识，未针对羰基镍进行有效防护下，较长时间暴露于毒物环境中；出现中毒症状也毫无察觉，认为是"感冒"症状，而未及时诊治。从中毒事件发生后的处置过程，又看出企业管理和技术人员也不清楚中毒原因，也不能向医生提供患者病因有效线索，延误患者早期有效救治。直至该市中毒控制中心专家通过现场调查，结合患者临床表现，才查明中毒病因，并有效指导患者临床救治。

2. 中毒患者临床特征

4 例患者以早期相似的"上感"症状发病，随后出现干咳、进行性呼吸困难等明显的呼吸系统症状，4 天后进展为 3 例表现为 ARDS 的肺泡性肺水肿，1 例出现间质性肺水肿；经现场卫生学调查明确为急性羰基镍吸入。根据《职业性急性羰基镍中毒诊断标准》（GBZ 28—2010），3 例诊断为职业性急性重度羰基镍中毒，1 例诊断为职业性急性中度羰基镍中毒。急性羰基镍中毒的早期症状与"上感"相似，因其脂溶性特点出现严重肺损伤有较长潜伏期，给早期诊断和鉴别诊断带来很大困难，常导致病情延误而引发严重后果。

3.事件发生原因分析

本次事故的原因有以下几个方面：①检修时间由4天压缩成2天，未能充分降温和置换出循环管道中的一氧化碳，导致大量羰基镍生成；②本次检修更换了全部转化管，卸放催化剂的量较以往更大；③企业事前不清楚在检修过程中是否有可能接触羰基镍，未采用有效的防护措施，且当多名检修工人出现类似症状时，未意识到中毒可能并未及时采取相应措施；④工人的自我保护意识薄弱，既往虽多次出现症状，但未引起重视并报告厂方；此次出现明显中毒症状后，仍继续工作，未及时就诊。

4.建议及对策

为避免类似中毒事故发生，提出如下建议：①企业应加强规范化操作管理，重视异常生产条件下职业病危害因素的识别，并进行有效作业现场和个人防护；②强化中毒意识，一旦发生多人出现相似症状的情况，应第一时间考虑急性中毒可能，及时采取应对措施；③避免有职业禁忌证的工人从事有毒有害工作；④工人要加强职业卫生知识学习，提高自我保护意识，主动了解工作环境中接触的毒物知识、自救和互救常识；工作中出现意外情况或身体不适症状，应立即脱离现场到空气新鲜处休息，并及时报告和就医。

## 四、案例点评

1.本次毒物的物理化学性质

羰基镍分子式 $Ni(CO)_4$，常温下为无色易挥发性液体，有潮湿尘土气味，熔点 $-19.3℃$，沸点 $43℃$，不溶于水，易溶于苯、醇等多数有机溶剂。在室温下即可分解为氧化镍和一氧化碳，可爆易燃。

镍化合物中以羰基镍毒性最大，属高毒类被列入原卫生部 2003 年颁布的《高毒物品目录》；国外曾报道，羰基镍引起肺癌平均发病工龄为 27 年，已被国际癌症研究中心（IARC）确认为人类致癌物。急性毒性：$LD_{50}$ 39mg/kg（大鼠腔膜内）；63mg/kg（大鼠皮下）；$LC_{50}$ 35ppm，7 小时（大鼠吸入）。

2. 中毒机制

吸入高浓度羰基镍蒸气，因其强脂溶性，迅速经呼吸道吸收，引起以呼吸系统损害为主的疾病。患者首先出现头痛、眩晕、步态不稳、胸闷、恶心等症状，经 12~36 小时后可出现咳嗽、胸闷、胸痛、呼吸困难以致肺水肿，重者出现神志模糊或昏迷可致脑水肿，并可使心肌损害。

脂溶性羰基镍迅速穿透肺泡壁，以分子形式造成肺泡上皮细胞损伤，破坏肺泡表面活性物质；抑制肺毛细血管内皮细胞中含巯基的酶，损伤内皮细胞，引起肺毛细血管壁通透性增高，肺间质渗出增加，血浆中水分和蛋白漏出至肺间质和肺泡内形成肺水肿。中毒诱发产生的脂质过氧化产物和炎症介质，引发一系列复杂的级联炎症反应，进一步加重肺泡壁损伤和肺水肿。还可影响 RNA 聚合酶，干扰 RNA 合成。急性羰基镍中毒尚可见肝小叶中央区瘀血、坏死；大脑皮层血管扩张、出血，尤以白质部分为明显。

3. 救治经验

目前国内外对急性羰基镍中毒尚无特效解毒药物，DDC 和戒酒硫等螯合剂作为试验药品，虽已有动物研究报告，但临床应用仅有个案报道。根据前述中毒机制，治疗原则以防治中毒性水肿、合理氧疗为主，辅以防治感染和对症支持治疗。大量临床实践证明，早期使用足量糖皮质激素，可明显减轻羰基镍中毒引起的肺水肿。本文 4 例患者经静脉应用注射用甲泼尼龙琥珀酸钠 3 天后，肺水肿均控制，提示激素治疗化学性肺损伤的有效性。病例丁早期足量应用了地塞米松磷酸钠注射液，表现为病情最轻、病程最短、愈后最佳，有力地证明了早期足量应用糖皮质激素的必要。此外治疗严重肺水肿需应用髓袢利尿剂利尿，但应注意维持电解质和酸碱平衡。合理氧疗纠正顽固性低氧血症，是治疗的关键。在面罩给氧无法维持患者氧合时，应用 BiPAP 模式无创呼吸辅助通气，帮助其渡过危险期。呼吸膜损伤和肺水肿时，易继发感染，抗生素合理应用十分重要。同时抗氧化剂和清除炎症介质药物的应用可增加疗效。

尚慧、马国煜等用动物实验发现大鼠急性羰基镍染毒后，血镍浓度与暴露剂量呈正相关。吸入的羰基镍可由呼气中以原型排出体外，未呼出的毒物在细胞内缓慢分解成镍离子和 CO，镍离子经尿液和粪便排出。4 例患者诊治过程，可看出血镍、尿镍检查能提示羰基镍接触，但不是诊断分级的依据。EDTA 驱镍治疗对急性羰基镍中毒并无确切疗效，非治疗首选；防治肺水肿，保护呼吸膜功能，使毒物更多以原型经呼气排出是治疗的重点。已出现严重肺水肿时，血浆灌流对清除体内羰基镍有一定效果，可缩短治疗时间。

（贺炜　重庆市职业病防治院）

**参考文献：**

［1］王从梁. 加氢催化剂卸剂风险分析与防范措施［J］. 广东化工，2011，38（1）：103-104.

［2］中华人民共和国卫生健康委员会. 工作场所有害因素职业接触限值　第 1 部分：化学有害因素：GBZ 2.1—2019［S］. 北京：法律出版社，2019.

［3］中华人民共和国卫生部. 职业性急性羰基镍中毒诊断标准：GBZ 28—2010［S］. 北京：法律出版社，2010.

［4］石永胜，陈大方. 加氢装置中羰基镍的生成及预防［J］. 内蒙古石油化工，2011，37（23）：47-49.

［5］唐玉樵，叶绿素，贺炜，等. 1 起急性羰基镍中毒事故调查［J］. 中国工业医学杂志，2014，27（3）：240.

［6］赵金垣. 临床职业病学［M］. 北京：北京大学医学出版社，2010（2）：243-247.

［7］陈家坤. 羰基镍与肺癌［J］. 广医通讯，1979（2）：15.

［8］赵业婷，赵金垣. 羰基镍毒性的研究与展望［J］. 中国劳动卫生职业病杂志，2006，24（5）：314-317.

［9］尚慧，马国煜，王秋英，等. 羰基镍急性吸入性致毒的研究［J］. 甘肃医药，2011，30（9）：513-517.

［10］罗琴，程宁. 镍化合物中毒解毒剂的研究现况［J］. 工业卫生与职业病，2010，36（6）：377-379.

［11］史志澄，孙仪，王世俊，等．急性羰基镍中毒——附 179 例临床分析．中华劳动卫生职业病杂志，1986（4）：284-286．

［12］王莹．急性化学中毒性肺损伤治疗的几个技术问题［J］．中国工业医学杂志，2002，15（6）：373-375．

［13］尚慧，马国煜．羰基镍急性吸入性致毒血清镍含量的变化［J］．甘肃医药，2012，31（9）：667-668．

［14］何凤生，王世俊，任引津，等．中华职业医学［M］．北京：人民卫生出版社，1999，8（1）：264-266．

# 第七节　有机锡砷化物中毒

## 案例 22：急性三甲基氯化锡中毒

### 一、事件经过

患者男，44 岁，2006 年 10 月 9 日至 2008 年 6 月 27 日在某市某窗帘制品有限公司押出部门从事胶粒机操作工作，总工龄 1 年 8 个月，2006 年 10 月 9 日至 2008 年 6 月 19 日每日工作时间为 8 小时，2008 年 6 月 20 日至 6 月 27 日工作时间为 12 小时，接触 PVC 粉、碳酸钙、安定剂、颜料等化学物，戴棉纱口罩防护。2008 年 6 月 27 日患者"头晕、全身乏力 4 天，加重 1 天"入住当地医院，既往无"周期性瘫痪、甲亢"病史。在当地医院予以改善脑循环、高压氧、营养神经（具体不详）等治疗，病情稍好转出院，但出院后仍遗留有反复头晕，伴全身乏力、精神差、心烦、胸闷、记忆力下降，注意力容易分散、容易发脾气、失眠。患者为进一步诊治于 2009 年 3 月入住某职业病医院。

### 二、处置过程

1. 现场调查和检测

（1）卫生学调查

该公司是一家从事塑料百叶窗帘制品生产的台资企业，胶粒车间共有员工 27 人，工作时间为三班制，全天 24 小时作业，工人没有戴防护口罩。高温作业，车间只有一个窗户、一台排气扇，无其他通风排毒设施，亦无防暑降温措施。其主要生产流程为：原料→配色，即在 PVC 粉中加入石粉、安定剂→搅拌混合（150℃，15 分钟）→冷却→热化（180℃）→制粒→押出→产品（胶片或胶条）→穿线→成品。历年未行工作场所职业病危害因素检测，亦未对工人进行职业健康检查。同工种工人 4 人出现"低钾血症"。

该公司一直使用同一厂家同一产品，没有更换产品原料，2006 年 5 月曾发生过类似事故（10 人出现"低钾血症"）病史。

（2）实验室检测

对该公司提供的塑料稳定剂进行三甲基氯化锡含量分析结果显示：三甲基氯化锡 49.1mg/kg。

2. 临床症状和体征

入院时症状：头晕、全身乏力。

当地医院入院时查体：体温 36.2℃，脉搏 64 次 /min，呼吸 20 次 /min，血压 120/90mmHg。神志清，表情淡漠，反应迟钝，懒言，对答尚切题，吐字欠清晰，计算力、记忆力极差。心肺腹查体未见明显异常。四肢肌力Ⅳ级，肌张力正常；生理反射存在，病理反射未引出，触痛觉正常。

3. 辅助检查

（1）脑 CT、脑电图未见异常。

（2）胸片、肝胆脾胰及双侧肾输尿管 B 超未见异常。

（3）心电图：窦性心律过缓。

（4）血常规、尿常规、大便常规、肝细胞酶、凝血功能无明显异常。

（5）2008 年 6 月 27 日生化：血钾 2.58mmoI/L。

2008 年 6 月 28 日生化：血钾 3.18mmoI/L，血钙 1.89mmoI/L，AST 47.7U/L。

2009 年 3 月 16 日生化：$K^+$ 3.61mmol/L。

（6）汉密顿焦虑量表：有严重焦虑症状。

4. 临床诊断

参照国家颁布的《职业性急性三烷基锡中毒诊断标准》（GBZ 26—2007），为方便实际工作，《职业性急性三烷基锡中毒诊断标准》又将此类中毒细分为三甲基锡（TMT）和三乙基锡中毒。根据三甲基锡中毒的诊断标准，结合患者病史：患者既往无"周期性瘫痪、甲亢"病史，工龄虽 1 年 8 个月，但起病前 1 周时间由原来的每日 8 小时增加为每日 12 小时，即工作量增加，致短期内大量接触有机锡等毒物；同工种工人 4 人出现"低钾血症"，属群体发病。排除了食物中毒、营养缺乏及感染等疾病，车间使用的塑料稳定剂检出三甲基氯化锡成分，故认为与职业因素有关。因此，本例患者诊断为"职业性急性中毒三甲基锡中毒"是恰当的。

5. 治疗和转归

入院后予以补钾、改善循环、营养神经、劳拉西泮片改善睡眠、盐酸氯米帕明注射液抗抑郁等治疗后，病情稳定后带药出院。

## 三、分析讨论

1. 本次中毒事件特点

三甲基氯化锡中毒的靶器官主要为大脑边缘和小脑，也可累及脑干、脊髓和背根神经节等，另有研究发现，TMT 可抑制脑室脉络丛腔膜面 Na-K-ATP 酶活性，导致脑脊液电解质失衡，诱发神经精神症状。本例患者接触 TMT 数日后出现神经、精神、心血管系统症状、反复出现低钾血症，符合急性三甲基锡中毒的病例特点。

2. 中毒患者临床特征

本例患者有明确的 TMT 接触史，接触途径为呼吸道吸入，临床表现典型，有头晕、全身乏力、神情淡漠、心烦、胸闷、记忆力下降、注意力容易分散、容易发脾气、失眠等症状，该公司提供的塑料稳定剂进行三甲基氯化锡含量分析结果显示：三甲基氯化锡 49.1mg/kg。符合职业性急性中度三甲基锡中毒的表现。

3. 事件发生原因分析

经调查该公司一直使用同一厂家同一产品，没有更换产品原料，2006 年 5 月曾发生过类似事故（10 人出现"低钾血症"）。本例患者中毒的原因是发病前 1 周工作时间延长，原来每日工作 8 小时，发病前 1 周工作时间延长至每日 12 小时。劳动者不知道稳定剂化学成分，自我保护意识较差，缺乏有效的个人防护用品，且每天工作 12 小时。提示，在使用 TMT 作为稳定剂的生产工序中，应做好个人防护，加强通风排毒，高温季节严禁加班，同时给工人补充含钾饮料。

4. 建议及对策

锡及其无机化合物大多数属于微毒或者低毒类，有机锡属于高毒类。TMT 属于有机锡，应在使用有机锡作为原材料的包装上标记有毒标志，做好个人防护，缩短每日工作时长，加强通风排毒。

含有机锡稳定剂的外包装上应标有成分、含量及可能造成的危害以及应急处理说明，供应商有法定义务向使用者提供合格的 MSDS（化学品安全技术说明书）。若更改原材料，使用新材料时要进行安全性评估。

## 四、案例点评

1. 本次毒物的物理化学性质

锡呈银白色，比重 7.28，熔点 231.89℃，沸点 2270℃，溶于酸和碱。锡及其无机化合物大多数属于微毒或者低毒类，有机锡属于高毒类。有机锡是锡和碳元素直接结合所形成的金属有机化合物，常见的有二烃基锡、三烃基锡、四烃基锡等。TMT 是三烃基锡的代表化合物。TMT 常温下是一种无色有腐草气味的结晶，遇热易挥发，溶于水亦溶于脂，常用作杀虫剂、消毒剂等，目前多用于热稳定剂、防腐剂等。

2. 中毒机制

TMT 常用作杀虫剂、消毒剂等，目前多用于热稳定剂、防腐剂等；可通过呼吸道、消化道和皮肤黏膜迅速进入机体，主要分布在红细胞、血浆、脾、肝、肾、心等处并长期蓄积，可通过血脑屏障进入脑内。TMT 的毒性为整个分子的作用，靶器官主要为大脑边缘系统和小脑，也可累及脑干、脊髓和背根神经节等，引起神经元变性、坏死；其机制一般认为与抑制细胞线粒体氧化磷酸化有关，很可能是作用于三磷酸腺苷形成的前一步骤；另有研究发现，TMT 可抑制脑室脉络丛腔膜面 Na-K-ATP 酶活性，导致脑脊液电解质失衡，诱发神经精神症状。还发现，不少 TMT 中毒患者出现低钾血症，其机制可能与 TMT 抑制肾小管和集合管细胞 $H^+$-$K^+$-ATP 酶活性，使 $K^+$ 重吸收和 $H^+$ 潴留（尿液碱化），最终导致低钾血症和代谢性酸中毒；由于尿液长期碱化，故易导致肾集合管和输尿管结石。

3. 救治经验

本案例中，患者在发病前 1 周工作时间延长，原来每日工作 8 小时，发病前 1 周工作时间延长至每日 12 小时；并且工作中使用的稳定剂化学成分不详，劳动者的自我保护意识较差，缺乏有效的个人防护用品。建议在使用有机锡作为原材料的工序中，外包装上应标记有毒标志，应做好个人防护，缩短每日工作时长，加强通风排毒。

治疗上急性中毒应立即脱离事故现场，卧床休息；皮肤或者眼受污染者，应立即用清水彻底冲洗。目前尚无特效解毒剂，主要予以对症支持治疗，积极改善脑组织代谢。TMT 中毒应注意控制精神症状和抽搐，中、重度中毒患者可使用高压氧治疗。

本例患者早期积极予以改善循环、营养神经、高压氧等治疗，症状能好转，半年后病情尚稳定，予以口服药物治疗能控制不适症状，但要完全恢复比较困难。

（刘雪萍、杨志前、刘移民　广州市职业病防治院）

**参考文献：**

[1] 王璐，陈凤英，等. 三甲基氯化锡中毒研究进展[J]. 中国职业医学，2017，44（1）：89-94.

[2] 柏志强，陈钊，曾宇明，等. 7 例职业性急性三甲基氯化锡中毒性脑病临床分析[J]. 国际医药卫生导报，2013，（11）：1611-1613.

[3] 赖关朝，杨子，武昕，等. 三甲基氯化锡对脉络丛 Na-K-ATP 酶活性的影响[J]. 广东医学，2012，（16）：2379-2382.

[4] 王国彬，李南春，黄旭，等. 国内 466 例有机锡中毒病例回顾性分析[J]. 医学信息（下旬刊），2011，（3）：59-60.

[5] 唐小江，夏丽华，赖关朝，等. 10 起三甲基氯化锡中毒事故及 56 例患者的血钾分析[J]. 中国职业医学，2004，（1）：11-14.

[6] 唐小江，夏丽华，陈嘉斌，等. 13 起三甲基氯化锡中毒事故 76 例临床研究[J]. 中国职业医学，2008，（2）：91-94.

[7] 高尔金，唐伟，孟建新，等. 有机锡热稳定剂的毒性及其控制与防护[J]. 塑料助剂，2011，（2）：46-49.

［8］林秋红，刘移民，刘薇薇，等．1起接触有机锡致低钾血症事故的调查分析［J］．中国职业医学，2007，34（4）：337-338．

［9］睢罡，武昕，罗巧，等．三甲基氯化锡的大鼠及小鼠蓄积毒性实验研究［J］．中国职业医学，2010（3）：181-182．

［10］Tang XJ，Xin Wu，Amber MD，et al．Toxicity of Trimethyltin and Dimethyltin in Rats and Mice［J］．Bull Environ Contam Toxicol，2013，90（5）：626-633．

## 案例23：急性三氧化二砷中毒

### 一、事件经过

南方某市某年某月某日傍晚约5时，某单位员工餐厅共有86人进食晚餐。大部分员工进餐后5~30分钟出现不同程度恶心、呕吐、腹痛、腹泻、头晕、头痛等症状，陆续急诊多家医院。经调查发现，凡在晚餐时进食过紫菜蛋花汤的员工均有上述症状，共47名患者均转至我院集中处置；疾病预防控制中心采样检测发现患者呕吐物中砷含量为15~30mg/L，紫菜蛋花汤中砷含量为750mg/L，其他食物中未检出毒物。患者最少饮汤25mL，最多约500mL，中位数为200mL。我院当晚对本院症状较明显的患者的尿样作急诊毒物检测，发现尿砷浓度为17.1~17.9pmol/L，未检出其他类毒物。经洗胃、吸附、导泄、二巯丙磺钠驱砷、补充微量元素、护肝、营养心肌、营养神经、支持、对症等治疗，8~27天后所有患者均临床治愈出院。1个月后回院复查的患者46人，复查结果：心电图异常8例，表现为T波改变（3例）、束支传导阻滞（3例）、频发多源房性期前收缩（1例）、频发室性期前收缩（1例）；肌电图表现为神经源性损害5例，其中4例再追踪观察2个月后恢复正常；CK-MB或AST明显升高3例。最终经公安局侦破，确认是一起投毒案件。

## 二、处置过程

### 1. 现场调查和检测

事发日傍晚约 5 时，该单位有 86 人在员工餐厅进食晚餐。在晚餐时进食紫菜蛋花汤的 47 名员工均在进餐后 5~30min 发病，饮汤量为 25~500mL，表现为头晕、头痛，恶心、呕吐、腹痛、腹泻等症状，以腹痛、腹泻、呕吐为明显。经调查，未进食紫菜蛋花汤的其他员工均无明显症状，该汤为中午剩下的，中午进食该汤的均无不适。疾病预防控制中心采样检测结果为：患者呕吐物中砷含量为 15~30mg/L，紫菜蛋花汤中砷含量为 750mg/L，其他食物中未检出毒物。我院收集所有患者入院治疗前尿样进行尿砷检测，结果为 1.56~17.90μmol/L，有 45 例尿砷 >1.9μmol/L。

初步考虑这是一起急性砷化物中毒的突发公共卫生事件。后经公安局侦破，确认为一起使用以三氧化二砷为主要成分的灭蚁药进行投毒的案件。

### 2. 临床症状和体征

47 例患者主要临床表现为头晕 31 例、头痛 13 例、乏力 22 例、呕吐 43 例、腹痛 29 例、腹泻 11 例、低血压 10 例、口周和（或）四肢麻木感 6 例。

### 3. 辅助检查

（1）尿砷：治疗前尿砷 1.56~17.90μmol/L，其中 45 例为 >1.9μmol/L（9.97+2.91μmol/L）。

（2）心电图：表现为 S-T 段下移、T 波倒置或低平 20 例，窦性心动过速或过缓 13 例，房性或室性期前收缩 3 例，房室传导阻滞 2 例。出院 1 个月后复查心电图异常 8 例：表现为 T 波改变（3 例），束支传导阻滞（3 例）、频发多源房性期前收缩（1 例）、频发室性期前收缩（1 例）。

（3）神经肌电图：轻度神经源性损害 5 例。

（4）生化、心肌酶：肌酸磷酸激酶升高 19 例（330.4+242.3U/L），肌酸磷酸激酶同工酶升高 27 例（41.6+15.2U/L），天门冬氨酸转氨酶升高 9 例（49.3+29.9U/L），丙氨酸转氨酶升高 14 例（62.7+48.9U/L），总胆红索升高 22 例（29.4+16.8μmol/L）。

（5）凝血功能：异常 39 例，凝血酶原时间为 20.7+1.8s，国际标准化比值为 1.6+0.1。

（6）尿常规：14 例异常（尿蛋白、红细胞、隐血等）。

4. 临床诊断

我国暂未有急性砷化物中毒的诊断分级标准，参照当时《职业性急性化学物中毒的诊断　总则》《职业性急性化学物中毒性肝病诊断标准》《职业性急性化学物中毒性心脏病诊断标准》《职业性急性化学物中毒性神经系统疾病诊断标准》和相关资料，经专家讨论我院制定了如下参考性诊断标准：（1）观察对象：食用含砷食物或水病史，出现恶心、呕吐、腹痛、腹泻等消化道症状，在短期内可以恢复者，尿砷在正常参考值范围内。（2）轻度中毒：尿砷超过正常参考值并具有下列表现之一者：①急性胃肠炎表现持续 1 天以上，或导致不同程度脱水；②轻度心脏损害；③轻度肝损害；④轻度肾损害；⑤轻度溶血性贫血。（3）重度中毒：在轻度中毒的基础上，具备以下任一项表现者：①休克；②重度心脏损害；③重度肝损害；④重度肾损害；⑤中毒性脑病；⑥迟发性周围神经病。

经集体讨论诊断，47 例患者中，观察 2 例，轻度中毒 40 例，重度中毒 5 例。

5. 治疗和转归

经洗胃、吸附、导泄、二巯丙磺钠驱砷、补充微量元素、护肝、营养心肌、营养神经、支持、对症等治疗，8~27 天后所有患者均临床治愈出院。

46 名患者在门诊追踪，1 个月后回院进行复查，结果：心电图异常 8 例，表现为 T 波改变（3 例）、束支传导阻滞（3 例）、频发多源房性期前收缩（1 例）、频发室性期前收缩（1 例）；肌电图表现为神经源性损害 5 例，其中 1 例经治疗 4 个月恢复正常，其余 4 例无明显症状体征予再追踪，观察 2 个月后恢复正常；CK-MB 或 AST 升高 3 例。其中 4 例患者在肌肉注射部位及其他部位出现皮疹，考虑为药疹，可能与二巯丙磺钠有关，对症处理后均痊愈。

### 三、分析和讨论

**1. 本次中毒事件特点**

这是一起使用以三氧化二砷为主要成分的灭蚁药进行投毒导致的群体性突发公共卫生事件。中毒患者均符合砷化物（三氧化二砷）所致急性中毒的特点。

**2. 中毒机制及临床特征**

砷化合物的急性中毒可导致消化道、心、肝、肾、神经系统等多系统器官受损，急性毒性作用主要通过抑制含巯基酶的活性、促使氧化磷酸化解偶联、对血管壁直接损害等机制，并有致癌作用。三氧化二砷无异味，口服后易在消化道吸收，口服10~50毫克可急性中毒，致死量为60~600毫克。口服后出现口咽、胸骨后烧灼感，数分钟至数小时后出现急性胃肠炎表现，腹痛、恶心、呕吐、腹泻，大便呈米汤样或血性便，严重者出现胃肠功能衰竭，胃肠道表现可持续数日至数周。胃肠道症状明显可导致脱水、电解质紊乱、休克等。出现休克者预后差，除脱水外应注意砷直接对心肌、血管、延髓中枢的损害，口服大量者可因此于数小时内死亡。急性中毒所致心、脑、肝、肾损害均可在中毒早期出现，也可在数日后达到高峰。

急性中毒后1~3周可出现迟发性周围神经病变，可同时损害感觉、运动及自主神经，多以针刺痛、麻木等起病，很快出现腱反射减退、下肢乏力、肌肉萎缩等表现。其特点多为：双侧对称、四肢远端较近段严重、下肢较上肢严重。但也有极少数患者肌肉萎缩不对称。

急性中毒一周后可出现皮肤脱屑、色素沉着，40~60天后指（趾）甲可出现白色横纹（米氏线 Mees' Lines）。部分患者可出现类似慢性砷中毒的皮肤角化过度等皮肤改变。

**3. 事件发生原因分析**

据相关新闻报道，事发单位负责厨房打扫卫生的某员工被指"不满单位调动其工作，把怨气撒在同事头上"，其指甲和衣物中也检出砷成分。该案经法院审理认定为构成投放危险物质罪。

4.建议及对策

严格执行餐厅管理制度，完善餐厅的安全措施，严防外人进入。加工场所应该禁止无关人员进入。相关场所应禁止存放有毒物质。食品加工及保管应该具有相应的防范措施。做好员工的安全防范意识，注意员工的思想动态，一旦发现不安全因素应及时上报并采取相应措施。

## 四、案例点评

1.事件应对经验

我院急诊科短时间内接诊同一来源、类似症状的多名患者，立即上报。我院院内专家组 1 小时内均返院，中毒科医护全员集结，反应迅速。根据临床表现，专家组讨论考虑为非感染性食物中毒，重点排查砷化物中毒，立即对症状较明显的 3 名患者行急诊毒物检测，包括尿砷、血未知毒物分析（气质联用）等。检测中心回报：尿砷浓度为 17.1~17.9μmol/L，未检出其他类毒物。

政府部门接报后立即启动突发公共事件应急预案，所有患者转至中毒专科医院集中收治。疾病预防控制中心等相关部门迅速启动调查，进行了病例定义、病例搜索、流行病学调查、标本采集、实验室检查等一系列工作，锁定可疑食物为紫菜蛋花汤，采样检测发现患者呕吐物中砷含量为 15~30mg/L，紫菜蛋花汤中砷含量为 750mg/L，其他食物中未检出毒物。

启动突发公共事件应急预案后，临床中毒专家与公共卫生专家，甚至刑侦专家共同协作，可以迅速、准确找到事件原因，为控制事件发展、救治伤病员赢得宝贵时机。

2.临床救治经验

急性砷中毒暂无统一的诊疗规范，为了一线医务人员能够快速、精准诊治患者，我院专家组参照当时职业性急性中毒的诊断标准和相关资料，及时讨论并制定了参考性诊断标准以及初步的治疗方案。这在此类批量中毒患者救治中起到了重要作用。

急性砷中毒的主要治疗原则为洗胃、吸附、导泻、抗休克、二巯丙磺钠驱砷、补充微量元素、维持内环境稳定、保护各脏器功能、支持、对症等治疗。病程中应密切监测、早期发现心、脑、肝、肾的损害，予早期干预，可根据病情予适量糖皮质激素等。病情严重者，前3天需密切监测病情变化，加大补液、抗休克的基础上，密切注意酸中毒、DIC、严重的心律失常等，根据病情可选择血液净化治疗（血液灌流、血液透析或血浆置换）。急性期后注意防治迟发周围神经病。

（张程、刘移民　广州市职业病防治院）

**参考文献：**

［1］赵金垣. 临床职业医学(第3版)［M］. 北京：北京大学医学出版社，2017.

［2］任引津，等. 实用急性中毒全书［M］. 北京：人民卫生出版社，2017.

［3］邬堂春，牛侨，周志俊，等. 职业卫生与职业医学（第8版）［M］. 北京：人民卫生出版社，2017.

［4］中华人民共和国卫生部. GBZ 83—2013职业性砷中毒的诊断［S］. 北京：中国标准出版社，2013.

［5］肖发怀，陈丽丽，刘丽娟，等. 急性砷化物中毒的临床诊疗分析［J］. 世界最新医学信息文摘，2016，16（93）：34-35.

［6］罗春娥. 急性砷中毒致神经损害电生理表现1例报道［J］. 现代医药卫生，2015，31（22）：3526.

［7］Farzana Shumy，Ahmad Mursel Anam，AKM Kamruzzaman，et al. Acute arsenic poisoning diagnosed late［J］. Tropical Doctor，2016，46（2）.

［8］Schild Carlos，Giannitti Federico，Medeiros Rosane，et al. Acute lead arsenate poisoning in beef cattle in Uruguay［J］. Journal of veterinary diagnostic investigation：official publication of the American Association of Veterinary Laboratory Diagnosticians，Inc，2019，31（2）.

［9］PH Lu，JC Tseng，CK Chen，et al. Survival without peripheral neuropathy after massive acute arsenic poisoning：Treated by 2，3-dimercaptopropane-1-sulphonate［J］. Journal of Clinical Pharmacy and Therapeutics，2017，42（4）.

［10］刘薇薇，杨志前，张程，等. 急性生活性砷化物中毒临床特征及其影响因素［J］. 中华劳动卫生职业病杂志，2008，26（11）：645-648.

## 案例 24：油漆厂工人急性有机锡中毒

### 一、事件经过

某油漆厂 2 名工人，先后出现头晕、记忆障碍、胡言乱语、行为异常等症状，甚至出现夜间定向力障碍及外跑等精神症状，曾就诊于急诊科及神经内科，经相关检查排除中枢神经系统感染、脑血管意外、颅脑外伤、颅内占位、代谢障碍疾病、急性药物性中毒、心因性精神障碍等病因。起初曾被诊断为精神异常，病因不明。后发现二人为兄弟，一名 20 岁，另一名 16 岁。16 岁患者为外地来沪度假学生，因其兄在该企业务工，并且工艺简单，临时参加油漆工工作 7 个月，除油漆外，未接触其他有毒有害物质。同工种另有一名 40 岁男性，无明显症状。

二人均在生产某新品防锈漆数天后出现症状，该厂半年前曾更换过油漆，但未见原料 MSDS 资料。新更换的油漆为防腐漆，非木制品专用漆，主要用于船体钢板的防腐。工作场所职业卫生学调查显示无车间空气检测资料。工人工作时偶尔佩戴纱布口罩，有时佩戴纱布手套。

经过查阅资料，了解到油漆可按粉刷部位、表面效果、功能等进行分类，一般木质家具厂使用木器漆，主要有硝基漆、聚酯漆等，极少引起颅内压异常表现，而其他功能的油漆，如防锈漆为保护金属表面免受大气、海水等的化学或电化学腐蚀的涂料。可以通过颜料和漆料的适当配合，形成致密的漆膜以阻止腐蚀性物质的侵入，如添加铁红、铝粉、石墨防锈漆等。使用含三丁基锡、三苯基锡等有机锡化合物的油漆涂于船只、海洋建筑物等的表面，可有效防止海洋生物附着生长，起到防污的效果。

随后到厂内取样将防锈漆送检，发现其中含有三烷基锡成分，以三烷基乙基锡为主（2500~3000mg/100g）。患者诊断明确为职业性亚急性中度三烷基乙基锡中毒。经对症处理后，症状改善，治愈出院。

## 二、处置过程

### 1.临床症状和体征

患者均在无明显外伤及刺激的情况下发病，既往无相关病史。出现头晕、头痛，伴恶心、呕吐，呕吐物为胃内容物，呕吐频繁，并渐进性加重。乏力、失眠、健忘、甚至出现躁狂、胡言乱语、夜间定向力障碍、外跑等症状。

体格检查：神志清楚，对答切题，检查合作。皮肤巩膜无黄染，无瘀点瘀斑，无皮下出血点，浅表淋巴结未触及。双瞳孔等大等圆，直径2.5毫米，对光反射存在，视力模糊、畏光、复视。颈部抵抗，凯尔尼格征阳性。两肺呼吸音清，未闻及干湿啰音，心率72次/分，律齐，无杂音，腹软，无压痛，肝脾肋下未及，四肢肌力Ⅴ级，肌张力增高，膝反射亢进，髌阵挛（+），布鲁津斯基征阳性，巴彬斯基征阴性，查多克征阴性，闭目难立征阴性。

### 2.临床检查

（1）脑电图：1例高度异常脑电图，入院4周后复查界限脑电图；另1例入院1周轻度异常脑电图，入院4周复查为正常脑电图。

（2）头颅CT：1例大脑半球白质呈广泛对称片状低密度影，脑组织水肿。1例脑CT检查示"幕上脑白质对称性密度降低，伴脑组织肿胀"。

（3）颅脑MRI：1例双侧大脑半球白质广泛性对称性信号异常，首先考虑中毒性脑病；另1例未检查。

（4）心电图：1例T波改变，1例基本正常。

（5）肝、肾功能：基本正常。

（6）脑脊液：2例脑脊液压力增高。新型隐球菌未检出，抗酸杆菌阴性。

（7）1例查血锡0.048mg/L，尿锡0.134mg/L；另1例血锡0.098mg/L，尿锡0.148mg/L（正常参考值<0.013mg/L）。

### 3.治疗及预后

治疗上无特效解毒剂，主要应用糖皮质激素、对症支持治疗等综合治疗为主。予以积极降颅压（甘露醇注射液），激素（地塞米松磷酸钠注射液 20mg/d）治疗，辅以改善脑细胞功能，维持水电解质平衡，保肝等综合治疗。2 周后头痛、恶心、呕吐等症状消失，激素逐渐减量，直至 6 周后停用。甘露醇注射液降颅压持续用 30 天。脑电图检查分别于 1~2 个月后正常。随访 3 个月后脑 CT 正常。1 例夜间行为异常外跑者服用奋乃静片 20 天，精神症状消失。患者住院 1 个月余出院。尿锡在 28 天后恢复正常，但脑 CT 3 个月后才恢复正常。复查脑电图正常。患者出院后偶有头昏，乏力。

## 三、分析讨论

有机锡化合物有 4 种类型：四烃基锡化合物（$R_4Sn$），三烃基锡化合物（$R_3SnX$），二烃基锡化合物（$R_2SnX_2$）和一烃基锡化合物（$RSnX_3$），式中 R 代表烃基，可为烷基或苯基等。依其化学结构不同，其毒性差异甚大，以三烃基锡化合物和四烃基锡化合物毒性最大。有机锡化合物可以通过呼吸道、消化道和皮肤进入人体引起中毒，潜伏期 1~5 天，有报道长达 3 周。三烃基锡化合物多具神经毒性，其中三乙基有机锡主要为髓鞘毒作用，致髓鞘水肿，而致脑白质水肿。

三乙基有机锡临床表现早期为头痛，乏力伴有出汗，随着病情加重头痛呈持续性加重，出现恶心、呕吐等高颅压症状，如不及时治疗常因中枢性呼吸衰竭而死亡。

本病治疗无特效解毒剂，一经确诊，即应采取综合治疗措施，特别对中毒性脑病者应积极脱水减轻脑水肿，应用激素治疗。本组 2 例患者，开始因诊断不明，治疗效果不好，加用激素后颅内高压症状很快改善。实验证明三乙基锡引起脑白质水肿，其病理改变的恢复远较中毒症状的恢复及毒物排泄为慢。所以对有机锡中毒脑水肿病人，脱水剂及激素相对应用时间应较长，并应适当延长休息时间，定期随访。

## 四、案例点评

职业性急性中毒性脑病的病理特点为脑水肿，一般表现为全脑症状和颅内压增高；严重者可出现脑疝的表现；少数也可出现脑局灶性损害表现。

职业病危害因素中哪些化学物可导致此类症状？直接影响脑组织代谢或抑制酶活性的毒物有铅、四乙基铅、三烷基锡、有机汞、砷化物等金属及非金属类，汽油、苯、甲苯、二硫化碳、二氯乙烷等有机溶剂，有机磷类、氨基甲酸酯类、拟除虫菊酯类等农药类；以及其他可导致脑组织缺氧的毒物有一氧化碳、硫化氢、氰化物、丙酮氰醇、丙烯腈等；通常职业性急性中毒性脑病多因短时间内接触高浓度神经毒物所致，均为急性发病。但一些毒物如四乙基铅、溴甲烷、碘甲烷、三烃基锡、有机汞等急性中毒，可经数小时、数天、甚至 2~3 周的潜伏期后发病，在潜伏期内可无明显症状，而一旦出现症状，病情迅速进展。

有机锡化合物在工农业生产中用途广泛，约 70% 用作塑料稳定剂，10% 在农业上用作杀菌剂，少部分在工业上用作造纸、木材防霉剂，可通过呼吸道和完整的皮肤黏膜进入机体，容易引起中毒。近年来随着我国工农业的发展，有机锡使用增加，有机锡中毒有增多的趋势。本例病患所在油漆厂本次生产的防锈漆为远洋轮船外部涂刷用，有机锡可防止生物生长附着轮船外部，在这类产品中有所应用，但普通油漆中主要成分为二甲苯等有机溶剂，一般无此成分，所以油漆中可能含有导致中毒的有机锡一事，知者甚少。

本组 2 例患者首诊为神经内科，1 例误诊为精神病。后因发现 2 例病患有共同职业接触史，通过对防锈漆检测，发现有可能是有机锡中毒。随后对患者尿锡检测，其尿锡明显高于正常值，结合其临床症状体征、其他实验室检查、职业接触史明确了诊断。

因为本病少见，临床报道少，故临床医生对其认识不足，病史采集不详，本病临床表现缺乏特异性，许多医院不能检测尿锡，极易忽视，导致误诊。在临床上如碰到精神异常或不明原因高颅压，要想到少见毒物有机锡中毒的可能性。

（闫丽丽、张雪涛、傅绪珍　上海市化工职业病防治院）

**参考文献:**

[1]何凤生.中华职业医学[M].北京:人民卫生出版社,1999.

[2]王莹,顾祖维,张胜年.现代职业医学[M].北京:人民卫生出版社,1996:180-183.

[3]夏元洵.化学物质毒性全书[M].上海:上海科学技术文献出版社,1991.

[4]熊友生,曾火才,涂江龙.有机锡中毒性脑病变225例临床分析[J].中国临床神经科学,2002,10(2):150-151.

[5]彭彪,林伟华,赖关朝,等.10起三甲基锡123例临床分析[J].中华劳动卫生职业病杂志,2001,18(2):104-105.

# 第八节 有机溶剂中毒

## 案例25：胶合板厂发生的一起二甲苯引起的亚急性中毒事件

### 一、事件经过

2017年8月广西贵港市几家相邻胶合板厂开始购买使用一种油性"模板补边专用膏"（已经联系不到生产厂家和销售人员，成分不详）这几家胶合板厂共计10名补边工同时开始使用"模板补边专用膏"对胶合板边进行补边作业，使用"模板补边专用膏"1个月后，先后出现"肢体麻木、乏力，行走困难、严重者瘫痪在床"的症状，患者去医院检查被诊断为脊髓炎或脊髓炎前期的神经病变。这些劳动者因工作患病丧失劳动能力卧病在床甚至生活不能自理。未使用这种油性"模板补边专用膏"的胶合板厂没有发现类似疾病出现；出现疾病的生产企业在使用油性"模板补边专用膏"之前也没有这种疾病发生，因此发生脊髓炎或脊髓炎前期的神经病变的患者与其接触"模板补边专用膏"的职业接触史紧密相关。

### 二、处置过程

1. 现场调查和检测

（1）卫生学调查

胶合板厂生产过程：木板薄片经过过胶、排板、热压、锯边等工序，最后再封边、冷压、喷漆，形成可供工地使用的建筑模板成品。这几家胶合板生产企业所在地贵港市，为亚热带季风气候，夏季炎热多雨；生产车间简陋，车间自然通风较好，未设置机械通风。补边工计件作业，每天工作时间在8小时以上。患者的具体工作就是将防腐防水的"模板补边专用膏"均匀地涂抹在叠放好的胶合板边缘，具体操作如图1所示。企业为私企，未进行工作场所职业病危害因素日常监测，企业也未组织员工进行职业卫生知识培训和职业健康监护工作，也未给员工配备防护口罩、耳塞、工作服等个人防护用品。

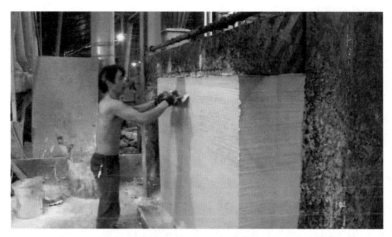

**图1　正在对胶合板进行涂抹"模板补边专用膏"的作业**

（2）实验室检测

现场调查时，已停用"模板补边专用膏"，因此无法对生产现场作业场所空气中有毒气体进行采样检测。普通补边膏主要成分为双飞粉、石膏粉、滑石粉；患者反映"模板补边专用膏"有很浓的油漆味道，因此推测其主要成分为双飞粉、石膏粉、滑石粉以及少量有机溶剂；使用气相色谱/质谱仪对"模板补边专用膏"可能含有的有机溶剂进行检测，检测结果显示：甲苯9.0mg/kg、二甲苯6933.0mg/kg，1,2-二氯乙烷、苯、正己烷未检。

2. 临床症状和体征

患者分布在几家不同的企业，发病时并不认为是中毒，认为自己身体不适自行前往不同医院进行就诊，患者的共同感觉为：手脚发冷、行走困难，临床症状主要为"下肢远端麻木、乏力"，严重者瘫痪在床。

对其中1个典型病例报告：

男，31岁，患病前身体健康。2017年9月开始无明显诱因出现下肢远端麻木、乏力，可自行走路，不伴有头晕、头痛、眩晕，无视物模糊、视力下降、步态不稳，无嗜睡、意识障碍，无失眠、多梦、记忆力减退，无牙龈出血、皮肤瘀斑等不适，胸部麻木不适，有束缚感。查体：神清，四肢肌力、肌张力正常，平乳头以下痛触觉减退，脊柱正常生理弯曲，无活动受限，生理反射存在，病理反射未引出。

3. 辅助检查

（1）MRI 检查结果：① C3/4 椎间盘轻度突出；② C2-6 椎体范围脊髓炎；③ L4/5、L5/S1 椎间盘膨出并突出；④腰椎轻度骨质增生；⑤胸椎 MR 平扫未见异常。

（2）血气分析（动脉血）：pH 7.45，氧分压 102.90mmol/L，二氧化碳分压 33.20mmol/L，标准碳酸氢根 23.50mmol/L，全血碱剩余 −1.2mmol/L。

（3）尿液检查：白细胞 136.80/μL↑、管型 35.87/μL↑、红细胞 68.50/μL↑、上皮细胞 15.90/μL↑、细菌 12.30/μL↑。

（4）肝功能：总胆红素测定 27μmol/L↑、直接胆红素测定 8.60μmol/L↑。

（5）凝血五项（血液）：国际标准化比值 0.92、活化部分凝血活酶时间（仪器法）27.50s、凝血酶时间（仪器法）19.60s、血浆 D- 二聚体测定（D-Dimer）（免疫法）0.38mg/L、血浆凝血酶原时间（仪器法）11.00s、血浆纤维蛋白原（仪器法）1.75g/L↓。

（6）血常规、肾功能、心功能、血糖、乙肝两对半 + 肿瘤标志物二项定量（血液）尿液生化六项、血液流变学检查、电解质、心肌三项、C- 反应蛋白测定（CRP）、超敏 C- 反应蛋白测定未见异常。

（7）心电图：窦性心律、正常范围心电图。

（8）脑 CT 平扫未见异常。

（9）尿镉、尿铅、血铅、尿铬、血清铜、尿铜、尿氟、尿汞、尿砷未见异常。

4. 临床诊断

根据患者的症状、体征、临床实验室检查结果，广西省级三甲综合医院诊断为急性脊髓炎。患者临床检查未发现引起脊髓炎的病因，且有群体发病的特点，临床表现相似，发病者都有共同的职业暴露（补边膏），经检测所用的补边膏二甲苯含量很高（6933.0mg/kg），临床考虑二甲苯中毒所致急性脊髓炎，但与典型的苯系化合物引起的神经系统损害不相符，亦有文献报道甲苯急性中毒有肢体麻木、四肢远端触觉减退或消失的表现。是否存在二甲苯中毒导致急性脊髓炎尚未确定，有待进一步研究。

其中一例患者前往职业病诊断机构申请诊断职业病，未被诊断为职业病，其原因为：①缺少工作场所二甲苯的检测数据；②患者在入院治疗时并不知道是中毒，医院未检测呼出气、血内甲苯、二甲苯及尿中马尿酸、甲基马尿酸的指标；③患者临床症状与《职业性急性甲苯中毒的诊断》（GBZ 16—2014）中的症状不符；④《职业病分类和目录》中没有"脊髓炎"这一职业病。

5. 治疗和转归

入院后予激素冲击治疗、营养神经、扩张血管、调脂、护胃、补钙、补钾、康复理疗等综合治疗后，病情得以控制，患者轻者丧失劳动能力，严重者下半身瘫痪无法生活自理。

## 三、分析和讨论

1. 本次中毒事件的特点

二甲苯属低毒类，二甲苯在工业上常用作溶剂或稀释剂，可经呼吸道、皮肤和消化道吸收，主要对中枢神经系统和自主神经系统产生麻痹作用，对皮肤黏膜有轻度刺激作用，短时间吸入高浓度二甲苯后，可出现中枢神经系统的麻痹作用，轻者感到头晕、头痛、恶心、呕吐、胸闷、四肢无力、步态不稳和意识模糊，严重者出现躁动、抽搐、昏迷。二甲苯慢性中毒可导致不同程度的神经衰弱综合征，如头痛、头昏、乏力、睡眠障碍、恶心、呕吐以及上腹部不适。本次案例中患者主要的症状表现为下肢远端麻木、乏力，与典型的二甲苯急性中毒临床特征不符，由于二甲苯无特效药物，只能根据患者临床症状进行对症治疗。

2. 中毒患者临床特征

本例患者有明确的二甲苯接触史；接触途径主要为经呼吸道和皮肤黏膜；临床表现为下肢远端麻木、乏力，与文献报道的二甲苯急、慢性中毒出现的头晕、头痛、恶心呕吐、意识模糊等症状不符。亦有文献报道，甲苯急性中毒有肢体麻木、四肢远端触觉减退或消失的表现。是否存在二甲苯中毒导致急性脊髓炎有待进一步研究。

3. 事件发生原因分析

本次事件中，劳动者工作中没有佩戴防毒口罩、防护手套、防护服等个人防护用品；劳动者工作的作业场所自然通风不良，二甲苯具有易挥发性，容易被稀释扩散到周围的空气中，因补边膏中的二甲苯含量约 7 克 / 千克，一天的用量在 50 千克以上，涂抹在胶合板上的补边膏中的二甲苯不断地挥发到空气中，因此空气中的二甲苯浓度不足以引起急性二甲苯中毒，但是被患者大面积裸露的皮肤吸收。因原料中二甲苯的浓度在 7 克 / 千克左右，患者所在作业场所自然通风较好，二甲苯极易挥发在空气中。劳动者未佩戴任何防护用品，工作过程中身体与涂抹过二甲苯的板材距离仅 50 厘米左右，二甲苯具有易挥发性，容易被稀释扩散到周围的空气中，因此患者工作过程中大面积皮肤裸露导致与二甲苯的接触途径以皮肤黏膜接触为主，患者在这种环境下工作 1 个月以上，二甲苯经皮肤黏膜吸收在体内不断蓄积，导致患者出现下肢远端麻木、乏力，因此被诊断为脊髓炎。甲苯、二甲苯有较强的渗透性和刺激性，椎管内软膜与硬膜紧贴，硬膜外腔有输送的结缔组织和静脉丛，这些因素使二甲苯通过硬膜、软膜渗透刺激脊髓，其毒性作用和局部麻醉作用表现为神经传导阻断，广泛脱髓鞘及纤维变性，其临床表现同急性脊髓炎。

4. 建议及对策

本次中毒事件中，在化学毒物存在的源头、传播途径以及个人防护用品这三个环节都没有采取有效的措施导致劳动者发生亚急性中毒。因此建议在存在职业危害的作业场所做到以下几点：（1）在生产过程中使用的原辅材料尽可能实现以无毒代替有毒，低毒代替高毒；（2）设置抽风除尘、隔离等有效防护手段，在传播途径上阻止有毒物质进入劳动作业场所；（3）佩戴个人防护用品，避免有毒物质接触人体，经皮肤或呼吸道吸收进入人体。

## 四、案例点评

**1. 本次毒物的物理化学性质**

二甲苯为无色透明液体，有芳香烃的特殊气味。由 45%~70% 的间二甲苯、15%~25% 的对二甲苯和 10%~15% 邻二甲苯三种异构体所组成的混合物，易流动，能与无水乙醇、乙醚和其他许多有机溶剂混溶，在水中不溶。沸点为 137~140℃。二甲苯属于低毒类化学物质，美国政府工业卫生学家会议（ACGIH）将其归类为 A4 级，即缺乏对人体、动物致癌性证据的物质。

**2. 中毒机制**

二甲苯为常见化工原料。可经呼吸道、皮肤或消化道吸收。二甲苯有较强的渗透性和刺激性，高浓度的甲苯、二甲苯吸收后均有明显的中枢神经系统化和自主神经的麻醉作用。在本次以皮肤黏膜吸收为主的亚急性中毒事件中，二甲苯经皮肤吸收进入人体，人体的椎管内软膜与硬膜紧贴，硬膜外腔有输送的结缔组织和静脉丛，这些因素使二甲苯通过硬膜、软膜渗透刺激脊髓，其毒性作用和局部麻醉作用表现为神经传导阻断，广泛脱髓鞘及纤维变性，其临床表现同急性脊髓炎。

**3. 救治经验**

患者患病初期开始前往当地二甲医院就诊，按照普通疾病进行处理，根据患者的临床表现对症用药，予改善循环、营养神经等治疗后，症状无明显好转，后出现胸部麻木不适，有束缚感，前往省级三甲医院进一步诊治，予激素冲击治疗、营养神经、扩张血管、调脂、护胃、补钙、补钾、康复理疗等综合治疗，病情得以控制。

（聂传丽、农康　广西壮族自治区职业病防治研究院）

**参考文献：**

[1]王莹，顾祖维，张胜年，等．现代职业医学[M]．北京：人民卫生出版社，1996：371-372．

[2]何凤生，王世俊，任引津，等．中华职业医学[M]．北京：人民卫生出版社，1999：471．

[3]王惠娟，台立稳．二甲苯致化学性脊髓炎一例［J］．河北医学院学报，1992，13（4）：20．

## 案例26：有机溶剂污染环境致急性中毒事件应急处置

### 一、事件经过

2014年7月31日，某市在建轻轨人工通道一工程项目开始施工，按工程要求建成标准断面为净宽6米，净高5.5米，深662米的直墙拱断面隧道。施工方法采用风钻打眼→装炸药→放炮→挖掘机除渣→架拱→喷浆，循环渐进方式施工。工地于当日13时破土开挖，放炮组6人、挖掘组4人工作，掘进出深1米隧道，均未出现异常情况。8月1日6时起，先后有架拱组20人、喷浆组15人在隧道口工作，10小时后11名临近洞口的工人感觉眼胀、眼涩、流泪、胸闷等不适。

8月2日6时，放炮组6人和挖掘组4人继续向隧道深处掘进。到11时隧道又掘进了约2米深，工人陆续出现较明显的眼胀痛、眼涩、流泪、头昏、胸闷、肢端和口周麻木等不适；到19时，洞口内放炮组6人和挖掘组4人也出现上述症状，工程项目部立即采取应急措施，对施工现场进行停工、警戒隔离，将发病者送往当地医院诊治，诊断考虑结膜炎，给予滴眼液对症治疗。21时，在现场应急处理工作中，1名施工人员出现昏倒、不省人事，被立即送至当地医院急诊科救治，于22时左右，意识恢复。

### 二、处置过程

1.现场调查和检测

（1）卫生学调查

事件现场位于坡度为70°山坡中部一低洼地带，原为该市某化工厂的储存原料库房，现此厂已整体搬迁。调查见一刚开挖的露天隧道口，隧道口深3米，宽6米，高5.5米。自然通风，空气流动性差。现场未发现有化学容器或管道爆炸破裂泄漏情况，发病工人均诉工作中未感觉有异常气味或可见颜色的气体出现。该市自 7 月 25 日起一直持续 35℃以上高温天气，8 月 2 日天气预报最高气温为 37℃，现场地面最高温度超过 50℃。

（2）实验室检测

8 月 2 日 22 时，经环保机构检测排除现场有高浓度一氧化碳、硫化氢、甲烷等气体；用华瑞 PID 检测仪对现场进行 TVOC（总挥发性有机物）专用检测，距洞口 15~20 米，进场时浓度（最高值）0.196mg/m³，10 分钟后（最高值）10.3mg/m³，超过室内空气质量标准值 0.5mg/m³。

8 月 3 日 14 时，市中毒控制中心理化检验人员在实时地面气温 43.2℃、相对湿度 64%、无风的气象条件下，携带便携式质谱仪、复合式气体毒物现场直读仪等检测设备在现场未检出可疑毒物。16 时在企业进行模拟打钻施工 15 分钟后，检测人员在实时地面气温 41.7℃、相对湿度 79%、无风的气象条件下，穿戴有效个体防护装备后，携带便携式气相质谱仪对现场空气毒物浓度进行检测，未检出可疑毒物；同时采集现场空气、土壤、水样等标本，并提取患者血液标本，回实验室连夜检测分析样品结果为：便携式气相质谱仪（INFICON 公司 HAPSITE ER）空气直接采样标本检出萘，半定量浓度 100mg/m³。采回钻出的泥浆中检出：苯、甲苯、二甲苯、萘；微量丙酮和苯乙烯。水样、患者血液标本中均未检出可疑毒物。

2. 临床症状体征和辅助检查

经统计见表 1，共计 31 名工人出现临床表现大致相同的中毒情况，其中 4 名洞口内工作的工人症状较重，在当地医院住院观察。

病例甲，男，34 岁；病例乙，男，48 岁。从 8 月 1 日 16~23 时在洞口从事架拱工作中出现流泪、眼胀痛、眼涩、头昏、胸闷等不适。无发热、咳嗽、咽痛，无呼吸困难、无意识障碍。随后有面部、双上肢皮肤红肿，口周麻木、乏力等症状。体检：球结膜充血，面部、双上肢皮肤红肿。心、肺及神经系统（-）。

病例丙，男，50 岁，是现场施工技术员。8 月 2 日 6 时起在洞口指挥施工，17 时已出现不适症状，但为处理现场应急工作未脱离现场

表 1　中毒人员症状统计

| 组别 | 人数（例） | 主要症状和体征 | | | | | | | | | | | |
|---|---|---|---|---|---|---|---|---|---|---|---|---|---|
| | | 流泪 | 眼痛 | 眼涩 | 头昏 | 胸闷 | 麻木 | 乏力 | 咳嗽 | 昏迷 | 发热 | 结膜充血 | 皮肤红肿 |
| 放炮 | 6 | 6 | 6 | 6 | 6 | 6 | 0 | 6 | 0 | 0 | 0 | 6 | 0 |
| 挖掘 | 4 | 4 | 4 | 4 | 4 | 4 | 0 | 1 | 0 | 0 | 0 | 4 | 0 |
| 架拱 | 14 | 14 | 14 | 14 | 14 | 14 | 7 | 14 | 0 | 1 | 0 | 14 | 3 |
| 喷浆 | 7 | 7 | 7 | 7 | 7 | 7 | 0 | 7 | 0 | 0 | 0 | 7 | 1 |
| 发病率(%) | | 100 | 100 | 100 | 100 | 100 | 22 | 90 | 0 | 3 | 0 | 100 | 13 |

及时就医，21 时出现昏倒、不省人事，无抽搐、无大小便失禁，被立即送至当地医院急诊科救治。既往身体健康。体检：入院时生命体征均正常，浅昏迷状，球结膜充血，心、肺及神经系统（－）。入院给予吸氧、改善微循环、补液及对症治疗，于 22 时，意识恢复，醒后仍感头昏、胸闷、乏力等不适。

病例丁，男，40 岁。8 月 2 日 6 时起在洞口从事打风钻工作，9 时出现前述不适。在工作中因眼部不适用手擦揉左眼，随后出现持续流泪、异物感，眼科检查见：（1）双眼角膜、结膜红肿；（2）左眼角膜、结膜表面异物。体检：心、肺及神经系统（－）。

3. 辅助检查

4 名住院患者入院检查和出院前复查血、尿常规、肝肾功、心肌酶谱均正常；胸片、心电图、脑 CT 均未发现明显异常。

其余 27 人病情较轻，仅门诊给予了对症处理，未进一步行辅助检查。

4. 临床诊断

根据患者的症状、体征、实验室检查结果，结合职业接触史，依据《职业性急性化学物中毒的诊断总则》（GBZ 71—2013），经综合分析，诊断为职业性急性有机溶剂中毒，其中 4 例为轻度中毒，其余病例为接触反应。

5.治疗和转归

27 例接触反应者经门诊留观和对症支持治疗，均于当日症状消失离院。4 例中毒患者入院后立即予以眼部冲洗，滴用妥布霉素地塞米松滴眼液；给予吸氧、改善微循环、保肝及对症治疗。甲、乙住院 4 天康复出院，患者丙住院前三日加用营养神经、甲泼尼龙片抗炎、抑酸等治疗，住院 7 天康复出院；患者丁经眼科取出异物，滴用重组牛碱性成纤维细胞生长因子，10 天后经眼科复查康复出院。

## 三、分析讨论

1.本次中毒事件特点

本次中毒事件发生在露天施工的现场，建筑工人同时出现相似的临床表现，表现为同工作同发病，不具有食源性疾病同食同发病的特征。虽然只用较短时间锁定为职业性中毒事件，但现场并不能快速明确中毒病因。该市中毒控制中心第一时间派出了由中毒处置和理化检验专家组成的应急队伍。通过了解事件发生经过，逐一查诊患者，完成现场卫生学调查等工作，初步认为这次事件的原因很可能是吸入挥发性有机物所致。为查明中毒原因，提出救治方案，避免再发事故造成重大人员伤亡；尽快制订项目复工计划和需采取的措施，避免事件对轻轨建设造成重大经济损失，在市领导主持的有关部门专家应急处置会上，中心专家与市有关部门专家会商共同制订了现场采样和检测方案。在采取有效个体防护措施下，模拟施工对现场空气毒物浓度进行检测，采集现场空气、土壤、水样等标本，回实验室检测出前述目标毒物。从而明确是一起由含有苯、甲苯、二甲苯、萘，微量丙酮和苯乙烯的挥发性混合有机溶剂污染环境导致的群体性急性职业中毒事件。

挥发性有机溶剂种类繁多，急性接触其蒸气后，多数可出现眼部不适、流泪等刺激症状，低浓度接触可出现头昏、乏力、胸闷、恶心等表现，高浓度或大剂量接触后有麻醉作用而出现中毒性脑病表现。

2.中毒患者临床特征

本次事件在同一现场环境中一段时间内，各工种工人在工作中均出现不同程度眼部、皮肤刺激症状，同时有胸闷的呼吸系统症状和头昏的神经系统症状，接触时间最长且病情最重的病例出现短暂意识障碍等符合急性挥发性混合有机物中毒的临床表现。

3. 事件发生原因分析

因施工现场原为化工厂的原料库房，存放的苯、甲苯、二甲苯、萘等有机物慢性泄漏，富集到地下土质中。经爆破施工外露于地表，加之持续高温无风天气的因素，可挥发的有机物逸散至空气中。毫不知情的建筑工人在未采用任何个人防护条件下，长时间暴露于有毒环境中，经呼吸道和皮肤黏膜吸收毒物，而引发中毒。致病毒物水溶性差，无咳嗽等明显的上呼吸道刺激症状。

4. 建议及对策

目前在我国各大城市积极发展地铁、隧道等基础建设的背景下，为避免同类事故再次发生，提出如下建议：（1）地铁隧道建设设计时，应尽量避免施工区域与有毒化工企业及其设施重叠。（2）如不能避免，施工前有关部门应对有毒化工企业的毒物生产、储存情况及排毒、排污情况进行安全评估和监管。施工期间，可对其周围空气、深层土质毒物浓度进行定期监测。（3）施工企业应制定出作业中化学中毒通用应急预案和根据具体情况制订出可预知的毒物专项应急预案，组织作业人员学习和演练。（4）在有中毒可能的高危区域施工时，施工企业应适当配置有效的预防通风设施、毒物预警设备、应急设备和个人防护用品等。（5）施工企业在开工前应向当地政府有关部门进行高危施工情况备案，有关部门应根据具体情况成立包括领导和相关专家在内的应急工作处置小组。（6）建议有关部门要加强有毒化工企业的毒物生产、储存和工业三废处理的监管，使企业规范处理三废，杜绝类似事故的发生。（7）有关部门应加强区域内中毒控制中心、职防机构或疾控中心应急能力建设，购入先进毒物检测设备，培训中毒应急专业人员，为国家经济建设提供有力保障。

## 四、案例点评

1. 本次毒物的物理化学性质

在我国，VOCs（volatile organic compounds）挥发性有机物，是

指常温下饱和蒸气压大于 70.91Pa、标准大气压 101.3kPa 下，沸点在 50~260℃以下且初馏点等于 250℃的有机化合物，或在常温常压下任何能挥发的有机固体或液体。按其化学结构的不同，可以进一步分为八类：烷类、芳烃类、烯类、卤烃类、酯类、醛类、酮类和其他。本次事件病因明确为主要含苯系物的一类有机溶剂。常温常压下为液体，挥发性强，具有独特芳香气味，易燃易爆，脂溶性强，不溶或微溶于水；极易以蒸气形态吸入肺内，其良好的脂溶性使其很快吸收入血，分布全身；也能较强地透过皮肤黏膜吸收。吸收到体内后与各种脂蛋白、磷脂等结合，较多地分布于富含脂质的组织中。

2. 中毒机制

多数有机溶剂蒸气具有一定刺激性，急性接触可引起眼部不适、流泪，皮肤红肿、皮炎，咳嗽、胸闷等呼吸道症状，可引起化学性肺炎、肺水肿。因亲脂性强，且多聚集于细胞膜内，使细胞膜的脂质双层结构肿胀，影响细胞膜蛋白功能，干扰细胞膜的脂质和磷脂代谢，抑制细胞膜的氧化还原功能，故具有较强的中枢神经麻醉性，大量吸入后可产生先兴奋后抑制的麻醉作用，严重者引起昏迷甚至死亡。除上述毒性外，不少有机溶剂还有神经毒性、肝肾毒性和血液毒性。

3. 救治经验

本案例中，接诊医院早期针对所有中毒患者的眼部冲洗和处理，并用滴眼液减轻眼部症状；给予吸氧、改善微循环、保肝及对症治疗。对重度中毒丙前 3 天加用营养神经、甲泼尼龙片抗炎、抑酸等治疗，所有患者均获得良好的治疗效果。说明对于有机溶剂中毒的患者，应早期、足量、短程应用糖皮质激素，防治并发症，维持水及电解质平衡。

（贺炜　重庆市职业病防治院）

**参考文献：**

[1]中华人民共和国卫生部. GBZ 71—2013 职业性急性化学物中毒的诊断总则[S]. 北京：中国标准出版社，2013，2（1）.

[2]赵金垣. 临床职业病学[M]. 北京：北京大学医学出版社，2010（2）：305-308.

[3]连轶伟,谢立璟. 突发中毒事件现场处置存在的问题及对策[J].中国热带医学, 2006, 6(5): 881-922.

[4]王簃兰,刚葆琪. 现代劳动卫生学[M]. 北京:人民卫生出版社. 1994(1): 310-313.

## 案例 27: 正己烷中毒

### 一、事件经过

2003年6月南方某市某彩色印刷有限公司从老厂搬到新厂开工,新厂油印车间面积约40平方米、密闭、装有空调设备,车间共有19名工人,工人戴胶手套防护、未戴防护口罩。工艺流程为流水线作业,工人主要负责操作机器控制台,包括清洗、装拆、留板、切纸工序。2003年9月至10月,该油印车间先后有12名员工陆续因出现双下肢乏力、四肢麻木,渐进性加重,并出现行走困难就诊南方某市职业病防治院并住院治疗。患者起病前均无发热、腹泻,无疫苗注射史。12名患者集中在油印车间,各工段均有患者,工龄5~6个月(总工龄)。

该公司历年未行工作场所职业病危害因素检测,所提供的当年9月的车间空气监督检测报告显示"正己烷<0.1mg/m³"。通过现场调查发现,此次工作场所检测是事故发生后进行的,工厂已对车间进行通风整改,检测时作业环境已经改变。第二年5月对车间使用的清洗剂原料"白电油"进行成分分析,结果显示:3,4-二甲基正己烷57.35%、庚烷23.27%、环己烷12.15%、辛烷7.23%。

12名患者经职业病诊断:7人诊断为重度中毒,2人为中度中毒,2人为轻度中毒,1人为观察对象。所有患者均给予激素、神经生长因子、B族维生素、活血化瘀等中成药,辅以针灸、理疗和四肢运动功能锻炼等治疗1~10个月,均好转出院。出院后追踪1年,均未遗留后遗症。

二、处置过程

1. 现场调查和检测

（1）卫生学调查

该公司为港资企业，主要从事商标彩色印刷。2003年6月从老厂搬到新厂开工，新厂油印车间面积约40平方米、密闭、装有空调设备，车间共有19名工人，每周工作6~7天，每日工作12~13小时，每日接触"白电油"时间1~5小时，工人戴胶手套防护、未戴防护口罩。工艺流程为流水线作业，工人主要负责操作机器控制台，包括清洗、装拆、留板、切纸工序。公司历年未行工作场所职业病危害因素检测，亦未对工人进行职业健康检查。12名患者集中在油印车间，各工段均有患者，工龄5~6个月（总工龄）。

（2）实验室检测

该年9月某市某区疾病预防控制中心对患者所在车间空气监督检测，印刷机工作位短时间接触浓度（STEL）：正己烷 $<0.1mg/m^3$，溶剂汽油 $87.9~136.2mg/m^3$，甲苯 $14.6~20.9mg/m^3$，丁酮 $56.4~57.6mg/m^3$。此次工作场所检测是事故发生后进行的，工厂已对车间进行通风整改，检测时作业环境已经改变。次年5月又对车间使用的清洗剂原料"白电油"进行成分分析，结果显示：3,4-二甲基正己烷57.35%、庚烷23.27%、环己烷12.15%、辛烷7.23%。

2. 临床症状和体征

12例患者均以四肢疼痛、麻木、双下肢乏力起病，表现为双侧对称、下肢较上肢为重，起病后逐渐加重，部分患者脱离工作岗位后病情仍继续进展，部分患者的病情高峰甚至出现在脱离接触后约4个月。体格检查：四肢触痛觉均减退，远端重，躯干部位触痛觉正常；四肢肌力不同程度下降，下肢肌力下降较上肢严重，双侧基本对称，12例患者下肢肌力Ⅴ级1例，Ⅴ⁻级2例，Ⅳ级2例，Ⅲ级2例，Ⅱ级1例，0级4例；四肢腱反射可受累，跟腱反射最严重，其中跟腱反射正常1例、减弱2例、消失9例；病情严重的患者出现肌肉萎缩，均为四肢远端肌肉，四肢远端肌肉明显萎缩并影响运动功能7例；中枢神经系统检查未见异常，病理反射均未引出。

3. 辅助检查

尿中均检出 2,5- 己二酮。脑脊液常规均正常。神经肌电图示可疑神经源性损害 1 例，肯定的神经源性损害 11 例。

4. 临床诊断

根据《职业性慢性正己烷中毒诊断标准》（GBZ 84—2017），经职业病诊断：其中 7 人诊断为"职业性慢性重度正己烷中毒"，2 人为"职业性慢性中度正己烷中毒"，2 人为"职业性慢性轻度正己烷中毒"，1 人为"职业性慢性正己烷中毒观察对象"。

5. 治疗和转归

所有患者均给予激素神经生长因子、B 族维生素、活血化瘀等中成药，辅以针灸、理疗和四肢运动功能锻炼等治疗 1~10 个月，均好转出院。出院后追踪 1 年，均未遗留后遗症。

6. 典型病例

申某，男，28 岁，于某年 3 月至 9 月在南方某市某彩色印刷厂从事印刷工作，接触正己烷，戴胶手套防护，每日工作 10~12 小时，每周工作 6~7 天。患者于该年 8 月初逐渐出现双下肢乏力伴四肢麻木，快走、上下楼梯吃力，渐发展至下蹲后难以起立，四肢远端较近段重，下肢比上肢重，渐出现跨阈步态。同厂同车间多人出现类似症状，病情于发病后约 3 个月时最重，四肢乏力，不能站立、行走，双手不能持筷进食，双上肢腱反射减弱，双下肢腱反射消失，双上肢及双下肢最差肌力均为 0 级，四肢远端肌肉萎缩，小腿腿围较入院时缩小约 4.5 厘米，双手掌及足部肌肉萎缩最明显。

尿中检出 2,5- 己二酮。入院后每月检查神经肌电图示：（9 月 16 日）双侧胫神经、腓总神经运动传导速度减慢，感觉传导速度基本正常，双侧胫前肌神经源性损害肌电图改变；（11 月 6 日）正中神经、尺神经、胫神经、腓总神经运动传导速度明显减慢，感觉传导速度减慢，胫前肌、指总伸肌呈失神经支配电位。脑脊液常规、生化均正常。

根据《职业性慢性正己烷中毒的诊断》（GBZ 84—2017），诊断为"职业性慢性重度正己烷中毒"。在我院住院予激素、神经生长因子、B 族维生素、活血化瘀等中成药，辅以针灸、理疗和四肢运动功能锻炼等治疗 10 个月后症状体征好转出院，出院时肌电图未恢复正常。1 年后返院复查，诉偶有下肢腓肠肌痉挛发作，神经系统检查未见异常，肌电图示正常。

## 三、分析和讨论

### 1. 本次中毒事件特点

这是一起在通风欠佳的空调车间内使用正己烷导致群体中毒的典型案例。

### 2. 中毒患者临床特征

中毒患者均符合正己烷所致中毒性周围神经病的特点，起病较缓慢、隐匿，脱离接触后一段时间内病情仍会继续加重，重度中毒患者在确诊患者中占比较高。中毒患者多以四肢疼痛、麻木等感觉神经受损表现起病，重症患者很快出现下肢乏力等运动神经受损表现。周围神经受损的临床特征均表现为：双侧对称、四肢远端较近段严重、下肢较上肢严重。

### 3. 建议及对策

对所有使用有机溶剂的用人单位加强宣传及监管，做好环境监测和劳动者健康监护。工作场所空气中正己烷浓度应符合国家标准，避免在通风欠佳的环境中使用正己烷。

接触含正己烷的有机溶剂暴露者一旦出现四肢麻木、疼痛、乏力等症状之一，应就诊专科医院，必要时应对全体接触人员进行应急体检，便于早发现、早脱离、早治疗。

## 四、案例点评

### 1. 中毒机制

正己烷可通过呼吸道、消化道、皮肤吸收进入人体，职业中毒多为呼吸道进入为主。正己烷在体内半减期短至数小时，以原型及代谢产物从肺、肾排出。尿 2,5- 己二酮为正己烷的代谢产物，可作为接触指标。

急性正己烷中毒主要表现为眼、呼吸道黏膜刺激，中枢神经系统麻醉症状。口服中毒可导致消化道灼伤及呼吸道刺激。

慢性正己烷中毒导致多发周围神经病，可同时损害感觉、运动及自主神经，多认为与代谢产物2,5-己二酮有关。病理改变主要为周围神经脱髓鞘、轴索变性。四肢肌肉呈现神经源性损害，如病情严重，治疗不及时，即使最终周围神经恢复，远端肌肉也可能遗留肌肉萎缩。

2.救治经验

（1）事件应对

门诊接诊同公司两名类似病情患者后立即上报，联系用人单位、所在地疾控中心、职业病监管部门等，及时发现该公司其他患病员工。同年11月还发现同区一家精密仪器厂20名员工接触含70%正己烷的"白电油"，最终该厂有12名员工确诊为慢性正己烷中毒。4年后相邻某市某彩色印刷公司新建的空调车间发生了几乎完全相似的群体中毒事件，其中5名重症患者在我院住院治疗。上述所有患者均痊愈出院，无后遗症。

（2）临床救治

慢性正己烷中毒的病程较长，但预后大多良好，部分重度中毒患者可能遗留肌肉萎缩的后遗症，治疗的关键在于避免后遗症的出现。除一例急性砷中毒致中毒性周围神经病、肌肉萎缩患者在疾病后期来我院治疗效果欠佳外，我院近年收治近百例中毒性周围神经病患者，遵循"早发现、早脱离、早治疗、早康复、早用神经生长因子"的治疗原则，均能痊愈出院。

治疗方案为多疗程的神经生长因子、B族维生素、活血化瘀中成药，辅以针灸、理疗和四肢运动功能锻炼等治疗。康复医学科应尽早介入，患者尽早开始进行主动、被动的康复锻炼，才能减少肌肉萎缩后遗症的发生。

（张程、刘移民　广州市职业病防治院）

**参考文献：**

［1］赵金垣．临床职业医学(第3版)［M］．北京：北京大学医学出版

社，2017．

［2］邬堂春，牛侨，周志俊，等．职业卫生与职业医学（第8版）［M］．北京：人民卫生出版社，2017．

［3］中华人民共和国国家卫生和计划生育委员会．GBZ 84—2017 职业性慢性正己烷中毒的诊断［S］．北京：中国标准出版社，2017．

［4］樊乃根．正己烷中毒的研究进展［J］．职业与健康，2020，36（8）：1150-1152．

［5］樊春月，陈嘉斌，宋燕芹，等．职业性慢性正己烷中毒临床特点分析［J］．中国职业医学．2016，43（3）：275-280，284．

［6］冯政果，郑自琪，朱键锹，白宇乾．中西医结合治疗正己烷中毒致周围神经病变的临床观察［J］．内蒙古中医药，2020，39（6）：33-34．

［7］香映平，钟小欢，周伟，杨光涛，黄红英．2017年深圳市某电子企业1起慢性正己烷中毒事故调查［J］．职业与健康，2019，35（5）：693-696．

［8］胡烈聪，叶立和，范衍琼，庄小舟．一起群发职业性正己烷中毒事件的调查及防治对策［J］．职业卫生与应急救援，2017，35（4）：393-395．

［9］曾红卫，季茂忠．正己烷的职业危害及预防［J］．化工设计通讯，2019，45（8）：179-180．

［10］中国职业医学编辑部．科学防治职业性慢性正己烷中毒［J］．中国职业医学，2019，46（4）：427．

## 案例28：硫酸二甲酯泄漏致急性中毒事件应急处置

### 一、事件经过

2019年9月16日11时左右，某大型物流仓库内，叉车驾驶员罗某正驾驶叉车，将数桶无明确有毒有害化学物标识的化学品运输至货架上。运输过程中，一桶该化学物质不慎从叉车上掉落，桶破裂，导致大量该液态化学物质流出。2位现场工作人员文某及罗某遂立即报告附近办公室内的管理人员季某，季某对该物质具体情况不太明确，只知晓为某酸，遂立即指挥现场工作人员共3人用沙土掩埋泄漏液体后，用氨水喷洒在掩埋的沙土上，最后用棉被覆盖。泄漏地点旁边的桶装纯净水销售商谭某一直未离开过现场，主动帮忙处理泄漏物。处理过程中，所有人员均未佩戴防护用品，现场未设置警示线，未向相关单位及时汇报，掩埋后沙土用棉被覆盖堆放在附近。第一时间有其他人员在现场附近多次路过及办公。9月16日15时左右起，现场处置相关人员4人先后出现不同程度眼干涩、流泪、咽部痒痛感、胸闷等不适，因症状较轻，均考虑受凉可能，未及时就医，自行饮水休息处置。然后该4人症状逐渐加重，泄漏现场附近200米以内的其他工作人员均出现不同程度眼干、咽痛等不适，但均未重视。18时左右，现场处置的4名人员及1名在现场附近的家属感眼疼痛、流泪、畏光、咽痛、声嘶、胸闷明显，遂先后自行到当地医院就医，当地医院了解有化学品泄漏情况后考虑该化学品中毒，遂立即上报相关单位，将患者送我院救治。相关部门立即联系该物流仓库负责人，了解到该桶装化学品为"硫酸二甲酯"，立即封锁现场，通知附近接触人员来我院就医。次日（9月17日）10时左右，2名警务人员戴普通口罩进入隔离区进行现场勘测工作约2小时，14时左右一名环保公司工人戴普通口罩被安排进入现场进行打扫工作共两个多小时。当日夜间，该2名警务人员及该名环卫人员均出现不同程度眼干涩、眼痛、流泪、咽痛症状，遂来我院就医。截至9月18日23时，出现共计25名患者临床表现大致相同的中毒情况。

## 二、处置过程

### 1. 现场调查和检测

（1）卫生学调查

事件现场位于一大型物流仓库，一面为大门。自然通风，空气流动性可。进入大门5米左右现场发现有沙土掩埋痕迹。附近人员均诉可闻及少许刺鼻气味。该市近期一直持续35℃以上高温天气，现场地面最高温度超过50℃。

（2）毒物检测

泄漏物确定为硫酸二甲酯，未现场采样进行实验室检测。

2. 临床症状体征

选取接触时间较长、中毒情况较重的6名患者进行接触史及典型症状体征描述：

病例1，男，56岁。从9月16日11时至15时在现场附近经营桶装纯净水的销售，协助进行泄漏现场掩埋处置工作，后逐渐出现不适，未离开现场，未重视及就医。18时左右出现眼胀痛、眼涩、流泪、畏光、流涕、咽痛、声嘶、咳嗽、咳痰、胸闷、气促等明显不适，约19时就医。无发热、无意识障碍。体检：睑结膜、球结膜均充血、水肿，咽喉部充血、水肿，扁桃体Ⅲ度肿大。双肺呼吸音增粗，心、腹及神经系统（－）。

病例2，男，51岁。从9月16日11时至13时从事叉车驾驶及泄漏现场掩埋处置工作。15时后已逐渐出现不适，未重视及就医，后眼胀痛、眼涩、流泪、畏光、流涕、咽痛、声嘶、咳嗽、咳痰、胸闷、气促等明显不适，约20时就医。无发热、无意识障碍。体检：睑结膜、球结膜均充血、水肿，咽喉部充血、水肿，扁桃体Ⅲ度肿大，双肺呼吸音增粗。心、腹及神经系统（－）。

病例3及病例4，均为男性，50岁。从9月16日11时至13时从事泄漏现场掩埋处置工作。16时出现不适症状，未重视及就医，20时感眼胀痛、眼涩、流泪、畏光、流涕、咽痛、胸闷、气促等明显不适，约21时就医。无发热、无意识障碍。体检：睑结膜、球结膜均充血、水肿，咽喉部充血、水肿，扁桃体Ⅱ度肿大。双肺呼吸音增粗，心、腹及神经系统（－）。

病例5，女，49岁。为病例2家属，9月16日11时在泄漏地点旁多次经过，共计在现场10多分钟，17时左右出现眼干、眼痛、流泪、咽痛等不适。约20时与病例2一同就医。无发热、无意识障碍。体检：睑结膜、球结膜均充血、水肿，咽喉部充血、水肿，扁桃体Ⅰ度肿大。心、肺、腹及神经系统（－）。

病例6，男，49岁。为环卫公司环卫人员，9月17日12时至14时从事泄漏现场清扫工作约 2 小时。18 时出现眼干、咽痛等不适症状，约 21 时就医。无发热、无意识障碍。体检：睑结膜、球结膜均充血、水肿，咽喉部充血、水肿，扁桃体Ⅱ度肿大。心、肺、腹及神经系统（−）。

余 19 例患者均在现场附近暴露 2~5 个小时不等，均于暴露后 5~10 个小时出现不同程度的流泪、眼胀痛、眼涩、咽痛等症状。

所有病例临床表现见表 1：

**表 1　25 例硫酸二甲酯吸入性中毒患者主要临床症状和体征**

| 人数 | | 主要症状和体征 | | | | | | | | | | | | |
|---|---|---|---|---|---|---|---|---|---|---|---|---|---|---|
| | | 眼涩 | 眼痛 | 流泪 | 流涕 | 咽痛 | 咳嗽 | 咳痰 | 畏光无法睁眼 | 胸闷气促 | 结膜充血 | 咽部充血 | 扁桃体肿大 | 呼吸音粗 |
| 人数（例） | 25 | 25 | 20 | 25 | 7 | 21 | 8 | 3 | 6 | 4 | 25 | 25 | 12 | 4 |
| 出现率（%） | | 100 | 80 | 100 | 28 | 84 | 32 | 12 | 24 | 16 | 100 | 100 | 48 | 16 |

3. 辅助检查

对住院治疗的 13 名患者进行详细检查及监测各项指标。13 人血中均未检出甲醇。多次查肝肾功、心肌酶谱均无明显异常。胸部 CT 及喉镜检查详见表 2。血气分析动态监测详见表 3。

**表 2　影像学及喉镜检查**

| 序号 | 胸部 CT | 喉镜 |
|---|---|---|
| 1 | 右肺中叶、下叶见炎性病变，考虑肺损伤 | 病危，未做 |
| 2 | 双肺下叶背侧胸膜下少许条索影 | 双侧鼻黏膜水肿，鼻腔及鼻咽部可见多脓性分泌物，披裂轻度水肿，双侧声带充血水肿 |
| 3 | 右肺下叶及中叶渗出，肺损伤？感染？其他 | 患者拒做 |
| 4 | 双肺下叶改变，结合病史，肺损伤不除外 | 鼻腔黏膜充血，见出血点及黏性分泌物，喉部黏膜充血，双侧披裂充血、水肿，双侧声带充血水肿，右侧较重 |
| 5 | 双下肺炎性病灶，右侧吸入性肺炎不排外，右侧胸膜反应 | 鼻腔黏膜充血，见出血点及黏性分泌物，喉部黏膜充血，双侧披裂充血、水肿，双侧声带充血水肿，右侧较重 |

续表

| 序号 | 胸部 CT | 喉镜 |
|---|---|---|
| 6 | 双下肺背侧胸膜下间质性炎性改变 | 鼻黏膜充血，鼻咽部黏膜充血，喉黏膜充血 |
| 7 | 右肺上叶磨玻璃影，肺损伤不除外，右肺下叶脊柱旁改变，少许炎性病灶可能 | 鼻咽部稍充血，可见黏性分泌物，喉部黏膜充血，咽后壁淋巴滤泡增生，双侧披裂充血、水肿 |
| 8 | 双肺少许病灶，请结合临床除外肺损伤、间质性改变或其他 | 双侧鼻黏膜水肿，鼻腔及鼻咽部可见多脓性分泌物，喉部黏膜光滑，披裂轻度水肿，双侧声带充血水肿 |
| 9 | 双肺上叶肺大泡，双肺下叶背侧间质性改变，胸膜反应不除外，双侧胸膜粘连增厚 | 双侧鼻腔及鼻黏膜轻充血，喉部黏膜轻充血，声带轻充血 |
| 10 | 双肺下叶背侧间质性改变，胸膜反应不除外 | 中鼻道少许黏性分泌物。鼻咽部稍充血。喉部黏膜充血，会厌充血无水肿，声带稍充血 |
| 11 | 无明显异常 | 喉部黏膜充血，双侧声带轻充血，双侧鼻腔黏膜充血，鼻咽部可见黏性分泌物 |
| 12 | 无明显异常 | 鼻腔黏膜充血，鼻咽部充血，少许黏性分泌物，喉部黏膜充血，会厌充血无水肿，声带轻度充血 |
| 13 | 双肺少许条索影 | 双侧鼻黏膜充血水肿，喉部黏膜稍充血 |

表3　血气分析氧合指数监测

| 病例号 | 1 | 2 | 3 | 4 | 5 | 6 | 7 | 8 | 9 | 10 | 11 | 12 | 13 |
|---|---|---|---|---|---|---|---|---|---|---|---|---|---|
| 首诊值 | 311 | 399 | 385（第2日） | 310（第2日） | 231（第2日） | 300 | 412 | 399 | 463 | 329 | 352 | 385 | 406 |
| 最低值 | 163 | 276 | 284 | 235 | 212 | 186 | 225 | 276 | 386 | 289 | 359 | 362 | 383 |
| 最低值时间 | 第2日 | 第5日 | 第5日 | 第3日 | 第3日 | 第2日 | 第5日 | 第5日 | 第3日 | 第2日 | 第3日 | 第3日 | 第2日 |
| 出院 | 389 | 475 | 366 | 384 | 395 | 412 | 426 | 433 | 386 | 389 | 359 | 362 | 383 |

4.治疗

12 例接触反应及轻度中毒者经门诊留观和对症支持治疗，均于 3~5 日内症状明显减轻或消失。余 13 例患者均住院积极观察和治疗，早期予以雾化 3% 碳酸氢钠 3 毫升 /8 小时共 2 日，后雾化吸入布地奈德混悬液 2 毫克 /12 小时减轻喉及气道水肿情况，卧床休息，严密监测动脉血气及血氧饱和度，保持呼吸道通畅；吸氧或无创呼吸机辅助通气治疗，动态监测胸部 CT，所有患者根据临床表现、胸部 CT 及动脉血气，使用地塞米松磷酸钠注射液静脉滴注，早期适当利尿，减轻组织水肿。积极给予祛痰、预防感染等对症支持治疗。部分重症患者予以体位引流痰液，机械辅助排痰，及纤支镜吸痰治疗后病情明显改善。

所有患者均有不同程度眼损伤、眼睑水肿，结膜充血水肿，双角膜角膜炎。中、重度中毒患者可见不同程度的双眼角膜溃疡，均予以洛美沙星滴眼液、重组人表皮因子滴眼液、普拉洛芬滴眼液、复方托吡卡胺滴眼液进行对症治疗。症状较重者，会有畏光、无法睁眼等情况，随治疗均在 5~20 天内逐渐恢复，治疗后无确切视力损害后遗症。

病例 1 诊断为重度中毒，此患者接触毒物时间最长，在泄漏物旁共约 6 小时，入院时主要症状是双眼疼痛、流泪、喉痛、声嘶、呼吸困难，入我院 ICU 抢救，氧合指数迅速降低，甚至达中度急性呼吸窘迫综合征（ARDS），予以糖皮质激素、无创呼吸机辅助通气、脱水等治疗，但效果不佳，氧合指数持续波动于 160~190，胸部 CT 反复见双中下肺有大片磨玻璃影及双下肺背侧段实变影，糖皮质激素及抗感染治疗 4 天效果均不佳。遂行气管镜检查，见气道黏膜广泛充血、坏死、脱落，双下肺 B4 级气道以下大量白色泡沫痰液淤积。予以纤支镜吸出大量痰液后，氧合指数可恢复至 264，且立即复查胸部 CT 可见肺部磨玻璃样病灶及实变病灶明显减少，但随后氧合指数逐日缓慢下降，3 日后再次降低至 183，胸部 CT 见双肺磨玻璃影及双下肺背侧段实变影增多，再次进行纤支镜吸痰后氧合指数可再次恢复至 271。后予以每日进行俯卧位机械辅助排痰、气道廓清及进行肺康复治疗，每日均可排出大量稀薄的泡沫痰，氧合指数可稳定于 330 左右。治疗期间多次发生细菌、病毒、真菌等感染，均经治疗后好转。

5. 临床诊断

根据患者的症状、体征、实验室检查结果，结合接触史，依据《职业性急性硫酸二甲酯中毒诊断标准》（GBZ 40—2002），经综合分析，诊断为急性硫酸二甲酯中毒，其中 2 例为重度中毒，2 例为中度中毒，15 例为轻度中毒，其余病例为接触反应。

6. 转归

13 名患者均痊愈或好转出院。电话随访半年，1 名危重症患者遗留反复咳嗽、咳痰症状。其余患者均无后遗症。

## 三、分析讨论

1. 本次中毒事件特点

本次中毒事件发生时，病因依据和临床表现较典型，硫酸二甲酯泄漏后，同时在现场附近的人员均出现相同临床表现的疾病发作，事件表现为同区域同发病，不具有食源性疾病同食同发病的特征，用较短时间锁定为硫酸二甲酯中毒事件。该市中毒控制中心第一时间派出了由中毒处置专家和理化检验专家组成的应急队伍。通过了解事件发生经过，逐一查诊患者，进行现场卫生学调查等工作，明确这是一起由硫酸二甲酯泄漏后处置不当，挥发为刺激性气体污染空气导致的群体性急性中毒事件。

刺激性气体种类繁多，急性接触后，多数可出现眼部不适、流泪等黏膜刺激症状，高浓度或大剂量接触后可导致黏膜损伤重、肺水肿、ARDS，甚至引起死亡。

2. 中毒患者临床特征

本次事件在同一现场环境中一段时间内，接触者在数小时内均出现不同程度眼部、咽部刺激症状，因接触时间长且病情重的病例出现呼吸道黏膜损伤，符合急性硫酸二甲酯中毒的临床表现。

3. 事件发生原因分析

该物流仓库无资质运输及处理有毒有害化学品，属于违规行为。发生泄漏事件后，第一时间并不知晓该物质情况，毫不知情的现场工人在未采用任何个人防护的条件下，长时间暴露于有毒环境，经呼吸道吸收毒物，而引发中毒。同时后期到现场的处置人员并无相关毒物防护知识及措施，导致次日再次发生 3 名人员中毒。

4. 建议及对策

目前我国物流及运输行业较发达，为避免同类事故再次发生，提出如下建议：①有关部门严格安全检查，对运输的物质进行正确标识，避免有毒有害物质运输时相关人员不知情；②有关部门对运输行业进行规范，严格把控相关资质，严禁无资质的公司进行有毒有害物质运输及处置；③对工作人员加强宣教学习，相关企业应制订出作业中化学品泄漏通用应急预案和根据具体情况制订出可预知的毒物专项应急预案，组织作业人员学习和演练。④有关部门应加强区域内中毒控制中心、职防机构或疾控中心应急能力建设，购入先进毒物检测设备，培训中毒应急专业人员，为国家经济建设提供有力保障。

## 四、案例点评

1. 本次毒物的物理化学性质

硫酸二甲酯是一种高毒性和高腐蚀性化学物质，常温下呈无色油状液体，有葱头样气味，难溶于水，具有脂溶性，在碱液中会迅速水解。硫酸二甲酯被列入原卫生部 2003 年颁布的《高毒物品目录》，其毒性作用与军事糜烂性芥子毒气相似，比氯气的毒性大 15 倍，在第一次世界大战中曾被用作化学毒剂使用。工业上用于制造染料及作为胺类和醇类的甲基化剂。国际癌症研究机构（IARC）已将硫酸二甲酯列为对人类可能的致癌物质。

2. 中毒机制

硫酸二甲酯经呼吸道、皮肤或消化道吸收。硫酸二甲酯虽属水溶性小的化学物，但其水解性大（可迅速水解成硫酸和甲酯）。硫酸二甲酯在 18℃时即易溶于水，且分解速度随温度升高而加速，当硫酸二甲酯接触到人体的眼和呼吸道时，其黏膜中的水分即能使硫酸二甲酯很快水解，生成硫酸，从而对呼吸道及眼产生刺激和腐蚀。由于硫酸二甲酯水解需要一定的时间，所以硫酸二甲酯中毒的潜伏期较水解性强的刺激性气体要长些，一般为 0.5~6 小时。

3. 救治经验

硫酸二甲酯的主要靶器官为呼吸道、眼及皮肤。损伤机制同硫酸气雾，严重者可引起肺水肿、急性呼吸窘迫综合征，甚至死亡。大量吸入可合并肝、肾、心肌等实质脏器损害。所有患者入院后均未在血中检出甲醇，考虑分解形成甲醇量少，机体可迅速代谢，一般不构成甲醇中毒。

本次群体事件中，接诊医院早期针对所有中毒患者的眼部冲洗和处理，并用滴眼液减轻眼部症状，眼部治疗及护理很重要。中毒早期可予以雾化 3% 碳酸氢钠进行呼吸道碱化，中和气道内酸性物质，减轻对气道的损害。本次案例接触剂量最大的 4 名患者因喷洒氨水，导致部分氨气吸入，但该情况会对气道产生碱化作用减轻硫酸二甲酯损害抑或氨气刺激造成黏膜二次损害情况暂无法探究。

呼吸道烧伤患者呼吸困难的发生和发展有两个明显的高峰期，第一个高峰期为烧伤后 12 小时内，第二个高峰期为 24~72 小时，此多与伤后呼吸道黏膜严重受损、坏死、脱落阻塞支气管及伤后的早期处理不当引起的肺部感染有关。监测本案例 13 名患者血气分析，发现氧合指数最低通常为中毒后 24~120 小时，氧合指数下降速度与中毒程度成正比，考虑呼吸道化学性烧伤后黏膜受损、坏死速度均较烧伤慢，但机制同理。如患者咽喉部肿胀导致明显呼吸困难或窒息，应及早地行气管切开术，以改善患者生命体征，降低多器官功能衰竭的发生及死亡率，提高患者的救治效果。本案例中，所有中毒患者均未出现明显呼吸困难及窒息情况，故未进行气管切开。

不少学者指出，纤维支气管镜是早期确认呼吸道损伤程度的最重要手段；2017 中国含毒烟雾炸弹吸入性损伤医学救治专家共识更进一步指出在纤维支气管镜下行支气管肺泡灌洗术，有助于及时清除气道坏死组织以及痰液。本案例中，重度中毒患者肺部磨玻璃样病灶反复出现、反复感染，氧合指数难以提升，经糖皮质激素、抗感染及药物祛痰效果治疗不佳，纤支镜检查发现气道明显损伤及有大量坏死物质及痰液淤积，予以纤支镜吸痰及体位引流排痰后氧合指数可迅速改善，感染情况明显减少。

综上所述，硫酸二甲酯中毒的治愈率较高，对于硫酸二甲酯中毒的患者，应早期、足量、短程应用糖皮质激素，积极防治并发症，早期呼吸道碱化、纠正呼吸衰竭及 ARDS，维持水及电解质平衡，气道管理、痰液廓清、眼部护理以及控制气道感染非常重要。在治疗过程中，如果出现肝功能和心肌病变，应配合保肝、护心药物的使用，维持内环境和电解质的稳定。治疗后基本无明显后遗症。

（李卫　重庆市职业病防治院）

**参考文献：**

[1]中华人民共和国卫生部. GBZ 40—2002 职业性急性硫酸二甲酯中毒诊断标准[J]. 北京：中国标准出版社，2002.

[2]金泰廙，王祖兵. 化学品毒性全书[M]. 上海：上海科学技术文献出版社. 2019(9): 1055-1056.

[3]王凡，冯玉妹，虞孝里. 硫酸二甲酯对人体毒作用的研究近况[J]. 职业卫生与应急救援，1998，16(1): 22-23.

[4]魏海龙，李利琼，陈丹，等. 硫酸气雾吸入中毒性肺水肿四例报告并文献复习[J]. 中国呼吸与危重监护杂志，2015，14(1): 88-90.

[5]侯光萍，任永清，姜峰杰，等. 急性硫酸二甲酯中毒并肝脏、心脏损伤 2 例报告[J]. 中国工业医学杂志，1997，10(3): 190，192.

[6]陈彩秀. 急性硫酸二甲酯中毒对心脏的影响[J]. 中国工业医学杂志，1991，4(3): 40-41.

[7]黄金祥. 职业中毒诊断医师培训教程（第一版）[M]. 北京：化学工业出版社. 2014: 285-290.

[8]刘强. 气管切开术在治疗呼吸道烧伤中的应用[J]. 实用临床医学，2008，3(9): 1041.

[9]李文军，彭本刚，全世明，等. 吸入性损伤患者气管切开时机的选择[J]. 实用医学杂志，2012，28(5): 770-771.

[10]舒承清，邓永高，李红兰，等. 烧伤合并吸入性损伤气管切开时机的临床研究[J]. 临床医学工程，2014，21(1): 64-65.

[11]Sheridan RL, Riggan MAA, Hoffman RS, et al. Fire-Related

Inhalation Injury［J］. N Engl J Med，2016，375（19）：1905.

　　［12］中国毒理学会中毒与救治专业委员会. 2017 中国含毒烟雾弹爆炸吸入性损伤医学救治专家共识［J］. 中华医学杂志，2017，29（3）：193-205.

## 案例 29：DMO 致职业性急性重度中毒性肾病一例报道

### 一、事件经过

　　患者王某，男，31 岁，于 2019 年 5 月 16 日下午被单位派往山东某化工企业清理化工储罐。化工储罐深 35 米，罐内残留固体残渣气味刺鼻，该化工企业提供罐内残留成分为草酸二甲酯（DMO），患者佩戴防毒口罩从罐口爬入，未穿化学防护服，未戴手套。患者进入罐中即感到强烈刺激气味，每工作 1 小时，爬出化工储罐休息 10 分钟，连续工作约 4 小时，中间一共休息 3 次。患者结束工作后即感全身乏力，回到宿舍后立即上床休息了。5 月 17 日零时左右，患者先后出现恶心，阵发性脐周隐痛，伴呕吐、腹泻，立即就诊于当地县中心医院，考虑"急性胃肠炎"，仅给予口服药物对症治疗（具体药物不详），效果不佳，遂到当地诊所输液治疗（硫酸阿米卡星注射液、地塞米松磷酸钠注射液、左氧氟沙星氯化钠注射液），治疗 4 天后疗效不明显，转诊至当地市人民医院，辅助检查发现电解质紊乱及肾功能损害，并迅速进入急性肾衰竭尿毒症期，入住重症监护室（ICU）行多次血液净化、抗氧化、改善肾脏血流及对症支持等综合治疗，肾穿刺活检：弥漫性间质炎症伴灶性急性肾小管坏死，可见透明结晶管型。住院综合治疗 143 天，复查肾功相关指标较前好转。

### 二、处置过程

1. 现场职业病危害因素

用人单位出具罐内化学物质残留成分为草酸二甲酯（DMO）。化工储罐位于室外，深度约 35 米，顶端开一小口，通风不良。患者工作时，需沿从罐口向下延伸的小楼梯进出储罐，罐内清理下来的残渣，手工装进小桶内，用吊绳拉出罐体。同工种 1 人，也有类似发病，肌酐最高达 100μmol/L，但发病较晚，症状较轻，在当地医院住院治疗 1 个月，病情痊愈。

2. 临床症状和体征

患者既往体健，否认高血压、心脏病、糖尿病病史。2019 年 5 月 16 日下午在罐内连续工作约 4 个小时后，先后出现恶心，阵发性脐周隐痛，伴呕吐、腹泻，立即就诊于当地县中心医院，考虑"急性胃肠炎"，给予口服药物对症治疗。因症状不能缓解遂到当地诊所输液治疗（硫酸阿米卡星注射液、地塞米松磷酸钠注射液、左氧氟沙星氯化钠注射液），4 天后疗效不明显，转诊至当地市人民医院。门诊血常规：白细胞 $11.0 \times 10^9$/L，中性粒细胞百分比 81.7%；电解质 + 肝肾功能：氯 93.2mmol/L，磷 2.34mmol/L，碳酸氢根 17mmol/L，尿素 33.75mmol/L，肌酐 1233μmol/L。以"①急性肾衰竭代谢性酸中毒。②腹痛原因待查？③高血压病？④电解质代谢紊乱低氯血症低磷血症"收入院治疗。入院查体：T 37.1℃，P 84 次/分，R 21 次/分，BP 154/93mmHg，双肺呼吸音清晰，未闻及明显干湿啰音。心率 84 次/分，律齐，各瓣膜听诊区未闻及杂音。腹软略膨隆，中上腹部及右下腹部压痛，麦氏点反跳痛，腹部无包块。肝脾肋下未触及，肾区无叩击痛，肠鸣音存在，双下肢无水肿。

入院后完善相关检查，予护肾、促进代谢废物排泄、抗感染、抑酸护胃及对症支持治疗。入院第二天，尿常规：尿蛋白（3+），隐血（1+），白细胞（2+），红细胞（2+），尿素 37.3mmol/L，肌酐 1420μmol/L，钙 2.1mmol/L，磷 2.39mmol/L，$\beta_2$ 微球蛋白 9.76mg/L，肾功能各指标急剧升高，进入急性肾衰竭尿毒症期，并伴有贫血、代谢性酸中毒、电解质紊乱等，行胸部 CT 提示支气管炎及少量胸腔积液；肾、输尿管膀胱彩超示：双肾弥漫性病变、腹水；给予多次血液净化、抗氧化、改善肾脏血流及对症支持等综合治疗约半个月后，患者肌酐较前明显降低，尿酸正常，水电解质平衡。肾穿刺活检示：弥漫性间质炎症伴灶性急性肾小管坏死，可见透明结晶管型。

**3. 临床诊断**

根据患者明确的职业 DMO 接触史，急性肾脏损伤的临床表现、相关的实验室检查、肾脏穿刺活检结果及现场劳动卫生学调查结果，并排除其他病因所致类似疾病，依据职业病诊断标准 GBZ 79—2013《职业性急性中毒性肾病的诊断》，我院于 2019 年 12 月 17 日诊断为职业性急性重度中毒性肾病。

**4. 治疗和转归**

入院后完善相关检查，给予多次血液净化、抗氧化、改善肾脏血流及对症支持等综合治疗约半个月后，患者肌酐较前明显降低，尿酸正常，水电解质平衡。肾穿刺活检示：弥漫性间质炎症伴灶性急性肾小管坏死，可见透明结晶管型。住院综合治疗 143 天，复查肾功能相关指标较前好转。

## 三、分析讨论

**1. 本次中毒事件特点**

用人单位及劳动者均对有毒有害作业认识不足，虽采取了防护措施，但防护仍有不到位的情况，发病后亦未能得到及时有效的治疗及观察，以至于肾功能进行性损伤，生命垂危。

**2. 患者临床特征**

患者结束工作 4 小时后发病，以消化系统不适为主，初始症状不典型，无双下肢水肿及尿量减少，误认为是"急性胃肠炎"，待病情进一步加重时，也未能接受到合理正确的治疗，错失了最佳的治疗时间，使病情不断地加重，最终导致出现了急性肾损伤、肾衰竭，病情虽经治疗后较发病初期明显好转，但最终仍未恢复发病前健康状态。

**3. 事件发生原因分析**

由于患者及用人单位对化学毒物认识有限，防护方面不到位，出现症状后当地医院（综合性医院）对中毒所致疾病了解甚少，对毒物能导致的靶器官损害不了解，以至于未能及时诊治，直至患者病情进行性加重，急性肾功能衰竭才引起足够重视，因草酸二甲酯中毒病例不常见，缺乏特效解毒剂等特效治疗，临床症状无明显特异性，故综合医院误诊率较高，所幸患者经过有效的积极治疗后转危为安。

4. 建议及对策

（1）工作场所应严格落实各项安全管理制度，加强相关人员的安全教育，强化有毒有害工作人员包括负责人员的安全意识，科学地做好安全防护，使从事有毒有害作业人员的健康权益得到更好的保障。

（2）加强工作场所中的安全警示标志，建议工作人员佩戴报警仪。

（3）加强基层及综合医院医生的中毒性疾病培训，减少漏诊、误诊，避免类似事件的再次发生。

## 四、案例点评

草酸二甲酯（DMO），又名乙二酸二甲酯，是一种重要的化工和医药原料，常被用于制作各种有机溶剂、萃取剂、黏合剂、增塑剂及多种医药中间体。随着 DMO 应用的广泛，人群接触的机会增加，如果无有效的防护措施，极易引发中毒事件。以往常见的具有肾脏毒性的化学物质，主要包括金属、类金属及其化合物（如汞、铅、镉、铬、铋、铂、铜、铟、铊、铀、锂盐、羰基镍等），烃类化合物，卤代烃类中的卤代烷烃、卤代烯烃、卤氟烯烃以及芳香族氨基和硝基化合物，酚类、醇类、醛类、有机酸类及其他有机化合物（如环氧化物、腈化物、二甲基甲酰胺、吡啶、三聚氰酸等）。

DMO 是最近几年才见报道的，是可以引起急性中毒的一种化工品，中毒主要引起以急性肾衰竭为主要表现的全身性疾病。DMO 常温下为无色单斜晶体或白色固体，熔点 54℃，能溶于醇类和醚类物质，微溶于冷水，在热水中分解。其水解产物主要为草酸，酸性比醋酸强 10000 倍，是有机酸中的强酸，对皮肤、黏膜有刺激及腐蚀作用，极易经表皮、呼吸道黏膜吸收引起中毒。DMO 发病机制尚未明确，推测其可能的机制为其主要代谢产物草酸，与机体内的钙结合，形成草酸钙结晶，黏附于肾小管细胞膜，通过胞吞作用进行内化发生晶体积聚，进而草酸盐结晶沉积在肾小管内堵塞小管，导致患者出现少尿、无尿甚至尿毒症等急性肾损伤的临床表现。同时草酸能刺激肠道排出自然毒素，故中毒患者多会出现恶心、呕吐、腹痛、腹泻等不适症状。该患者在为残留有DMO的化工储罐进行清理作业时，未着防护服及防护手套，只佩戴了防毒口罩。由于是罐内作业，通风不良，罐内残留的高浓度DMO通过裸露的皮肤及呼吸道黏膜进入体内，引发中毒。而患者最初的发病症状为阵发性脐周隐痛，伴恶心、呕吐、腹泻等消化道不适，被误认为是"急性胃肠炎"，未进行特殊治疗，待病情进一步加重时，仅给予单纯的抗生素、激素治疗，也未能给予正确的治疗，错失了最佳的治疗时间，使病情不断地加重，最终导致出现了急性肾损伤、肾衰竭。

DMO中毒起病急、病情重，目前无特效解毒药，肾小球滤过率下降的患者，特别是少尿、无尿时，其机体排泄草酸盐能力明显下降，其治疗方案应以急性中毒性肾病为参照，在未达到终末期肾脏病之前，应尽早且首选血液透析治疗。尽早行血液透析治疗，可以阻止肾功能进一步受损。目前，国内对于急性中毒性肾病的治疗重点是积极防治急性肾损伤，强调通过血液净化治疗早期阻断疾病的发展，纠正水电解质酸碱平衡紊乱，维持机体内环境稳定，从而减轻DMO对全身其他组织和器官的影响。同时应密切监测尿量、尿蛋白、肌酐等肾功能指标的动态变化，及时掌握肾损害的变化趋势。该患者在接触后的第五天，血肌酐、尿素氮达到极值，在给予了有效的血液透析后，肾功能各指标均有不同程度的下降，总蛋白、白蛋白等指标也趋于正常，电解质代谢紊乱也逐渐被纠正。经过治疗，肾功能虽然仍稍低于正常，但与刚入院时相比，改善还是非常显著的。故尽早地给予正确的治疗，是促进肾功能快速恢复的重要手段，对于患者健康的恢复，提高日后的生活质量，减轻经济负担，有着重要的意义。

随着工业的发展，化工品使用日趋广泛，近年来越来越多的化工品中毒事件时有发生，导致中毒的化工品种类也越来越多。草酸二甲酯作为一种新兴较罕见的化工原料，其中毒常为职业暴露所致。从事DMO暴露工作极易受到沾染，由于人们对DMO了解的匮乏，使中毒患者的数量远远多于报道的数量。用人单位应对员工进行职业卫生培训，加大宣传DMO的危害，进一步加强职业人员的职业防范意识，在未做好完全有效的个人防护前，禁止接触破裂的容器和泄漏物。同时工人作业时，不能因为没有足够的重视，就在无效的个人防护状态下，进行简单的手工操作，使整个人完全暴露于危害因素环境中却浑然不知，这些都是导致中毒事件屡见不鲜的重要原因。本例中毒患者就是一个鲜活的例子。做好有效的个人防护，是远离中毒事件发生的关键。若发生 DMO 暴露，首先应该尽快脱离中毒环境，如考虑为经皮肤接触，应在及时离开中毒环境后用清水冲洗全身，以减少皮肤吸收。一旦暴露中毒，应立即就医。DMO 没有特效解毒剂，血液净化可以使被过度激活的炎症细胞释放的细胞因子及各种炎症介质得到及时清除，阻断其级联放大反应导致的不断相互激活所形成的恶性循环，因此早期干预治疗可减轻症状，减少并发症的发生率，是 DMO 中毒的首选治疗方法。提高医疗机构医务人员对职业性急性中毒的判断和救治能力，也是减少疾病进展，尽早给予有效治疗的关键。

（冯娜、李侠、赵燕　山东省职业病医院）

**参考文献:**

［1］中华人民共和国卫生部．职业性急性中毒性肾病的诊断: GBZ 79—2013［S］．北京: 中国标准出版社, 2013．

［2］赵金垣．临床职业病学［M］．北京: 北京大学医学出版社, 2010: 88－96．

［3］NIAZ K, BAHADAR H, MAQBOOL F, et al．A review of environmental and occupational exposure to xylene and its healthconcerms［J］. EXCLI J, 2015, 14: 1167－1186．

［4］KATO M, NATARAJAN R．Diabetice Nephropathy−Emerging Epigeneticmechanisms［J］. Nat Rev Nephrol, 2014, 10(9): 517－530．

［5］崔守明, 刘纪青, 杨玉新, 等．急性草酸二甲酯中毒事故调查分析［J］. 中国工业医学杂志, 2016, 29(4): 317．

［6］陈秀凯．急性肾损伤的研究进展与回顾［J］. 中国急救医学, 2014, 34(2): 111－115．

［7］LEWINGTON A J, CERDA J, MEHTA R L．Raising awareness

ofacute kidney injury: a global perspective of a silent killer [J]. KidneyInt, 2013, 84(3): 457 −467.

[8] 孙万付. 危险化学品安全技术全书(第三版)通用卷[J]. 分析化学, 2017, 45(12): 1987.

[9] 马长青, 金属载体催化剂催化 CO 气相偶联合成草酸二甲酯的研究 [D]. 天津: 天津大学, 2013.

[10] BARMAN A K, GOEL R, SHARMA M, et al. Acute kidney injuryassociated with ingestion of star fruit: acute oxalate nephropath [J]. Indian J Nephrol, 2016, 26(6): 446 − 448.

[11] 薛长江, 王涤新, 赵金垣. 中毒性肾病的病因和临床特点[J]. 中国工业医学杂志, 2011, 24(2): 116− 120.

[12] 中国医师协会急诊医师分会, 中国毒理学会中毒与救治专业委员会. 急性中毒诊断与治疗中国专家共识[J]. 中华急诊医学杂志, 2016, 28 (11): 1361 − 1375.

[13] 血液净化急诊临床应用专家共识组. 血液净化急诊临床应用专家共识[J]. 中华急诊医学杂志, 2017, 29(1): 24 − 36.

[14] BAYLISSG. Dialysisin the Poisoned Patient[J]. Int, 2010, 14(2): 158− 167.

[15] 黄勤英, 韦艳萍. 连续性血液净化治疗脓毒血症合并急性肾损伤的疗效观察[J]. 中外医学研究, 2014, 12(3): 45 − 46.

## 案例 30：二甲基甲酰胺中毒

### 一、事件经过

南方某市某企业集团的 3 名员工, 于 2012 年 7 月 1 日至 7 月 5 日在该企业从事搬运工作, 接触环氧树脂、丙酮、二甲基甲酰胺, 工作场所通风欠佳, 每天工作 8~12 小时, 戴送风式防护面罩防护。3 名患者于 7 月 5 日开始陆续出现腹痛、恶心、呕吐症状, 于 2012 年 7 月 7

日晚到某市职防院急诊就诊，并收入中毒科治疗。

## 二、处置过程

### 1. 现场调查

根据企业老板提供的信息表明，3 名患病员工为企业外包公司聘请的临时工，工作时需要将一直径约 2.3 米，高约 2.4 米的不锈钢圆罐内固化的环氧树脂清理干净。由工人进入罐内，使用十字刀、风钻等工具对固化的环氧乙烷进行切割、粉碎后清理出罐，现场操作者使用送风式防护面罩、棉纱手套，每次入罐内操作约 10 分钟，3 人交替进入罐内作业。罐内通风欠佳，现场有明显的挥发性气体，有眼、鼻刺激感。

经反复了解并询问罐内有无使用二甲基甲酰胺，企业外包公司老板最终表示被清理的环氧树脂按工艺要求添加过二甲基甲酰胺。

### 2. 临床症状和体征

病例甲，男，42 岁，于 2012 年 7 月 7 日晚约 22 时 50 分因"腹痛伴恶心呕吐 2 天"入院。患者于 2012 年 7 月 5 日开始出现腹痛，主要为剑突下及脐周阵发性胀痛不适，伴有恶心，呕吐胃内容物多次。

入院查体：T 36.9℃，P 66 次 / 分，BP 124/68mmHg。神志清楚，对答切题。全身皮肤无明显黄染，双眼结膜轻度黄染，全身皮肤未见皮疹、出血点及瘀点瘀斑。双侧瞳孔等大等圆，对光反射灵敏，直径约 3.0 毫米。口唇无发绀，咽无充血。双肺呼吸音清，未闻及干湿啰音。心率 66 次 / 分，律齐，未闻及杂音。腹软，剑突下及脐周轻压痛，无反跳痛，肝脾肋下未及。双下肢无水肿。

病例乙，男，42 岁，于 2012 年 7 月 7 日晚约 23 时因"腹痛 1 天余"入院。患者于 2012 年 7 月 6 日中午开始出现腹痛，主要为剑突下及脐周阵发性胀痛不适，伴有恶心，呕吐胃内容物。于 2012 年 7 月 7 日至当地医院就诊，予对症治疗后，症状无明显好转，于 2012 年 7 月 7 日晚来我院急诊就诊。

入院查体：T 37.1℃，P 78 次 / 分，BP 142/65mmHg。神志清楚，对答切题。全身皮肤无明显黄染，双眼结膜轻度黄染，全身皮肤未见皮疹、出血点及瘀点瘀斑。双侧瞳孔等大等圆，对光反射灵敏，直径约 3.0 毫米。口唇无发绀，咽无充血。双肺呼吸音清，未闻及干湿啰音。心率 78 次 / 分，律齐，未闻及杂音。腹软，剑突下及脐周轻压痛，无反跳痛，肝脾肋下未及。双下肢无水肿。

病例丙：男，27 岁，于 2012 年 7 月 7 日晚约 23 时因"腹痛、恶心、呕吐 2 天"入院。患者于 2012 年 7 月 5 日开始出现剑突下、脐周腹痛，阵发加重，并恶心，呕吐 4~5 次胃内容物，非血性，无畏寒、发热，无腹泻、黑便，在当地医院对症治疗后，转来我院急诊。

入院查体：T 36.8℃，P 55 次 / 分，BP 104/67mmHg。神志清楚，对答切题。全身皮肤无明显黄染，双眼结膜轻度黄染，全身皮肤未见皮疹、出血点及瘀点瘀斑。双侧瞳孔等大等圆，对光反射灵敏，直径约 3.0 毫米。口唇无发绀，咽无充血。双肺呼吸音粗，未闻及干湿啰音。心率 55 次 / 分，律齐，未闻及杂音。腹平软，剑突下、脐周压痛，无反跳痛，肝脾肋下未及。肠鸣音 3 次 / 分。双下肢无水肿。

3. 辅助检查

（1）血常规

病例甲（2012 年 7 月 8 日）血白细胞数 $10.31 \times 10^9$/L，中性粒细胞数 $7.76 \times 10^9$/L，中性粒细胞百分比 75.31%。

病例乙（2012 年 7 月 8 日）血白细胞数 $8.55 \times 10^9$/L，中性粒细胞数 $6.09 \times 10^9$/L，中性粒细胞百分比 71.20%。

病例丙（2012 年 7 月 8 日）血白细胞数 $7.11 \times 10^9$/L，中性粒细胞数 $4.94 \times 10^9$/L，中性粒细胞百分比 69.50%。

（2）上腹部 CT

病例甲（2012 年 7 月 13 日）①肝、胆、胰、脾 16 层螺旋 CT 平扫未见病变。②左肾囊肿，左肾下极小结石。③左肺下叶后基底段少量慢性炎症纤维化并邻近胸膜增厚粘连。

病例乙（2012 年 7 月 13 日）①肝、胆、胰、脾 16 层螺旋 CT 平扫未见病变。②右肾下极小结石。

病例丙（2012 年 7 月 13 日）①肝、胆、胰、脾 16 层螺旋 CT 平扫未见病变。②右肾多发小结石。

（3）电子胃镜

病例甲（2012 年 7 月 11 日）慢性浅表性胃炎（轻度）（胃窦黏膜花斑样充血，红白相间，红相为主，未见明显糜烂、溃疡及肿物）。

病例乙（2012 年 7 月 10 日）胆汁返流性胃炎（胃底黏液湖见胆汁返流，胃窦黏膜花斑样充血，红白相间，红相为主，未见明显糜烂、溃疡及肿物。幽门开闭欠佳，可见胆汁返流）。

（4）心电图

病例甲窦性心动过缓。

病例乙正常心电图。

病例丙窦性心律，完全性右束支传导阻滞＋左前分支传导阻滞可能。

（5）腹部 B 超

病例甲（2012 年 7 月 18 日）肝稍大，肝右后叶实质性病灶，考虑血管瘤可能，肝脏、胆囊、脾、胰腺超声检查未见明显异常。

病例乙（2012 年 7 月 18 日）肝脏、胆囊、脾、胰腺超声检查未见明显异常。

病例丙（2012 年 7 月 8 日）肝脏、胆囊、脾、胰腺超声检查未见明显异常。

（6）肝功能

病例甲（2012 年 7 月 7 日）谷丙转氨酶 52.8U/L，总胆红素 31.1μmol/L，直接胆红素 6.9μmol/L，（2012 年 7 月 11 日）谷丙转氨酶 80.9U/L，总胆红素 125.9μmol/L，直接胆红素 74.3μmol/L。（2012 年 7 月 15 日）谷丙转氨酶 531.9U/L，总胆红素 42.2μmol/L，直接胆红素 17.6μmol/L。

病例乙（2012 年 7 月 7 日）谷丙转氨酶 48.7U/L，总胆红素 44.5μmol/L，直接胆红素 8.0μmol/L，（2012-7-11）谷丙转氨酶 80.3U/L，总胆红素 81.7μmol/L，直接胆红素 39.1μmol/L。（2012 年 7 月 16 日）谷丙转氨酶 773.5U/L，总胆红素 27.3μmol/L，直接胆红素 9.9μmol/L。

病例丙（2012 年 7 月 8 日）谷丙转氨酶 51.8U/L，总胆红素 24.9μmol/L，直接胆红素 3.3μmol/L，（2012 年 7 月 12 日）谷丙转氨酶 47.7U/L，总胆红素 17.4μmol/L，直接胆红素 5.9μmol/L。（2012 年

7月16日）谷丙转氨酶 66.4U/L，总胆红素 19.9μmol/L，直接胆红素 6.1μmol/L。

（7）肾功能

病例甲、乙、丙肾功能均为正常。

4. 临床诊断

根据患者的症状、体征、实验室检查结果，结合职业接触史，依据《职业性急性二甲基甲酰胺中毒诊断标准》（GBZ 85—2014），经综合分析，病例甲及病例乙诊断为职业性急性重度二甲基甲酰胺中毒，病例丙诊断为职业性急性轻度二甲基甲酰胺中毒。

二甲基甲酰胺中毒所致肝脏损害需与其他可引起肝损害的疾病相鉴别，如病毒性肝炎、酒精性肝病、药物性肝病等疾病，可通过询问患者饮酒史、服药史、毒物接触史，完善各型病毒性肝炎抗原抗体检查等加以鉴别。二甲基甲酰胺中毒引起的恶心、呕吐、腹痛等消化系统症状需与急性胃肠炎、急性胆囊炎、急性阑尾炎等疾病鉴别。

5. 治疗和转归

三名患者入院后均立即予以护肝、护胃、解痉、甲强龙抗炎、补充能量、维持电解质平衡等对症治疗后，腹痛逐渐缓解，肝细胞酶及肝胆色素逐渐降至接近正常，病例甲及病例乙于 2012 年 8 月 10 日出院，病例丙于 2012 年 7 月 17 日出院。

## 三、分析讨论

1. 本次中毒事件特点

二甲基甲酰胺可经呼吸道、皮肤、消化系统进入人体，职业接触中毒多由呼吸道、皮肤进入人体。有研究报道二甲基甲酰胺经呼吸道的吸收量明显大于皮肤穿透。二甲基甲酰胺暴露后，以急性中毒性肝病为主，主要表现为全身乏力、右上腹胀痛、皮肤巩膜黄染、肝区叩痛等，实验室检查可发现肝功能异常，谷丙转氨酶、谷草转氨酶、总胆红素、直接胆红素明显升高，腹部 B 超检查有时可见肝脏增大、肝脏光点增粗等表现。二甲基甲酰胺中毒的患者还多伴有明显的胃肠道症状，主要表现为食欲减退、恶心、呕吐、上腹部疼痛、便秘等。重者可表现为腹部阵发性剧烈绞痛，严重者可能有呕血、黑便等。电子胃镜检查可见胃、十二指肠黏膜充血、水肿，严重时可见糜烂、出血。二甲基甲酰胺经呼吸道接触中毒的潜伏期为 6~24 小时，经皮肤接触的潜伏期可能更长，故对有可能职业接触二甲基甲酰胺的劳动者应采取严密的医学观察。

2. 中毒患者临床特征

本例 3 名患者在清理固化的环氧树脂时，经呼吸道吸入挥发的二甲基甲酰胺气体、皮肤沾染引起中毒，临床表现典型。3 名患者均以腹痛、恶心、呕吐等胃肠道表现为主要临床表现，入院后实验室检查均有明显的肝脏损伤、肝细胞酶及肝胆色素明显升高、双眼结膜黄染，符合职业性急性二甲基甲酰胺中毒的临床表现。

3. 事件发生原因分析

本例 3 名患者为某市某区某公司的外包商老板临时聘请的工人，清理一直径约 2.3 米，高约 2.4 米的不锈钢罐内的环氧树脂，清理时需对罐内的环氧树脂进行切割、粉碎，因缺乏职业卫生防护经验与意识，片面强调密闭空间缺氧的防护，对密闭空间可能存在各种复杂的毒物缺乏认识，未了解到环境中尚存在二甲基甲酰胺等有毒物质，盲目作业，造成急性中毒事故。经电话联系外包商老板，对方表示被清理的环氧树脂按工艺要求需添加二甲基甲酰胺。现场操作者使用送风式防护面罩、棉纱手套，每次入罐内操作时间约 10 分钟。三名患者操作时罐内挥发的气体有较明显的眼鼻刺激感，但仍未引起重视，缺乏有效的防护设施尤其是皮肤的防护设施，造成中毒事故。

4. 建议及对策

二甲基甲酰胺易燃，遇高热、明火或与氧化剂接触，有引起燃烧爆炸的危险，能与浓硫酸、发烟硝酸猛烈反应，甚至发生爆炸，与卤化物（如四氯化碳）能发生剧烈反应。因此在从事可能接触到二甲基甲酰胺化学物的工作时，应做好防护措施，若空气中浓度超标时，应佩戴过滤式防毒面具（半面罩），戴化学安全防护眼镜，穿化学防护服，戴橡胶手套。工作现场应严禁吸烟。工作完毕下班前，应淋浴更衣。

### 四、案例点评

1. 本次毒物的物理化学性质

二甲基甲酰胺是一种无色、具有鱼腥味的透明液体，沸点高，凝固性低，热稳定性较好，能和水及大部分有机溶剂互溶，因此在工业上是用途很广泛的化工原料和溶剂，主要应用于有机合成、医药、燃料、树脂、电子等行业。

2. 中毒机制

二甲基甲酰胺可经呼吸道、皮肤及消化道吸收入人体，职业中毒多由呼吸道、皮肤吸收，且以呼吸道吸收为主。毒性的主要靶器官是肝脏，可引起中毒性肝病，同时中毒者多出现较明显的胃肠道症状，严重时可有出血性胃肠炎。目前对于二甲基甲酰胺的中毒机制尚未完全明确，有研究显示，二甲基甲酰胺在肝内主要经微粒体酶进行脱甲基化、羧基化，在这个过程中产生的中间产物异氰酸甲酯，可能与体内的蛋白质、脱氧核糖核酸（DNA）、核糖核酸（RNA）等大分子结合，引起肝脏的损伤。同时异氰酸甲酯还能与谷胱甘肽结合，消耗体内的谷胱甘肽，使谷胱甘肽的含量下降，体内抗氧化系统被破坏，导致大量的自由基产生，发生脂质过氧化，而脂质过氧化是大部分组织和细胞功能损伤的共同通路。有研究表明，二甲基甲酰胺作业的工人体内谷胱甘肽过氧化物酶和超氧化物歧化酶活性改变，丙二醛含量增高。同时二甲基甲酰胺还可能影响肝细胞酶的活性，使肝细胞内钙稳态失调，引起肝细胞损伤。

二甲基甲酰胺中毒患者所出现的明显的胃肠道症状可能是其损害胃黏膜黏液细胞，使其分泌的黏液减少，同时使胃泌素的分泌减少，减弱胃泌素营养胃黏膜的能力。有研究报道，二甲基甲酰胺可引起胃肌层挛缩，周围韧带松弛，引起腹痛。企业管理者忽视职业卫生管理，虽然对密闭空间操作有注重缺氧的防护，但忽视其中可能存在的有毒溶剂的防护，尤其是操作时使用切割机，存在局部高温，可造成溶剂加速挥发或分解，造成局部高浓度毒物接触，引起中毒案例的发生。

3. 救治经验

在本案例中，3 名患者在工作时仅佩戴送风式防护面罩，戴棉纱手套，且工作时环境密闭、通风差，导致吸入较大量的二甲基甲酰胺挥发气体并污染皮肤，引起中毒。

在临床工作中，发现疑似二甲基甲酰胺中毒的患者应第一时间予以解痉、护胃、护肝、降胆红素、维持水电解质平衡等对症支持治疗，必要时应用激素抗炎。同时应密切监测患者转氨酶、胆红素变化情况，必要时对重症中毒性肝病患者进行血浆置换，防止肝硬化、肝功能衰竭。对出血性胃肠炎等消化道出血的患者应禁食，加强抑酸、护胃、止血等治疗。

（王紫嫣、杨志前、刘移民　广州市职业病防治院）

**参考文献：**

［1］黄沪涛，张平，李克勇，等．二甲基甲酰胺对机体健康损害的研究进展［J］．职业卫生与应急救援，2018，36（5）：398-401．

［2］黄志鹏，郭如意，苏智军，等．二甲基甲酰胺致中毒性肝病的发病机制和临床诊治进展［J］．Chinese Hepatology，2012，17（2）：134-136．

［3］覃静，王光海，练思玲，等．二甲基甲酰胺致职业性慢性重度中毒性肝病一例［J］．职业卫生与应急救援，2012，17（2）：134-136．

［4］王磊，郑敏，张蔓，等．内质网应激在二甲基甲酰胺致小鼠肝脏损伤中的作用［J］．环境与职业医学，2018，35（12）：1123-1128．

［5］吴海聪，李东良，方坚，等．自体骨髓间充质干细胞对二甲基甲酰胺中毒肝衰竭患者肝功能恢复的促进作用［J］．中华细胞与干细胞杂志，2018，8（1）：29-34．

［6］闵春燕，孔玉林，刘杰．急性二甲基甲酰胺中毒 12 例临床救治分析［J］．南通大学学报（医学版），2016，36（6）：560-562．

［7］王磊，郑敏，管明月，等．二甲基甲酰胺短期重复染毒对雄性小鼠肝脏的影响［J］．毒理学杂志，2018，32（4）：268-273．

［8］王朋，黄简抒，李秀菊，等．职业性急性二甲基甲酰胺中毒16例［J］．中华劳动卫生职业病杂志，2013，31（10）：765-767．

## 案例 31：重度丙烯醇中毒

### 一、事件经过

2014 年 5 月的一个上午 8:30，某化工厂酯化车间操作工梅某（男，33 岁）将丙烯醇原料加入反应釜，当他把进料管插入原料桶，投料管的橡胶管与钢管的连接处突然脱落，进料管中丙烯醇喷出，溅到此工人的面部及背部，在慌乱中还吸入一口丙烯醇液体。该工人马上用自来水冲洗面部及眼睛 10 分钟，但自感眼痛、流泪症状无明显缓解，并出现咽部不适，频繁咳嗽（无咳痰）伴有胸闷、头痛、头晕。于 10:00 被公司送到医院诊治。

### 二、处置过程

1.现场调查和检测

（1）卫生学调查

事故发生现场为此化工厂酯化车间的酯化反应釜下方，反应釜离地面高约 3 米，通过管道与进料管相连接，进料时反应釜内为真空状态，通过真空抽吸可将原料桶（53 加仑，内装 170 公斤）内的丙烯醇吸入反应釜内。进料管末端为长 1 米左右的金属弯管，上方与黑色橡胶管连接，正是此连接处发生脱落导致本次事故发生。

（2）实验室检测

现场勘查时，由于事故发生已超过 24 小时，且现场已经过通风处理，未对现场丙烯醇浓度进行测定。

2.临床症状和体征

患者于当日上午 10 时 20 分因"眼睛胀痛，咳嗽、恶心呕吐 2 小时"入院。

入院时体格检查示：意识清，精神萎靡，回答切题，反应迟钝。双眼明显肿胀，结膜充血、水肿，角膜水肿，荧光素染色显双眼角膜见片状剥脱坏死，球结膜水肿。咽红，悬雍垂水肿；双肺呼吸音粗，无干湿啰音及哮鸣音，心率 105 次 / 分，律齐，血压 120/80mmHg。左肩及背部 Ⅰ 度化学灼伤，灼伤面积约 2%。随着病情进展，次日上午，患者出现呼吸困难，胸闷加重，查体呼吸频率 26~30 次 / 分，发现咽部及悬雍垂充血水肿明显加重，咽后壁黏膜糜烂，上皮脱落，两肺布满干啰音，右下肺腋中线处闻及少量细湿啰音，各瓣膜听诊区未闻及明显杂音。腹软，无压痛。四肢肌力、肌张力正常。

3. 辅助检查

（1）血常规：血白细胞计数 $12.9 \times 10^9$/L，中性粒细胞百分比 80.1%，血小板 $213 \times 10^9$/L。

（2）胸部 X 片：两肺散在弥漫性、片状阴影，以中下肺为显。双肺肺水肿。

（3）心电图：窦性心动过速，部分 T 波改变。

（4）肝肾功能：丙氨酸氨基转移酶 106U/L，总胆红素 18.5μmol/L；尿素氮 8.9mmol/L，肌酐 149mmol/L，电解质正常范围。

（5）血气分析：显示氧合指数（$PO_2$ /$FiO_2$）134mmHg，pH 7.21，$PO_2$ 60mmHg，$PCO_2$ 54.4mmHg。

4. 临床诊断

根据患者的症状、体征、实验室检查结果，结合职业接触史及现场调查提供的报告，依据《职业性急性化学物中毒的诊断　总则》《职业性急性化学物中毒性多器官功能障碍综合征的诊断》《职业性化学性眼灼伤诊断标准》，经综合分析，诊断为职业性急性重度丙烯醇中毒、职业性中度化学性眼灼伤、职业性轻度丙烯醇皮肤灼伤。

5. 治疗和转归

患者入院后给予卧床休息，吸氧（氧流量约 3L/min），同时进行心电监护、血氧饱和度监护。并立即予以地塞米松磷酸钠注射液 10mg 静滴。动脉血气分析检查发现严重低氧血症、代谢性酸中毒后，即给予呼吸机支持，吸氧加大最高氧流量约 8L/min，地塞米松磷酸钠注射液 10mg 静脉推注，5% 碳酸氢钠 250mL 静脉滴注等治疗，给予地塞米松磷酸钠注射液 40mg/d，3 天后胸片示两肺云絮片状阴影明显减少后，改为 30mg/d，共 3 天，以后逐渐减量。同时辅以雾化吸入、吸痰、消炎、抗感染、抑酸、保肝、保护眼表等对症支持治疗。经积极治疗，患者病情逐步好转，8 天后咳嗽、胸闷、气促明显缓解，低氧血症基本纠正，氧饱和度稳定于 92%，仍伴有乏力、咳嗽、头晕、头痛。患者双眼结膜充血经眼科对症处理较前明显好转。住院 4 周后，患者痊愈出院。

## 三、分析讨论

### 1. 本次中毒事件特点

丙烯醇又名烯丙醇，为无色液体，有芥子气样刺激气味。混溶于水、醇、醚。分子式 $CH_2=CHCH_2OH$，主要运用于合成甘油、丙烯化合物制备，树脂、塑料合成，分析上用于显微分析及测定汞等。属中等毒类。可通过呼吸道、皮肤、消化道侵入人体，对眼、鼻黏膜、皮肤有强烈刺激作用，吸收后产生严重全身毒性。可导致中毒性多器官功能障碍。本例事故中，管道中丙烯醇突然喷出，患者由于张口吸入大量丙烯醇，吸入气管及肺部，导致肺水肿发生。丙烯醇吸入后黏附于黏膜，引起黏膜充血水肿、喉头水肿以及气道黏膜坏死脱落。丙烯醇溅入眼部，出现眼痛、流泪畏光、视物模糊，严重者可致急性结膜炎、角膜炎。患者张口吞入了丙烯醇液体，引起恶心、呕吐等消化道症状，肝肾功能明显异常损害。同时患者出现明显头晕头痛、一过性反应迟钝、四肢乏力，提示丙烯醇对中枢神经系统亦有一定损害。

### 2. 中毒患者临床特征

本例患者有明确的丙烯醇接触史；接触途径主要为经呼吸道和皮肤黏膜接触；临床特征为中毒性多器官功能障碍，如急性肺水肿、吸入性呼吸道黏膜损伤、肝肾功能损害、急性眼结膜角膜炎等。符合职业性急性重度丙烯醇中毒、职业性中度化学性眼灼伤、左肩及背部 2% Ⅰ 度化学灼伤的表现。

### 3. 事件发生原因分析

依据现场调查结果及患者临床表现，明确本次事故是丙烯醇意外泄漏造成的急性职业中毒事故。毒物侵入途径主要为皮肤、口咽部黏膜、呼吸道，另外劳动者发生事故当时张口吞入少量丙烯醇，可能存在消化道接触吸收毒物。事故主要原因：①此公司在发生该事故之前，已经十几年未发生类似事故，故忽视了一线操作工人的安全生产培训，忽视工人的个人防护，此工人进料操作时未佩戴任何个体防护用品，如防护衣、眼罩，导致事故发生时毒物喷出溅入眼睛、口部、直接接触面部、肩部皮肤，增加了伤害的范围和程度。②该操作工人在进料前未认真检查管道连接情况就打开阀门开关，在气压和液体压力下导致本来松动的管道连接处滑脱，引起丙烯醇喷溅泄漏。

本次事件提示，在接触有毒化学物的化工一线岗位，企业应不断加强在岗人员安全意识，定期开展突发事件应急救援培训和演练，严格检查防护用品的使用状况，避免发生事故，或将事故损害最小化，避免出现人员伤亡。尤其是在已知有有毒、剧毒气体存在的场所，包括化学品泄漏等突发状况下，工人必须佩戴正确、有效的个人呼吸防护用品，方可进入工作。

4. 建议及对策

根据《危险化学品目录》（2015 版），丙烯醇为中等毒类。对眼、鼻、皮肤有强烈的刺激作用，有全身毒性。发生丙烯醇泄漏应急措施为：迅速撤离泄漏污染区人员至安全区，并立即隔离 150 米，严格限制出入。切断火源。建议应急处理人员戴自给正压式呼吸器，穿防毒服。尽可能切断泄漏源。防止流入下水道、排洪沟等限制性空间。少量泄漏：用沙土、蛭石或其他惰性材料吸收也可以用大量水冲洗，洗水稀释后放入废水系统。大量泄漏：构筑围堤或挖坑收容。用泵转移至槽车或专用收集器内，回收或运至废物处理场所处置。

## 四、案例点评

1. 本次毒物的理化性质、中毒机制

职业性接触醇类引起严重中毒的报道较少。醇类的毒性与其在体内的代谢特点有关。丙烯醇为无色液体，具有芥子气样刺激气味。因浓度不同可有一定潜伏期。吸入后损害呼吸道，出现咽喉炎、胸部压迫感、支气管炎，大量吸入可致肺水肿，还可出现休克、肝肾、神经系统等损害。严重者可致死。液体及蒸气可致急性结膜炎和角膜迟发性坏死；沾染皮肤可致化学性灼伤。口服引起口腔及胃刺激吸入性黏膜损伤。

2. 救治经验

高度重视潜伏期的医学监护及预见性治疗，是急性化学中毒事故救治中的重要措施。预见性治疗对患者的成功救治起到积极作用。本患者入院后，接诊医院立即给予心电监护，吸氧，并予地塞米松磷酸钠注射液治疗。糖皮质激素治疗原则为早期、足量给药、逐步减量。合理氧疗，尽早使用呼吸机，尽快纠正低氧血症是救治关键。本患者及时使用机械通气，并加压给氧，前四天使用呼气末正压通气（PEEP）。PEEP 本身虽不能防治急性呼吸窘迫综合征（ARDS），但能赢得抢救时机，使肺组织逐步恢复功能。PEEP 调整于 3~5cmH$_2$O，建议不超过 8cmH$_2$O，以避免气胸、纵隔气胸和肺大疱等并发症。第五天患者改用双水平气道正压通气（BiPAP），患者人机配合度良好，能自主咳痰。血氧饱和度稳定于 90% 以上。同时雾化吸入、抗感染、抗炎、保肝等对症治疗，一周后患者脱离生命危险，病情明显好转。BiPAP 能允许患者在双水平正压上随意自主呼吸，克服了传统机械通气时，自主呼吸和控制通气不能并存的缺点，从而避免人机对抗。患者也更易接受。此病例的救治提示：早期预见性治疗、积极有效的机械通气和快速纠正低氧血症是急性刺激性化学物中毒救治成功的关键。

（翁雪梅　上海市化工职业病防治院）

**参考文献：**

李德鸿 . 中华职业医学［M］. 北京：人民卫生出版社，2019：2.

## 案例 32：刺激性化学物中毒患者救治

### 一、事件经过

患者为某物流公司搬运工，2019 年 11 月 13 日 17 时 30 分左右，在工作中于开放式货车厢内搬运包裹时，因包裹内不明液体泄漏，吸入大量刺激性气味气体。滞留现场约 40 分钟，当时感觉双眼刺痛、咽部疼痛，无意识障碍，无恶心呕吐，未作特别处理。

14 日凌晨 2 时因眼部疼痛加重，出现声音嘶哑、呼吸困难至耳鼻喉科医院就诊（具体治疗不详），症状无好转。为进一步治疗于当日 10 时左右由救护车转运至某三级医院急诊，到院时见患者神志模糊，口唇发绀，时有躁动，声音嘶哑明显，两肺听诊可及湿啰音，少量哮鸣音。心率 120 次 / 分，律齐。呼吸频率 21~24 次 / 分，血压 145/74mmHg，SaPO$_2$ 95%。腹软，无压痛及反跳痛，无肌卫，移动性浊音阴性。肢端偏冷。面罩吸氧 5~8L/min 下，动脉血气分析 pH 7.24，PO$_2$ 37.07kPa，PCO$_2$ 8.65kPa，O$_2$Sat 97.4%，BE −1.8mmol/L。

## 二、处置过程

### 1. 现场调查和检测

患者为物流公司搬运工，在开放式货车厢内搬运包裹，其中一装有过氧化氢、硫酸二甲酯等化学试剂的货品有破损，并有带刺激性气味液体流出，患者虽有眼痛、咽痛等不适，但仍坚持继续工作约 40 分钟，至货物搬运结束离开。现场无其他工作人员。经事后向寄货人查询，该货品中有塑料桶装过氧化氢和硫酸二甲酯各约 10 千克，未向物流公司据实申报。现场为开放式货车厢，至调查时已无残留液体，无气味残留，未进行空气浓度检测。

### 2. 临床症状和体征

患者吸入刺激性化学气体致呼吸困难、声嘶 18 小时伴双眼灼伤入院。伤后无高热寒战，无抽搐，自行排尿一次，量不详，色深，急诊留置导尿残余尿约 1200 毫升，色淡。

既往体健，否认糖尿病、高血压等病史，否认结核、肝炎等传染病史，否认手术外伤史，否认过敏史。已婚已育，配偶及子女体健。吸烟史十余年，每日 10 支，偶饮酒。

入院时体格检查：气囊辅助通气，平车推入病房，T 36℃，呼吸频率 18 次 / 分，脉搏 103 次 / 分，血压 111/63mmHg。全身未及创面。神志模糊，双眼睑肿胀，双眼球结膜充血、水肿，角膜水肿，瞳孔等大等圆，对光反射迟钝，鼻中隔肿胀，鼻腔内大量带血性浆液溢出。皮肤巩膜无黄染。颈软，气管居中。胸廓正常，腹式呼吸，两肺呼吸音低，满布湿啰音，少量哮鸣音，心率103次/分，律齐。腹软，肝脾肋下未触及，肠鸣音3~4次/分。病理征阴性。

3. 辅助检查

（1）血常规（11月14日）：白细胞计数 $20.42 \times 10^9$/L，中性粒细胞百分比 96.31%，血红蛋白 150g/L。

（2）动脉血气分析（11月15日）：pH 7.25↓，$PO_2$ 40.86kPa，$PCO_2$ 8.30kPa，$O_2$Sat 99.8%，BE −1.6mmol/L，肺泡动脉氧分压差 0.000kPa，碳氧血红蛋白 0.7%，高铁血红蛋白 0.5%。尿常规基本正常。DIC APTT 48.3秒↑，PT 10.7秒，INR 0.9，TT 60.00秒↑，Tg 2.3g/L、纤维蛋白降解产物 2.5mg/L、D-二聚体定量 0.47mg/L。肝肾功能、电解质正常。肌酸激酶 39IU/L↑，CK-MB 9.8ng/mL↑，肌红蛋白、肌钙蛋白、氨基末端B型利钠肽前体正常。C-反应蛋白 12.00mg/mL↑。降钙素原 0.06ng/mL。

（3）床旁胸片（11月15日）：胸廓骨骼及胸壁软组织未见异常。纵隔及气管居中，主动脉迂曲，纵隔未见增宽。心脏形态大小未见异常。左肺门浓密，右肺门未见异常。两肺野内斑片状模糊影，以两上肺明显（图1）。

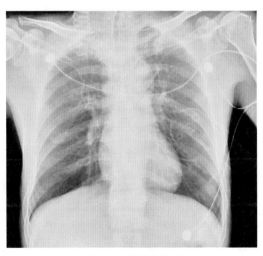

**图1　患者床旁胸片**

（11月18日）复查床旁胸片两肺野内斑片状模糊影，以两上肺明显。较14日稍吸收。

（12月4日）胸CT两肺纹理增多紊乱，两肺多发小淡片状高密度影，纵隔多发淋巴结肿大。

（4）咽喉镜检查（11月14日）：见悬雍垂水肿明显，咽喉部充血水肿，分泌物多。

（5）床旁气管镜检（11月18日）：气管黏膜肿胀充血，可见多发深溃疡型坏死，坏死周边可见散在出血点，表面附着厚白苔，部分脱落。气管下段、左右主支气管及两肺上叶支气管见大量黄白色分泌物，予以吸出后各管腔通畅，未见活动性出血及新生物。

床旁气管镜检（11月21日）：复查气管黏膜肿胀充血，可见多发深溃疡型坏死，表面附着厚白苔，部分脱落。气管下段、左右主支气管及两肺上叶支气管见明显黄白色分泌物，较18日有所缓解。

支气管镜检（11月25日）：气管及隆突黏膜充血，稍水肿，表面可见较多点状白苔，未见明显出血、新生物。左右主支气管及各叶、段支气管管腔通畅，黏膜苍白水肿，可见点状白苔。

4. 临床诊断

根据患者的症状、体征、实验室检查结果，结合职业接触史，依据《职业性急性化学物中毒的诊断 总则》（GBZ 71—2013）、《职业性急性化学物中毒性呼吸系统疾病诊断标准》（GBZ 73—2009）、《职业性化学性眼灼伤诊断标准》（GBZ 54—2002），经综合分析，诊断为职业性急性重度化学物中毒（硫酸二甲酯、过氧化氢）、职业性轻度化学性眼灼伤。

5. 治疗和转归

（1）密切监测生命体征。

（2）呼吸支持：立即急诊气管插管，呼吸机辅助呼吸，血氧饱和度缓慢上升至97%~98%，但气管插管内大量白黏分泌物涌出，心率120~140次/分，且呛咳明显，口鼻大量带血性液体涌出。入病房后给予气管切开插管，呼吸机PSV模式辅助呼吸，$FIO_2$ 45%，PS 12cmH$_2$O，PEEP 9cmH$_2$O。根据病情及血气分析调整呼吸机参数。

（3）呼吸道管理：加强呼吸道护理，防止气管黏膜脱落、气道出血及肺栓塞，反复支气管镜检查、气道冲洗，保持呼吸道通畅。硫酸特布他林雾化液、布地奈德混悬液、吸入用乙酰半胱氨酸溶液雾化吸入。

（4）减轻全身炎症反应：静脉应用注射用甲泼尼龙琥珀酸钠。

（5）对症支持治疗：抗感染、化痰、抑酸保护胃黏膜、肠内营养支持等。

（6）眼科处理：左氧氟沙星滴眼液、小牛血清去蛋白眼用凝胶、红霉素眼膏等眼部用药。

转归：患者入院治疗后病情逐渐好转，10天后停用呼吸机并拔除气管切开套管，20天后好转出院。出院1个月后随访，诉间断咳嗽、咳痰，复查胸部CT，血常规、肝功能、肾功能、电解质、肺功能正常。

## 三、分析讨论

1. 本次中毒事件特点

（1）物流公司搬运工在工作中意外接触刺激性化学物约40分钟，当时有双眼刺痛和咽部疼痛，未作特别处理。就医时仍未明确接触化学物种类。

（2）患者临床表现以呼吸系统损伤为主。接触化学物约8小时后症状加重，声音嘶哑、呼吸困难，并逐渐出现神志模糊、躁动、口唇发绀等明显缺氧表现。患者气道刺激性和腐蚀性损害严重，到院时口鼻有大量带血性浆液涌出，气管镜检查可见气道多发深溃疡型坏死，坏死周边见散在出血点，部分坏死组织脱落。

2. 中毒患者临床特征

本例患者有明确的化学物接触史；接触途径主要为经呼吸道和眼黏膜接触；临床表现符合刺激性化学物中毒的表现，首先出现眼及上呼吸道刺激症状，包括眼痛、咽痛、声音嘶哑等，随后出现呼吸困难，大量呼吸道分泌物，咽喉镜及气管镜检查明显气道黏膜损伤，结合胸片、动脉血气分析等检查，符合职业性急性重度呼吸系统损伤、职业性化学性眼灼伤的表现。

### 3.事件发生原因分析

本次事件中，货物寄送人违规通过物流公司寄送危险化学品，且未明确告知所寄送的具体货物，物流公司亦未严格查验货物，造成搬运工在意外接触泄漏化学物时，不知晓其危害性，无防护意识，未采取任何防护措施，在出现早期症状时未能引起重视，未及早脱离接触、及时就医，从而导致严重后果。物流公司应吸取教训，严格遵守《危险化学品安全管理条例》规定，严格遵守收寄、分拣、运输、投递快递物品的相关规定。对员工进行安全教育，开展突发事件应急救援培训和演练；配备适当的防护用品，并正确使用；一旦发生人员伤害，应及时就医，积极治疗。

## 四、案例点评

### 1.不明化学物中毒的诊断

化学毒物种类繁多，各种毒物代谢的方式、对人体的影响各不相同，在救治措施上也有较大差别。对于不明化学物中毒，快速进行化学物检测、及时明确诊断、制订恰当的治疗方案是成功救治患者的关键。

化学物检测主要是对事发现场与中毒诊断可能相关的样本进行分析检测，可为明确事故原因及性质提供初步调查结论和实验室判断依据。对于一些无法复原现场的中毒事故，生物标志物的检测是可以为中毒原因分析提供有效证据的可行途径。但目前在化学物中毒中能够开展生物标志物检测的项目还不多。因此明确中毒的致病化学物的主要途径常常是对现场流行病学调查、毒物检测结果和患者临床表现进行综合分析。

经调查本例患者在搬运货物时，因货品包装的损坏而接触不明化学物，调查时现场已改变，未能进行现场空气浓度的检测，但寄货人事后提供的寄货清单中存在硫酸二甲酯及过氧化氢液体。硫酸二甲酯是典型的刺激性化学物，其挥发性强，对眼及呼吸道产生强烈刺激性和腐蚀性，过氧化氢蒸气或雾的吸入也会对呼吸道产生刺激性，因此，硫酸二甲酯及过氧化氢的意外接触均可导致患者眼及呼吸道刺激性损害的类似临床表现，存在因果关系。经综合分析，可明确刺激性化学物中毒的诊断，以硫酸二甲酯损害为主，过氧化氢损害次之。针对刺激性化学物中毒特点制订的治疗方案，取得了满意的治疗效果。

2. 刺激性化学物中毒的临床特点

刺激性化学物是对眼、皮肤和呼吸道黏膜及肺泡上皮具有以刺激作用为主要特征的一类化合物。其多以气体或烟雾的形式弥散，其中某些物质在常态下虽非气体，但可通过蒸发、升华及挥发等过程最终以蒸气和气体的形式作用于机体。因此在生产、使用、储存、运输过程中的泄漏均可对接触人员造成意外伤害。

刺激性化学物常以局部损害为主，在刺激作用过强时可引起全身反应。决定病变程度和部位的因素是毒物的浓度、吸收速率、作用时间和溶解度。其中水溶性与作用部位有关，高溶解度的化学物如氨、盐酸，接触到湿润的眼球结膜及上呼吸道黏膜时，立即附着在局部发生刺激作用；中等溶解度的化学物如氯、二氧化硫，低浓度时只侵犯眼和上呼吸道，而高浓度则侵犯全呼吸道；低浓度的化学物如二氧化氮、光气，对上呼吸道刺激性小，易进入呼吸道深部并逐渐与水分作用而对肺组织产生刺激和腐蚀性损害，重者可产生中毒性肺炎或中毒性肺水肿及全身中毒，且可发展为急性呼吸窘迫综合征。

刺激性化学物除主要引起眼、呼吸道黏膜、皮肤的急性刺激性损伤外，部分还具有腐蚀性，进入呼吸道可致喉、气管及支气管黏膜充血、水肿、出血、坏死等改变，气管、支气管腔内可见泡沫样分泌物，并可有脱落的坏死组织，肺组织肿胀，并可伴实变，表现为肺弥漫性水肿，临床表现为急性支气管炎、肺炎、肺水肿、ARDS 等。

3. 刺激性化学物中毒的呼吸道管理

刺激性化学物最为常见和危害较大的是呼吸道及肺泡上皮损伤，高毒性和高腐蚀性化学物质可造成严重气道水肿和气道损伤，因此刺激性化学物中毒的早期抢救重点是尽早通畅气道，及时纠正低氧血症和肺水肿。

本例患者在入院时已存在呼吸衰竭和肺泡性肺水肿表现，经咽喉镜和支气管镜检查发现严重气道水肿和气道损伤，气管镜下见黏膜肿胀充血，可见多发深溃疡型坏死，坏死周边散在出血点，坏死组织部分脱落。气管下段、左右主支气管及两肺上叶支气管有大量黄白色分泌物。在治疗中加强了呼吸道管理，包括呼吸道护理，防止气管黏膜脱落及气道出血；硫酸特布他林雾化液、布地奈德混悬液、吸入用乙酰半胱氨酸溶液等雾化吸入；早期、足量、短程使用糖皮质激素；就诊后及时进行气管切开插管，呼吸机辅助呼吸等。

此外，需要强调的是，随着气管镜诊疗技术的广泛应用，床旁气管镜不仅应用于呼吸道疾病的诊断方面，在治疗方面的应用也越来越普遍，目前主要用于气道分泌物、血凝块、黏液栓栓塞、咳血、气管－支气管黏膜坏死物的清除、气管－支气管异物取出、阻塞性新生物的清除、气道狭窄的扩张、支气管肺泡灌洗治疗等。本病例多次进行了床旁支气管镜的检查和治疗，除帮助判断气道损伤程度外，通过及时进行气道冲洗、清理分泌物及脱落的坏死组织，在保持呼吸道通畅、防止脱落的坏死组织阻塞气道、有效控制感染等方面取得了良好的效果。在出院后随访中观察到气道损伤得以完全修复，无并发症发生。

（张雪涛　上海市化工职业病防治院）

**参考文献：**

［1］刘伯飞 . 重度硫酸二甲酯吸入性中毒 4 例报道并文献复习［J］. 中外医学研究，2016，14（35）：138-140.

［2］庚俐莉，马海英 . 床旁支气管镜在呼吸重症监护病房中的应用价值［J］. 航空航天医学杂志，2017，28（2）：150-152.

［3］危险化学品目录（2015 版）.

［4］快递市场管理办法，中华人民共和国交通运输部令（2013 年第 1 号）.

# 第九节　毒蘑菇中毒

## 案例 33：急性致命鹅膏中毒

### 一、事件经过

2019 年 3 月 11 日 20 时，某市某区一家 3 口在家中进食自采蘑菇共约半斤，3 月 12 日晨 6 时起同时出现恶心、呕吐、腹痛、腹泻等症状，并出现头晕、乏力，到当地医院住院治疗，症状无好转，3 月 13 日转至我院急诊，给予洗胃后收住院。本次案例以中毒程度最为严重患者为例。

### 二、处置过程

1. 现场调查和检测

（1）卫生学调查

患者所进食蘑菇采自其居住地附近山脚草地，色白，患者自诉以前在老家曾多次采食类似的野蘑菇。3 人分别为母亲（64 岁）、女儿（30 岁）和女婿（38 岁），3 人采集野蘑菇后切片炒食，其中母亲进食量最大约 3 两并食汤汁，病情最重。3 人均无其他可疑饮食史。3 人均于约 10 小时后同时出现症状。

（2）实验室检测

患者入本院后马上将剩余蘑菇送当地微生物研究所进行蕈种鉴定，鉴定结果为致命鹅膏。

2. 临床症状和体征

患者，女，64 岁，因"腹痛、腹泻、呕吐 2 天"于 2019 年 3 月 13 日 17:12 入院。主要表现为恶心，呕吐十余次，腹痛，排黄色水样便约 10 次，伴全身乏力，无发热、头晕、头痛，无意识障碍，无昏迷、抽搐，尿色淡黄，无排血尿、黑便。

入院时体格检查示：T 36.5℃，P 105次/分，R 20次/分，BP 161/103mmHg。急性病容，神志清楚，精神疲倦，查体合作。皮肤巩膜无明显黄染，双侧瞳孔等圆等大，直径左瞳孔3.0毫米，右瞳孔3.0毫米，对光反射正常。颈部无抵抗。双肺呼吸音清，未闻及干湿啰音。心率105次/分，心律齐整，未闻及病理杂音。腹部平软，上腹部压痛，无反跳痛，肝脾肋下未及，肠鸣音正常。四肢肌力、肌张力正常，生理性反射存在，病理反射未引出。

3. 辅助检查

（1）血常规：（3月13日）白细胞计数（WBC）$10.97 \times 10^9$/L，中性粒细胞百分比（NEUT%）85.2%，红细胞计数（RBC）$4.81 \times 10^{12}$/L，血红蛋白（HGB）138g/L，血小板计数（PLT）$291 \times 10^9$/L；（3月16日）WBC $8.23 \times 10^9$/L，NEUT% 92.5%，RBC $3.30 \times 10^{12}$/L，HGB 99g/L，PLT $15 \times 10^9$/L。（3月17日）WBC $4.13 \times 10^9$/L，NEUT% 91.8%，RBC $1.34 \times 10^{12}$/L，HGB 40g/L，PLT $19 \times 10^9$/L。

（2）肝功能：（3月13日）丙氨酸氨基转移酶（ALT）268.6U/L，天门冬氨酸氨基转移酶（AST）418.6U/L，总胆红素（TBIL）54μmol/L，直接胆红素（DBIL）42.7μmol/L；（3月16日）ALT 3608.6U/L，AST 4622.4U/L，TBIL 97.9μmol/L，DBIL 50.4μmol/L；（3月17日）ALT 308.2U/L，AST 295.8U/L，TBIL 56.1μmol/L，DBIL 19.5μmol/L。

（3）肾功能：（3月13日）肌酐59U/L；（3月16日）肌酐89U/L；（3月17日）肌酐170U/L。

（4）心肌酶谱：（3月13日）肌酸激酶（CK）87U/L，肌酸激酶同工酶（CKMB）34.9U/L；（3月15日）CK 137U/L，CKMB 76.6U/L；（3月17日）CK 299U/L，CKMB 45.7U/L。

（5）血气分析：（3月14日）酸碱度（pH）7.395，氧分压（$PO_2$）13.83kPa，二氧化碳分压（$PCO_2$）3.93kPa，实际碳酸氢根（$HCO_3^-$）18.3mmol/L，全血碱剩余（BE-b）-4.8mmol/L；（3月17日）pH 7.488，$PO_2$ 12.03kPa，$PCO_2$ 3.69kPa，$HCO_3^-$ 21.2mmol/L，BE-b -0.7mmol/L，Lac 18.3mmol/L。

（6）α淀粉酶：（3月13日）α淀粉酶112.4U/L；（3月17日）α淀

粉酶 1081.5U/L。

（7）凝血功能：（3月13日）凝血酶原时间（PT）19.9秒，国际标准化比值（PT-INR）1.8，凝血酶时间（TT）23秒；（3月15日）PT 27.1秒，PT-INR 2.46，TT 34.3秒；（3月17日）PT 37.1秒，PT-INR 3.39，APTT>180秒，TT >150秒。

（8）胸片：（3月15日）①双肺、膈未见明显异常，②心影增大，主动脉硬化；（3月16日）右下肺渗出性改变，心影增大，主动脉硬化。

（9）上腹部CT：（3月15日）肝弥漫性低密度表现。

（10）心电图：（3月15日）窦性心律，左室高电压，T波异常。

（11）B超：（3月15日）轻度脂肪肝，双肾、输尿管、膀胱未见异常。

4. 临床诊断

根据患者的症状、体征、实验室检查结果，有进食可疑毒蕈史，同时进食者经过一定的潜伏期后集体发病，结合蕈种鉴定结果，诊断为急性毒蕈中毒（致命鹅膏）。

5. 治疗和转归

患者入院后给予输液和利尿，促进毒素从尿中排出；给予还原型谷胱甘肽、多烯磷脂酰胆碱等护肝治疗；给予磷酸肌酸等营养心肌治疗；给予输新鲜冰冻血浆补充凝血因子；进行血液净化治疗（血液灌流、血浆置换＋血液滤过）；维持酸碱平衡及电解质平衡治疗；给予注射用甲泼尼龙琥珀酸钠糖皮质激素等治疗。患者肝功能仍持续恶化，凝血功能异常持续加重，3月16日患者排一次暗红色大便，胃管可抽出血性胃液，代谢性酸中毒，出现昏迷，转至重症监护室，给予输碳酸氢钠纠正酸中毒、注射用奥美拉唑制酸护胃、输血小板止血、输浓缩红细胞纠正贫血，给予血浆置换及床边血液滤过治疗，患者病情仍持续加重，3月18日死亡。另2名患者入院后亦出现明显肝损害，其中38岁男性患者ALT最高1024.8U/L、AST 1118.8U/L，TBIL 24.6μmol/L，DBIL 9.5μmol/L，凝血功能、肾功能等其他检查无明显异常，以上述治疗方案治疗后于发病后第3天病情开始好转，住院12天后治愈出院。30岁女性患者ALT最高2050.4U/L、AST 1121.5U/L，TBIL 14.5μmol/L，

DBIL 5.4μmol/L，凝血功能为 PT 18.7 秒，PT–INR 1.69，APTT 30.4 秒，TT 20.4 秒，其他检查无明显异常，以上述治疗方案治疗后于发病后第 4 天病情开始好转，住院 15 天后治愈出院。

## 三、分析讨论

### 1. 本次中毒事件特点

致命鹅膏大量生长于南方春季潮湿温暖的三四月，剧毒，其毒素主要为毒伞肽和毒肽类，在新鲜的蘑菇中其毒素含量甚高，可造成人体肝、脑、心、肾等器官损害，死亡率高。本次中毒发生在三月，患者采摘野生蘑菇地点为南方城市郊区，均符合致命鹅膏生长时间及地点，该地区 3 年前亦曾发生外地民工采食致命鹅膏致群体中毒事件。三人进食均发病，出现肝脏、肾脏、心脏等多器官损害，一人死亡，符合致命鹅膏中毒特点。

### 2. 中毒患者临床特征

致命鹅膏的中毒潜伏期可长达 24 小时，一般为 8~10 小时，出现呕吐、腹泻等急性胃肠炎的症状，经过处理后，症状可能缓解，进入"假愈期"，但实际此时患者 ALT 和 AST 等肝损伤指标已可持续升高，随后即进入肝损害期，患者转氨酶急剧升高，严重的出现肝衰竭。此案例患者进食后 10 小时出现呕吐、腹泻等胃肠道症状，2 天后出现肝功能损害、心肌损害、凝血功能异常，5 天后出现肾功能异常，中毒 7 天后死亡，符合致命鹅膏中毒临床特征。

### 3. 事件发生原因分析

三月天气潮湿，是蘑菇生长季节，致命鹅膏色偏白，与部分食用蘑菇外形相似，普通市民对蘑菇认识较少，难以区分，误采食剧毒野蘑菇致中毒事件发生。

### 4. 建议及对策

①加强安全意识，避免自采野生蘑菇食用；②进食致命鹅膏后，应立即就医，尽早洗胃，给予护肝、护心、血液灌流清除毒素等治疗，肝功能损害严重者行血浆置换治疗；③蘑菇生长季节，定期清除公共地方野生蘑菇；④宣传蘑菇分类知识，加强民众对毒蘑菇的认识。

## 四、案例点评

**1. 本次毒物的生物学特征**

致命鹅膏菌（amanita verna），又名白毒伞。菌体幼时卵形，后菌盖展开呈伞状，白色。菌盖直径 4~7cm，凸镜形至平展形，白色，但中部奶油色。菌肉白色。菌褶白色至近白色，较密。菌柄长 7~9cm，粗0.5~1cm，近圆柱形或略向上收细，白色至近白色，基部膨大，近球形。菌环生于菌柄顶部或近顶部，薄，膜质，白色，不活动或在菌盖张开时从菌柄撕离。菌托肥厚呈苞状，薄，膜质，内外表面白色。鹅膏肽类毒素是剧毒，在新鲜的蘑菇中其毒素含量甚高。鹅膏肽类毒素是由 7~8 个氨基酸组成的环肽化合物。根据其结构类型分为鹅膏毒肽（amatoxin）、鬼笔毒肽（phallotixin）和毒伞肽（virotixin）三类。鹅膏毒肽化学性质稳定，易溶于水、甲醇、乙醇、液氨、吡啶等，耐高温、低温、日晒，进食后不被胃酸和酶降解，含鹅膏毒肽的蘑菇经冷冻、干制以及煎炒煮炖等加工都不能消除其毒性。鹅膏毒肽可经人胃肠道吸收进入血液，这些毒素对人体肝、肾、血管内壁细胞及中枢神经系统的损害极为严重，致使人体内各功能衰竭而死亡，重度中毒者死亡率高达 95% 以上。

**2. 中毒机制**

鹅膏毒肽进入细胞后，非共价结合并抑制核内 RNA 聚合酶Ⅱ的活性，促使 mRNA 水平下降并阻断蛋白质的合成，造成细胞坏死。α- 鹅膏毒肽对 RNA 聚合酶Ⅱ的占位性抑制并不是其所致肝损伤的唯一路径，凋亡在 α- 鹅膏毒肽所致肝损伤中也起重要作用，具体表现在染毒细胞 / 动物 p53 的降解受到抑制，p53 向线粒体的转移促进细胞色素 C 的释放，从而引发抗凋亡因子 Bcl-2 水平降低、促凋亡因子 BAX 水平升高，以及 Caspase 家族相关因子的改变。另外，肿瘤坏死因子 -α 和脂质过氧化也可能参与了 α- 鹅膏毒肽介导的凋亡。由于 α- 鹅膏毒肽自身可在体内形成自由基，所以其进入机体后引起的氧化（SOD 酶活性升高）/ 抗氧化系统（CAT 酶活性降低）的失衡也是它引起肝细胞早期损伤的重要靶点。

**3. 救治经验**

本案例是患者自采野生蘑菇，误食毒蘑菇所致，应加大宣传蘑菇知识，避免误食事件发生。早期诊断对于救治至关重要，详细的病史询问有助于确定患者是否进食毒蘑菇和蘑菇种类，同进食者共同发病更有助于确定为毒蘑菇中毒。应尽早给予洗胃、导泻，减少毒素吸收。应尽量收集中毒者进食的蘑菇样品、食后残留物、呕吐物及胃液、血液或尿液等进行检测。有条件的地区应建立医疗机构与微生物研究所等具有蕈种鉴定能力的机构联动，尽快确定蕈种，指导临床治疗。

含鹅膏毒肽蘑菇中毒病程分 4 个阶段，分别是潜伏期、急性胃肠炎期、假愈期、爆发性肝功能衰竭期。潜伏期：一般在进食后 6~12 小时出现消化道症状，也有进食 20 小时后才出现中毒症状者。急性胃肠炎期：通常在 6~12 小时后出现上腹疼痛、恶心、呕吐和严重腹泻，多为水样便，部分患者可以出现黏液血便。严重者可导致脱水、电解质紊乱、低钾血症，代谢性酸中毒，以及低容量性休克和急性肾功能衰竭等。假愈期：经对症治疗，消化道症状一般在 24~36 小时明显改善。但患者 ALT 和 AST 在此期可持续升高，60~72 小时达到峰值。对摄入量较小或虽摄入量较大但经恰当处理的患者，部分患者可在一周内逐渐恢复正常。也有部分摄入量大者可从急性肠胃炎期直接进入肝功能衰竭期。爆发性肝功能衰竭期：在摄入含鹅膏毒肽蘑菇第 2~4 日，患者出现进行性肝损伤，表现为食欲不振、恶心、上腹部隐痛等，体格检查可发现皮肤巩膜黄染，上腹部轻压痛，肝肿大、肝区压痛叩击痛，严重者发展为肝功能衰竭，表现为皮肤黏膜和消化道出血，腹水、肝大或肝脏萎缩。严重者数日内出现精神萎靡、烦躁不安、嗜睡乃至昏迷。进入此阶段的患者病死率为 30%~60%。致命鹅膏毒性大，治疗过程中，应密切监测肝肾功能、心肌酶、凝血功能、血气分析等，积极给予护肝、抗炎、维持酸碱平衡等治疗，早期进行血液净化治疗可减轻病情进展程度，提高生存率。

（袁丽玲、杨志前、刘移民　广州市职业病防治院）

**参考文献：**

[1]杨兴万. 4 起食用"白毒伞"致食物中毒事件的调查[J]. 现代预防医学，2014，41（18）：3325，3343.

［2］金德良．3起白毒伞蕈中毒报告［J］．热带病与寄生虫学，2005，3（1）：20．

［3］何洁仪，马林．广州市四起毒蘑菇中毒的调查与防治对策［J］．中国食品卫生杂志，2001，13（5）：29-31．

［4］梁伟波，盛慧球，陈嘉斌，等．构建救治白毒伞急性中毒临床路径的初步探讨［J］．中国中西医结合急救杂志，2017，24（2）：200-202．

［5］赵明芳．白毒伞、鳞柄白毒伞中毒26例临床分析［J］．安徽医学，2003，24（1）：44-45．

［6］黄建伟，刘薇薇，余卫．急性白毒伞蕈中毒致肝损伤的临床分析［J］．中华劳动卫生职业病杂志，2009，27（7）：441-442．

［7］余成敏，李海蛟．中国含鹅膏毒肽蘑菇中毒临床诊断治疗专家共识［J］．中华急诊医学杂志，2020，29（2）：171-179．

［8］李小强，陈运超，徐明．血浆置换在急性白毒伞中毒性脑病治疗中的作用［J］．现代中西医结合杂志，2013，22（6）：579-581．

［9］李佩霞，李志海，朱演葵．白毒伞中毒死亡病例血液检验指标变化分析［J］．现代预防医学，2006，33（7）：1156，1158．

## 案例34：一起误食致命鹅膏中毒事件调查

### 一、事件经过

某年3月3日17:00左右，胡某（病例1，男，41岁）、刘某（病例2，男，26岁）在某森林公园游玩，并采摘路边野生蘑菇带回宿舍，19:00左右在胡某宿舍进食晚餐，主要食物为蘑菇炒肉丸、红薯叶、萝卜炒腊肉等。蘑菇炒肉丸剩余2/3，胡某进食蘑菇6~7颗，刘某进食5~6颗，其他食物均无剩余，进食过程中无任何不适。

3月4日5:30左右，胡某首先出现腹胀、腹痛、呕吐症状，7:00左右，刘某也出现类似症状，3月4日9:00左右，两人在同事陪同下前往某区某人民医院就诊，医院诊断为"1.蘑菇中毒；2.急性胃肠炎"，予洗胃、促进代谢治疗，并报告某预防保健所。3月5日两人转某市第二人民医院治疗，该医院所在区疾控中心接报后派出工作人员联合某预防保健所一起进入现场开展了本次调查，本次事件根据流行病学调查结果、临床检验结果、形态学鉴定结果，可以判断本次事件是由致命鹅膏导致的食物中毒。

## 二、处置过程

### 1. 临床特征与医疗救治、预后

通过病例搜索共发现病例2例，2名患者临床表现以腹泻（最多20余次）、腹痛、恶心、呕吐（最多20余次）等症状为主。3月4日18:00两名患者转诊至某市第二人民医院治疗，初步判断为剧毒鹅膏类毒蘑菇中毒，相关诊查提示，中毒患者肝功能检查指标出现异常，3月5日下午病程呈进行性加重，2名患者转氨酶均逐步升高。

经对症支持治疗，护肝、血液透析等治疗措施后，胡某症状缓解较快，于3月10日出院。3月7日刘某转氨酶急剧升高，谷丙转氨酶达4964U/L，谷草转氨酶3762U/L，当天下午转诊某市第三人民医院重肝科治疗，经多次透析后各项指标恢复正常，于3月20日出院。3月6日检验结果见表1。

表1　患者临床检验结果

| 检测项目 | 异常人数 | 检验结果 | 正常参考值 |
|---|---|---|---|
| 白细胞 | 2 | 胡某 $13.55 \times 10^9$/L<br>刘某 $10.99 \times 10^9$/L | $3.5 \sim 9.5 \times 10^9$/L |
| 乙型肝炎病毒表面抗原（HBsAg） | 1 | 胡某 1510.00S/CO | <1S/CO |
| 肌酸激酶（CK） | 1 | 胡某 41U/L | 55~170U/L |
| 乳酸脱氢酶（LDK） | 1 | 胡某 624U/L | 313~618U/L |
| 谷丙转氨酶（ALT） | 2 | 刘某 86.0U/L<br>胡某 69.8U/L | 21~72U/L<br>9~50U/L |
| 谷草转氨酶（AST） | 2 | 刘某 83.0U/L<br>胡某 55U/L | 17~59U/L<br>15~40U/L |

2.流行病学特征

此次食物中毒事件中的 2 名患者来自同一公司，宿舍相邻，发病前 72 小时内有共同进餐史，罹患率为 100%；首例胡某发病时间为 3 月 4 日 5:30，第二例刘某发病时间为 3 月 4 日 7:00。

3.现场卫生学调查

患者宿舍位于某技术有限公司宿舍楼七楼，宿舍内设有独立洗手间、冲凉房，厨房位于阳台，有独立自来水供水，走廊处有公共垃圾桶。

可疑食品来源与加工：患者共同进食餐次是某年 3 月 3 日晚餐，进食食品有野生蘑菇炒肉丸、红薯叶、萝卜炒腊肉等，其中肉丸、红薯叶、萝卜、腊肉、调料等为菜市场集中购买，蘑菇是 3 月 3 日下午 5:00 在某森林公园采摘（共 20 余颗），采回蘑菇经水煮 5 分钟，水开后捞出蘑菇滤干，加肉丸、大蒜、酱油、食用油炒近 5 分钟出锅食用，见图 1，胡某进食 6~7 颗，刘某进食 5~6 颗。患者公司职工饮用水均为烧开的自来水，无其他员工发病，排除饮用水导致本次事件的可能性。提示两名患者 3 月 3 日进食的蘑菇导致本次事件的可能性大。调查人员在收集蘑菇样品时找到已煮熟的菜品及患者发布于网络的图片，经中国疾控中心专家组形态学鉴定，确认该蘑菇种类为致命鹅膏（俗称：白毒伞）。

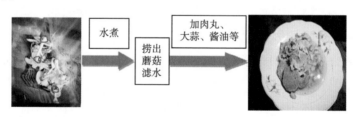

**图 1　采食蘑菇加工流程**

4.可疑蘑菇形态学鉴定

菌体幼时卵形，后菌盖展开呈伞状，白色。菌盖直径 4~7cm，凸镜形至平展形，白色，但中部奶油色。菌肉白色。菌褶白色至近白色，较密。菌柄长 7~9cm，粗 0.5~1cm，近圆柱形或略向上收细，白色至近白色，基部膨大，近球形。菌环生于菌柄顶部或近顶部，薄，膜质，白色，不活动或在菌盖张开时从菌柄撕离。菌托薄，膜质，内外表面白色（见图2）。

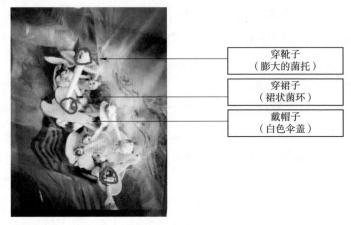

穿靴子
（膨大的菌托）

穿裙子
（裙状菌环）

戴帽子
（白色伞盖）

**图2　可疑蘑菇**

## 三、分析讨论

1.本次中毒事件结论

本次事件根据流行病学调查结果、临床表现及实验室检验结果、蘑菇形态学鉴定结果，可以判断本次事件是由致命鹅膏导致的食物中毒。

2.中毒患者临床特征

2名患者临床表现以腹泻（最多20余次）、腹痛、恶心、呕吐（最多20余次）等症状为主。肝功能检查指标异常，转氨酶均急剧升高。

3.事件发生原因分析

胡某曾在老家有采食蘑菇经历，认定该蘑菇无毒，刘某无采食经历，进食时仍表示担忧，但抱有好奇侥幸心理，一同进食，第二天两人陆续出现身体不适，第一判断是蘑菇中毒，及时就医。

4.建议及对策

某市为沿海发达城市，蘑菇中毒人员以外来务工的有采食野生蘑菇经历的流动人口居多，各级政府部门应在蘑菇生长期到来前提前对该人群进行宣教工作。

## 四、案例点评

致命鹅膏主要分布在广东省和云南省，广东省3~5月出菇，云南省 8~10 月出菇，剧毒，它的鹅膏毒肽会在很短时间内攻击人的肝细胞，引起肝细胞死亡，人的肝脏功能损坏就会危及性命，所以误食致命鹅膏就可能性命不保。广东省 2000—2014 年发生至少 22 起致命鹅膏中毒事件，89 人中毒，其中 45 人死亡，一个中等大小的子实体足以毒死一个成年人。本案例两名患者采食蘑菇留有清晰照片，及时鉴定，医院及时对症用药及透析治疗，预后较好。

（尹强兵 深圳市罗湖区疾病预防控制中心

熊华威 深圳市疾病预防控制中心

钟剑明 深圳市福田区疾病预防控制中心

廖玉学 深圳市疾病预防控制中心

游杰 深圳市罗湖区疾病预防控制中心

郭翔 深圳市职业病防治院）

**参考文献：**

[1]任引津．实用急性中毒全书［M］．北京：人民卫生出版社，2003．

[2]杨兴万．4 起食用"白毒伞"致食物中毒事件的调查［J］．现代预防医学，2014，41（18）：3325，3343．

[3]陈应仙．68 例毒蕈中毒的急救分析［J］．哈尔滨医药，2012，32（1）：30-31．

[4]邢文斌，刘丽娜，吕申．白毒伞中毒的生化指标特点［J］．中国微生态学杂志，2010，22（12）：1125-1126．

[5]邢文斌，吕申．5 例白毒伞中毒的临床分析［J］．临床肝胆病杂志，2008（1）：60-61．

[6]陈敬．急性白毒伞中毒 28 例临床分析［J］．实用医技杂志，2007（3）：362-363．

[7]李琼华，余成敏．白毒伞蕈中毒 23 例临床分析［J］．大理学院学报（自然科学），2006（6）：44-45．

[8]孟梅，江朝强，刘薇薇，范远玉．白毒伞中毒几种血液净化疗效分析［J］．中国工业医学杂志，2006（2）：91-92．

# 第十节　食物中毒

## 案例35：某小吃店使用含亚硝酸盐的空调冷却水引起食物中毒

### 一、事发经过

某年7月17日，蔡某等35人在某小吃店肠粉档进食早餐后，出现恶心、呕吐、头晕、口唇及手指甲床发绀等症状。于7月17日8时起陆续赴某区中医院、某市人民医院、某区人民医院、某新区人民医院四家医院急诊科治疗，经洗胃、亚甲蓝静滴、支持治疗等对症治疗后，病情好转。截至7月23日，35位患者已全部症状解除，无死亡病例。经现场卫生学调查、流行病学调查及实验室检测结果综合分析，这是一起因某小吃店肠粉档误用含有高浓度亚硝酸盐的集中空调冷却水制作肠粉引起的食物中毒事件，中毒人数35人，中毒食品是某小吃店制售的肠粉。

### 二、处置过程

（一）现场流行病学调查情况

1.病例定义

疑似病例：某年7月17日在某小吃店进食过该店制售的肠粉，在该年7月17日出现以下症状体征之一者：

（1）患者出现恶心、呕吐及口唇、指甲发绀临床症状；

（2）临床症状经亚甲蓝注射液治疗有效。

确诊病例：疑似病例呕吐物检出亚硝酸盐阳性。

2.流行病学调查的方法和实施

区疾控中心人员对患者和进餐人员逐一进行个案调查，填写个案调查登记表，根据病例定义确定疑似病例人数共35人。

3. 进餐情况及可疑食品来源和制作过程调查

区疾控中心调查人员赴患者的共同就餐场所——某小吃店，查看现场加工情况，询问可疑食品的原料及加工情况，并填写调查笔录。

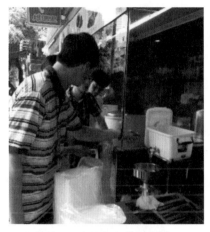

**图1　对自来水进行采样**

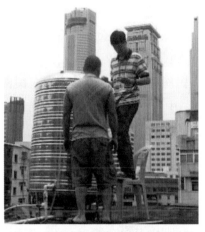

**图2　对楼顶蓄水罐中的水进行采样**

4. 现场快速检测

现场采集肉碎、酱料、油等调味品样品进行快速检测，结果为亚硝酸盐阴性。现场未采集到食盐。另外现场采集制作肠粉的米浆、肠粉档水龙头出水、天台蓄水池水管流出水、患者呕吐物、剩余肠粉、肠粉档地板积水、空调冷却水、打浆机内残留水、米浆水桶残留水等10份样品，现场检测结果均呈亚硝酸盐强阳性。

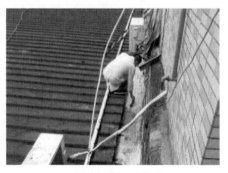

**图3　现场采样**

5. 采样情况

现场采集患者呕吐物8份、剩余肠粉2份、泡米水1份，共11份样品送某区疾控中心实验室进行亚硝酸盐定量检测。

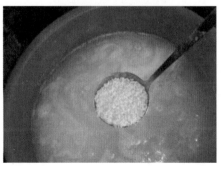

**图4　对泡米水进行采样**

（二）调查结果及分析

1. 发病及治疗情况

首发病例蔡某，女，26 岁，症状为呕吐 2 次，头晕、口唇及指甲发绀，该患者出现不适时间为 7 月 17 日 7 时 15 分，进食肠粉时间为 7 时，潜伏期为 15 分钟。35 名患者分别赴某区中医院、某区人民医院、某市人民医院及某新区人民医院就诊，其中某区中医院就诊 16 人，某区人民医院就诊 4 人，某市人民医院就诊 13 人，某新区人民医院就诊 2 人，中毒人数共计 35 人。对 35 名患者各医院接诊后分别给予：①洗胃；②解毒：静滴亚甲蓝注射液；③支持治疗：静滴注射用奥美拉唑钠、肌酐、维生素 C 注射液等对症支持治疗后，患者病情缓解。其中 31 名病例症状当日已消除并出院，有 4 名病例在某市人民医院住院，数日后，症状消除后出院。

2. 临床表现及检验结果

35 名患者临床表现以恶心、呕吐、头晕、口唇及指甲床发绀等症状为主（详见表 1）。其中，呕吐 15 人，呕吐次数为 1~6 次，口唇及指

**表 1　临床症状分布**

| 症状 | 人数（人） | 百分比（%） |
|---|---|---|
| 头晕 | 27 | 77.14 |
| 口唇及指甲床发绀 | 23 | 65.71 |
| 恶心 | 21 | 60.00 |
| 呕吐 | 15 | 42.86 |
| 四肢无力 | 9 | 25.71 |
| 胸闷 | 7 | 20.00 |
| 心悸 | 7 | 20.00 |
| 呼吸困难 | 6 | 17.14 |
| 腹痛 | 5 | 14.29 |
| 腹泻 | 5 | 14.29 |
| 头痛 | 5 | 14.29 |
| 昏厥 | 3 | 8.57 |

甲床发绀 23 人，头晕 27 人。无发热症状。其中口唇及指甲床发绀症状属于急性表现，部分患者就医时间早，医院使用亚甲蓝注射液及时导致调查人员进行调查时，无法观察到该症状。

从获得的 9 份临床监测结果看，其中 6 例患者血氧饱和度存在不同程度的降低（89%~94%），另外部分患者动脉血氧分压降低、血糖以及二氧化碳结合力出现异常（详见表 2）。

表 2　临床检验结果

| 项目 | 人数（n，%） | 检验结果 | 参考值 |
| --- | --- | --- | --- |
| 二氧化碳结合力降低 | 6（7，86） | 18.4~21.5mmol/L | 22~34mmol/L |
| 血糖增高 | 5（9，56） | 6.23~10.2mmol/L | 3.9~6.1mmol/L |

3. 三间分布

从发病时间上分析，发病最早为 17 日 7 时 15 分，发病最晚为 17 日 10 时 30 分，发病高峰为 8 时至 9 时 30 分，其间发病 27 人，占所有病例的 77.1%。具体发病时间分布见图 5。潜伏期最短为 15 分钟，最长为 3 小时 45 分钟，平均潜伏期为 30 分钟。本次发病人数 35 人，男性发病 13 人，女性发病 22 人，男女比例为 1∶1.69。病例年龄最小为 9 个月，最大为 78 岁，年龄中位数为 32 岁。患者中包括该肠粉店的厨师，所有患者发病前的住址及工作地点分散，无聚集性。

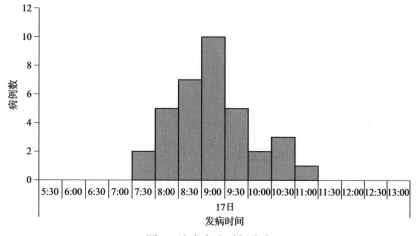

图 5　患者发病时间分布

4. 实验室检测结果

现场采集患者呕吐物 8 份、剩余肠粉 2 份、泡米水 1 份，共 11 份样品送该区疾控中心实验室进行定量检测。另外，17 日下午某水处理有限公司将该公司使用的 904 防腐剂送该区疾控中心实验室进行检测。结果详见表 3。

表 3　食品及生物样本中亚硝酸盐定量检测结果

| 样品名称 | 检测结果（mg/kg） |
| --- | --- |
| 剩余肠粉 1 | 1456 |
| 剩余肠粉 2 | 2505 |
| 泡米水 | <1 |
| 游某呕吐物 | 93 |
| 张某呕吐物 | 10 |
| 陈某呕吐物 | 14 |
| 王某呕吐物 | 28 |
| 张某云呕吐物 | 3.3 |
| 张某某呕吐物 | 20 |
| 李某呕吐物 | 2 |
| 蔡某呕吐物 | 10 |
| 904 防腐剂 | 纯度 >90% |

（三）就餐情况及可疑食物的生产和供应情况调查

1. 就餐情况

本次食物中毒患者除 7 月 17 日早餐外，无其余共同进餐史。自 7 月 17 日早晨 7 时起，患者陆续到某小吃店就餐，进食食品包括蛋肠粉、斋肠粉、肉肠粉等。

2. 可疑食物的生产和供应情况

某小吃店肠粉档是某小吃店的一个档口，于 2015 年 5 月开业。制作肠粉的原料由采购员洪某负责采购，包括粗大米、香油、散装花生油、主浆配料、饭盒、筷子。另外配料，如盐、酱油、生抽、老抽、鸡精、味精等在某市场采购。制作肠粉用的水在肠粉档口的水龙头中取。

7 月 17 日肠粉主要制作过程为：7 月 17 日凌晨 3 点，该店员工将

15斤左右的粗大米用档内水龙头中放出的水泡好,凌晨5点多厨师蔡某上班后,将米洗好,加水放入磨浆机中磨浆,一次磨一桶浆,然后再在磨好的浆中加入水,混合均匀待用。当有客人点餐后,将混合浆舀出放入蒸屉中,蒸约30秒后打开蒸屉取出肠粉(厨师自述肠粉制作过程不添加任何调料及添加剂)。肠粉蒸好后,放入碟中,加入生抽、葱等调料,上桌供客人食用。

3. 危险因素调查

某小吃店所在建筑楼顶设有一个约装1吨水的圆柱形不锈钢蓄水罐,该不锈钢蓄水罐是某小吃店所在建筑楼中央空调配备的储备水罐(即中央空调冷冻膨胀补水箱),专门用于中央空调冷却,24小时自动补充水源。约一个月前,水电工黄某从该蓄水罐中接了水管给肠粉档使用,平时清洁地面以及肠粉加工均来自这根水管引出的水。某水处理有限公司负责对某小吃店所在建筑楼整个空调冷却循环系统每隔半年进行一次清洗。7月16日下午,某水处理有限公司的技术人员在水中加入清洁剂和812杀菌剂,7月17日凌晨5点多,进行全系统清洁、放水、清洗蓄水罐,蓄水罐及管道内的水放空后,再加入自来水,然后添加904防腐剂(亚硝酸盐纯品)和812杀菌剂,添加904防腐剂量约为10千克,整个清洁过程完成。结合实验室检测结果,该904防腐剂中亚硝酸盐纯度大于90%,可以估算蓄水罐中亚硝酸盐含量大约为9克/千克。

7月17日凌晨3点,某小吃店肠粉档员工将粗大米用档内水龙头中放出的水泡好,此时水中尚未加入904防腐剂,因此在剩余的泡米水中未检出亚硝酸盐,当凌晨5点多肠粉档员工从水龙头中取水磨浆制作肠粉时,水中已存有相当高浓度的亚硝酸盐。结合现场卫生学调查结果以及实验室检测结果,判断某小吃店肠粉误用含有高浓度亚硝酸盐的集中空调冷却循环水制作肠粉是引起本次食物中毒的原因。

## 三、分析讨论

本次事件中患者发病潜伏期较短,病程较短,不存在人传人现象;临床症状相似,均为头晕、头痛、呕吐、口唇或指甲床发绀等症状;患者发病前无密切接触史,7月17日店内制作的肠粉为患者共同进餐食品，采集的患者呕吐物、剩余肠粉等均检出亚硝酸盐阳性，空调冷却循环系统中添加的 904 防腐剂亚硝酸盐纯度 >90%。因此，综合现场卫生学调查以及实验室检测结果，根据《食物中毒诊断标准及技术处理总则》（GB 14938—1994）和《食源性急性亚硝酸盐中毒诊断标准及处理原则》（WS/T 86—1996），可判定这是一起因食用了受亚硝酸盐污染的食品而引起的食物中毒事件，中毒人数 35 人，中毒食品是某小吃店制售的肠粉，其中的亚硝酸钠来源于制作肠粉中所使用的空调冷却循环水中添加的 904 防腐剂亚硝酸盐。调查当日该小吃店肠粉档的食品、水源及原料已控制，消除了扩大蔓延的风险。

已采取预防措施及建议：

1. 建议市场监管部门当日对该店进行现场控制，督促某小吃店停止使用空调系统冷却循环水作为食品加工用水。

2. 建议市场监管部门加强对餐饮服务行业用水情况监督，餐饮服务行业应使用符合标准的饮用水作为加工用水，并规范全市集中式空调每年清洗保养中使用防腐剂亚硝酸盐后污水安全排放工作，以防含高浓度的亚硝酸盐污水污染环境和食物。

## 四、案例点评

亚硝酸盐是一种剧毒物质，进入人体内后可与红细胞的血红蛋白结合生成高铁血红蛋白，使血红蛋白丧失携氧功能，导致机体缺氧，进而引发乏力、恶心、呕吐、头晕、口唇、指甲床发绀等一系列的病理反应。一般来说，亚硝酸盐摄入 0.2~0.5 克即可引起中毒。亚硝酸盐外观与食盐相似，除用于肉类制品的发色剂外，其作为阳极型缓蚀剂，还可使金属表面钝化而抑制金属溶蚀，因而用于工业金属管道防腐，中毒后尽早使用亚甲蓝注射液、维生素 C 注射液治疗效果较好。

2018 年该市另一区发生类似事件，清洗空调的公司为同一公司，同样为商户用了清洗空调冷却循环系统的水。本次中毒事件症状典型，污染来源较隐蔽，对同行调查同类事件具有较大的参考意义。

（黄丽静、张凤雷、夏伟、游杰、尹强兵

深圳市罗湖区疾病预防控制中心）

**参考文献：**

［1］吴坤，孙秀发．营养与食品卫生学（第 5 版）［M］．北京：人民卫生出版社，2003：382．

［2］任引津．实用急性中毒全书［M］．北京：人民卫生出版社，2003．

［3］中华人民共和国卫生部．GB 14938—1994 食物中毒诊断标准及技术处理总则［S］．北京：中国标准出版社，1994．

［4］中华人民共和国卫生部．WS/T 86—1996 食源性急性亚硝酸盐中毒诊断标准及处理原则［S］．北京：中国标准出版社，1997．

［5］吕建萍．一起因误食亚硝酸盐引起的食物中毒调查报告［J］．安徽预防医学杂志，2015，21（4）：303-304．

［6］缪国忠，章剑，蒋建章．一起来源不明亚硝酸盐食物中毒的流行病学调查与分析［J］．医学动物防制，2016，32（9）：1043-1044．

## 案例 36：急性亚硝酸盐中毒事件应急处置

### 一、事件经过

2018 年 12 月 10 日 17 时至 18 时，7 名患者在南岸区白鹤路某小区冒菜摊分别进食冒菜。各自返回住处后，逐渐出现头昏、头痛、乏力、气促、恶心、呕吐、口唇及指（趾）甲床发绀等症状，于 20:15 左右陆续来我院急诊科就诊。我院多科会诊后，考虑急性亚硝酸盐中毒，至 12 月 11 日 2:00 左右，3 名患者陆续收治入院，4 名在急诊医学科观察。经积极抢救治疗，7 名患者均痊愈出院。

### 二、处置过程

1. 现场调查和检测

（1）卫生学调查

该冒菜摊为一对夫妻经营的露天摊位，摊位上摆放着各种待煮菜品及各种调味料。旁边有一燃气灶及煮冒菜用的大锅，直径约 50 厘米，高约 40 厘米。在冒菜摊架子下堆放部分未处理蔬菜及包装调料，其内有一红色塑料袋包装的白色晶体，为亚硝酸盐，形似食盐，量约 0.5 千克。冒菜摊老板每次熬制汤底时，在汤中加入适量亚硝酸盐，以增加汤色的鲜亮度。事发当天，丈夫在不知妻子已添加亚硝酸盐的情况下，再次按照日常剂量添加亚硝酸盐。

（2）实验室检测

疾控中心人员将冒菜摊各种菜品、调料及冒菜汤样品进行检测，冒菜汤亚硝酸盐定性试验为阳性。其余菜品及调料均未检测到亚硝酸盐。

2. 临床症状和体征

7 人均为年轻女性，年龄 21~26 岁，在同一家冒菜店进食后发病，表现为头昏、头痛、乏力、气促伴恶心呕吐，其中 3 人有口唇、耳垂、指及趾甲床发绀。无胸闷、心悸、呼吸困难、意识障碍、手指麻木，无腹痛、腹胀、腹泻等。

查体：$SaO_2$ 为 70%~90%，BP 90~128/50~84mmHg，HR 100~120 次 / 分，R 28~32 次 / 分。瞳孔等大等圆，对光反射灵敏。口唇、耳垂、指及趾甲床发绀，双肺呼吸音清晰，未闻及干湿啰音，心率增快，节律整齐，未闻及病理性杂音。腹软，无压痛、反跳痛及肌紧张，生理反射存在，病理反射未引出。

实验室检查：静脉血高铁血红蛋白测值为 15.1%~40.9%，均超过 10%，呕吐物亚硝酸盐定性为阳性。血常规提示白细胞为 $8.27 \times 10^9$~$10.29 \times 10^9$/L、中性粒细胞为 62.6%~81.6%。肝肾功、电解质、心肌酶谱、肌钙蛋白均未见异常，心电图、胸片均未见异常。

3. 临床诊断

根据 7 名患者的症状、体征、实验室检查结果，结合毒物暴露史，经综合分析，排除其他疾病，诊断为急性亚硝酸盐中毒。

4. 治疗和转归

入院后立即予催吐、洗胃、药用碳片 9 克碾碎加入甘露醇 250 毫升经胃管注入吸附、导泻，高流量吸氧，亚甲蓝注射液 1~2mg/kg 静脉缓推，同时予注射用泮托拉唑钠 80 毫克抑酸护胃，注射用还原型谷胱甘肽 2.4 克保肝，维生素 C 注射液 5 克抗氧化、稳定细胞膜，大量补液、托拉塞米注射液 10 毫克利尿等支持治疗。次日 7 人症状均好转，生命体征平稳；3 名住院患者治疗 3 日后均痊愈出院。

## 三、分析讨论

### 1.本次中毒事件特点

急性亚硝酸盐职业性中毒较少见，多为食源性中毒，群体性中毒常见。常为进食含有较大量亚硝酸盐或硝酸盐的食物，从而引起中毒。亚硝酸盐中毒在我国时有发生，进食 0.3~0.5 克即可引起急性中毒，3g 即可致死，急性中毒多在进食后半小时至 3 小时内发病，最迟可在 20 小时内发病。本案例中冒菜摊主把亚硝酸盐作为食品添加剂常规加入冒菜汤中以提高食品卖相，本次中毒的 7 名患者，均在该冒菜摊进食后中毒，有头昏、头痛、乏力、气促伴恶心、呕吐等症状，其中 3 人有口唇、耳垂及四肢甲床发绀表现。实验室检查发现 7 人静脉血高铁血红蛋白均明显升高。在冒菜汤中检出亚硝酸盐。冒菜摊主夫妻俩食品安全意识淡薄，在食品中违规添加亚硝酸盐，引起顾客群体性中毒。

### 2.中毒患者临床特征

亚硝酸盐中毒典型临床表现为发绀，血液高铁血红蛋白测值超过 20% 时可出现，以口唇、耳垂及四肢甲床明显，皮肤黏膜呈灰蓝色。神经系统症状首先出现，常有头昏、头痛、乏力、耳鸣、眼发黑、视力模糊、怕冷、手脚麻木等。出现恶心、呕吐、腹痛、腹泻等胃肠道症状。有心悸、心动过速或心率缓慢、心律不齐、血压下降、呼吸困难、昏厥等循环呼吸症状，甚至出现肺水肿，以致昏迷、死亡。

### 3.事件发生原因分析

亚硝酸盐多为经口摄入引起中毒，故多为食源性中毒。临床上常见亚硝酸盐来源及引起中毒的原因有：①腐烂的蔬菜，如小白菜、韭菜、萝卜叶等，因储存时间长而开始腐烂时，亚硝酸盐含量就会明显增高。煮熟的蔬菜放置过久，菜内的硝酸盐转化为亚硝酸盐，尤其是腌制时间过久的食品亚硝酸盐含量最高。②误将亚硝酸盐当作食盐使用，引起中毒。③进食在加工过程中加入过量亚硝酸盐的食品。

餐饮业常把亚硝酸盐作为防腐剂、食品添加剂使用，以增加食品鲜亮度。许多商贩食品安全意识淡薄，常在食品中加入小剂量亚硝酸盐，但往往在剂量上，差之毫厘，谬以千里，引发群体性中毒事件。且政府部门对许多小摊贩、小作坊的食品卫生安全监管缺失、民众对食品安全意识的缺乏，均导致了本次中毒事件的发生。

4. 建议及对策

①对市场商贩：加强食品安全意识，可定期组织相关法律、法规的学习及健康教育，主观上消除滥用食品添加剂的根源。②对消费者群体：加强宣传教育，注意饮食卫生，严禁不洁食物、过期食物入口；进食新蔬菜，少吃腌制食品及放置过久的熟食；从正规渠道购买食盐。③政府部门：加强市场食品安全监管力度，加强亚硝酸盐中毒的安全教育，普及亚硝酸盐中毒后快速识别及急救知识。

## 四、案例点评

1. 本次毒物的物理化学性质

亚硝酸盐为白色或淡黄色晶体（$NaNO_2$），易溶于水，难溶于乙醇和乙醚，水溶液呈碱性反应，主要用于某些有机物的合成原料、食品防腐剂。生活中常将亚硝酸盐误作食盐用于烹调或作为食品添加剂而中毒。

2. 中毒机制

亚硝酸盐为剧毒类，能使血红蛋白中的二价铁氧化为三价铁，形成高铁血红蛋白，使血红蛋白失去携氧和释氧能力，造成机体缺氧。特别是中枢神经系统对缺氧较敏感，大剂量亚硝酸盐使中枢神经系统麻痹，尤其是血管舒缩中枢和呼吸中枢。还可作用于血管平滑肌，使血管扩张，血压下降。

3. 救治经验

明确患者亚硝酸盐接触史；短时间内出现口唇、皮肤黏膜及甲床发绀伴随头昏、头痛、气促、恶心、呕吐等典型表现；剩余食物、呕吐物或胃内容物做亚硝酸盐测定含量超标，血液高铁血红蛋白测定含量超过 10%，即可确诊。确诊亚硝酸盐中毒后，应尽快清除毒物、阻断毒物吸收，催吐、清水洗胃进行胃肠洗消，可给予活性炭及甘露醇注射液或硫酸镁吸附、导泻。保持气道通畅，并给予高流量吸氧纠正缺氧。一旦确诊，应立即给予特效解毒剂 1% 亚甲蓝注射液 10 毫升（1~2mg/kg）加入 25% 葡萄糖液 40 毫升缓慢静推，如注射后 1 小时内发绀不见消退，可重复用药一次全量或半量。亚甲蓝为高铁血红蛋白还原剂，在推注亚甲蓝过程中需注意亚甲蓝外渗引起静脉炎。可辅以大剂量维生素 C 抗氧化、稳定细胞膜、增强亚甲蓝作用。同时注意补液维持电解质及内环境稳定。如出现意识障碍、呼吸、循环衰竭，可给予气管插管、呼吸机支持及升压等对症支持治疗。

（何英杰　重庆市职业病防治院）

**参考文献：**

［1］任引津，张寿林，倪为民，冯克玉，丁茂柏. 实用急性中毒全书［M］. 北京：人民卫生出版社，2003：98.

［2］李德鸿，赵金垣，李涛. 中华职业医学［M］. 北京：人民卫生出版社，2018：556-557.

［3］菅向东，杨晓光，周启栋. 中毒危急重症诊断治疗学［M］. 北京：人民卫生出版社，2009：711-712.

［4］曹春永，汪新民. 浅谈急性亚硝酸盐中毒临床特点和治疗［J］. 临床研究，2014．22（5）：155.

［5］葛建国. 急性亚硝酸盐中毒的诊断和治疗策略［J］. 中国社区医生，2013（32）：26.

## 案例 37：食源性 B 型肉毒梭菌感染肉毒毒素中毒的病案分析

### 一、事件经过

某年 6 月 19 日，某市属 C 医院接诊 1 例患者 1，郝某，男，38 岁，工人。因"睁眼困难，逐渐吞咽困难，呛咳 3 天"来诊。郝某于 6 月

15 日 23:00 左右食用同事家自制的豆干、皮蛋及馒头等食物，16 日 2:00 左右开始呕吐，呕吐 4 次约 200 毫升胃内容物，伴有腹部不适。无腹泻，无发热。16 日下午开始出现视物模糊伴有睁眼困难，未诊治。17 日上午开始出现口齿不清，伴有进食费力，逐渐出现吞咽困难，伴有饮水呛咳。就诊某市 A 医院，诊断为"急性胃肠炎"，给予对症治疗，症状无缓解，呈进行性加重。自行就诊 B 医院，B 医院建议转来 C 医院就诊。19 日于 C 医院急诊就诊，考虑肉毒菌感染可能，收入院。起病以来由于进食困难，进食较素日减少，小便较素日少，大便 3 天未解。

## 二、处置过程

### 1. 临床症状和体征

入院时：患者诉有睁眼困难，口干，流涎，吞咽困难，伴有饮水呛咳，胸闷。入院时查体：GCS 15 分，神清，精神倦怠，双侧上睑下垂，眼球外展受限，张口困难，流涎。构音障碍。四肢肌力及肌张力正常。

### 2. 辅助检查

肌电图检查：NCV，EMG，RNS 改变复合突触前膜病变表现，考虑肉毒毒素中毒可能性大（6 月 23 日）。抗 AChR 抗体 IgG：阴性（6 月 24 日）。肺功能检测：重度限制性通气功能障碍，FVC 占预计值 49.11%，FEV1 占预计值 48.29%，FEV1/FEV 82.48%（6 月 29 日）。某市疾病预防控制中心报告，患者肠道灌洗液中，B 型肉毒梭菌阳性。

### 3. 临床诊断

食源性肉毒菌感染。

### 4. 治疗和转归

立即给予肉毒素 A 抗毒素治疗及留置鼻饲管，补液等支持治疗。报告某市疾病控制中心，送检同事家自制的同批次的豆干、皮蛋及患者肠道灌洗液。同时紧急联系国家中毒咨询中心及兰州生物制品研究所，启动紧急通道，购买肉毒素 B、E 抗毒素。患者给予肉毒素 A 抗毒素治疗后视物模糊、双侧上睑下垂、张口困难进行性加重，构音障碍，吞咽困难，饮水呛咳持续进展。20 日开始需要鼻导管吸氧，高坡卧位。经验性给予肉毒抗毒素 A、B、E 治疗 1 周，患者症状明显好转。6 月 29 日收到某市疾病预防控制中心报告：患者肠道灌洗液中，B 型肉毒梭菌阳性。

患者 1，于 7 月 4 日拔出鼻饲管，可正常进食。7 月 7 日出院。分别于 7 月 11 日、8 月 1 日来我院复诊，除外双侧上睑下垂未完全消失，其余恢复正常，恢复日常工作及生活。

患者 2，刘某，男，34 岁，患者 1 的同事。因 6 月 16 日开始出现视物模糊，口干，言语不清等症状就诊多家医院，未确诊。6 月 24 日，于同事处听说我院患者 1 确诊为肉毒梭菌感染，联想自己症状，考虑同病可能性大，遂联系患者 1，患者 1 报告我院医生后，紧急约刘某来诊，入院后即刻经验性给予肉毒抗毒素 A、B、E 治疗 3 天，患者症状无明显进展，逐渐改善后出院。分别于 1 周后、2 周后复诊，症状逐渐缓解，可正常工作及生活。

## 三、分析讨论

病源分析：反复追问病史及对比进食食物分析，2 名患者先后不同时间进食同一包自制豆干（见图 1），紧急报告某市疾病预防控制中心，追踪豆干来源及去向。同时，将同批次豆干送检某市疾病预防控制中心。

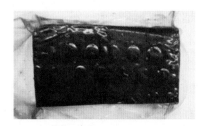

图 1　自制豆干

### 1. 本次中毒事件特点

本案件中 2 位患者进食家庭自制豆制品，3 小时后开始先后出现呕吐、腹部不适等胃肠道反应，逐渐进展为复视、双眼睑下垂、构音障碍、吞咽困难、饮水呛咳、口干、数天未解大便等症状，无感觉异常，四肢肌力及肌张力正常。因症状不典型，患者自己及临床接诊医生均未考虑与食物中感染肉毒梭菌相关，导致诊断及治疗延误。直至患者 1 就诊 C 医院，接诊医师警惕性高，根据病史及相对特异性临床表现，给予肉毒毒素中毒的临床诊断，并开始经验性给予肉毒抗毒素 A、B、E 治疗，同时完善实验室生化检查，血气分析、心电图、胸部 DR、颅脑 CT 未见明显异常，抗 AChR 抗体 IgG 阴性，肌电图等检测。经过及时全程、足量应用解毒剂肉毒抗毒素治疗，数天后患者 1 临床症状明显改善，并为患者 2 提供诊断及治疗信息，为尽快救治提供依据。

本次事件中患者食用未经高温烹饪自制食物、缺乏对食源性肉毒毒素中毒的认识、提供病史不全面给诊断带来困难；肉毒毒素中毒多数中毒患者早期即顺序出现眼肌、咽喉肌、骨骼肌的无力和麻痹症状而获得诊断，本患者起病初期以消化道症状为主要表现，易造成误诊、漏诊；经过对症治疗，病情无缓解，呈进展趋势，表现为：视物模糊、构音障碍、双眼睑下垂、吞咽困难、饮水呛咳、口干、数天未解大便，出现病情与诊断不相符，诊治过程中对食源性肉毒毒素中毒发病特点认识不足，延误救治时机。

2. 中毒机制

肉毒毒素可抵抗胃酸和消化酶的降解，摄入被毒素污染且没有煮沸或加热的食物而导致中毒，其症状通常在 12~36 小时内出现，可短至 2 小时，最长可达 8~10 天。潜伏期长短与外毒素的量有关，潜伏期越短，病情越重，死亡率越高。肉毒毒素中毒初期有腹部痉挛、恶心、呕吐、腹泻等胃肠道症状（E 型：恶心、呕吐重；A 型及 B 型：较轻），继而出现头痛、眩晕、全身疲乏及肉毒毒素中毒特有的延髓麻痹症状：即复视（diplopia）、构音障碍（dysarthria）、语言障碍（dysphonia）和吞咽障碍（dysphagia）等"4D"症状，还有视力减退、眼睑下垂、瞳孔放大、眼球震颤、面肌麻痹无表情、颈软无力以及张口、伸舌、鼓腮、示齿等困难表现；症状继续发展有眼干、口干、饮水呛咳和连续便秘等，严重者头失去控制、肌张力下降、几天后深腱反射消失和共济失调等，最终因呼吸肌麻痹致使气道阻塞、呼吸困难，如诊断和治疗稍不及时，则很快因呼吸衰竭、心力衰竭或继发肺炎而死亡。肉毒毒素分子量大，不易穿过血脑屏障，故感觉系统不受影响，且脑脊髓液、神经影像学通常是正常。

在体内肉毒毒素特异性地与胆碱能神经末梢突触前膜的表面受体相结合，然后由于吸附性胞饮而内转进入细胞内称为毒素的内转，使囊泡不能再与突触前膜融合，从而有效地阻抑了胆碱能神经介质——

乙酰胆碱的释放。与此同时，毒素与突触前膜结合，还阻塞了神经细胞膜的钙离子通道，从而干扰了细胞外钙离子进入神经细胞内以触发胞吐和释放乙酰胆碱的能力。乙酰胆碱释放的抑制，有效地阻断了胆碱能神经传导的生理功能，尤其是神经－肌肉接头部位特别敏感，引起全身随意肌松弛麻痹，呼吸肌麻痹是致死的主要原因。

3. 治疗原则

救治的关键是早诊断、早治疗，需要详细反复询问病史及查体获取有效信息，一旦考虑食源性肉毒毒素中毒，不能因等待实验室结果而延误治疗时机。处理原则：

（1）密切监护、对症支持治疗：稳定气道、呼吸、循环（监测血氧饱和度、肺活量、血气分析等，必要时留置鼻饲管肠内营养避免误吸，一旦提示呼吸衰竭，及时气管插管、有效的机械通气）；良好的护理及预防继发性损伤。

（2）终止毒物的接触、摄入，如无肠梗阻等禁忌证，可适当使用导泻剂。

（3）解毒剂：根据毒素抗原性不同，肉毒杆菌分为 7 型，即 A、B、C、D、E、F 和 G 型，其中引起人类疾病的是 A、B、E 型，在未明确病原学时，一旦考虑食源性肉毒毒素中毒，在没有实验室毒素分型情况下，早期足量予 A、B、E 型肉毒抗毒素解毒剂阻止毒素与神经肌肉接头结合限制病情进展，并同时上报卫生行政部门、留取标本查找病原体及排除其他中枢神经系统疾病。

食源性肉毒杆菌毒素在 100℃下加热 10 分钟即可破坏，家庭自制腌制及真空包装食品食用前先煮沸；低酸性罐头食品应经专业机构确认杀菌条件；真空包装食品应依规定于冰箱冷藏保存。1 岁以下婴幼儿应避免喂食蜂蜜以降低肠道型肉毒杆菌中毒风险。

联合社区对相关知识宣传教育及普及，提高大众、临床医生对本病的认识和警惕性。

## 四、案例点评

1. 肉毒杆菌（肉毒梭状芽孢杆菌）是一种革兰阳性厌氧菌，可存在于泥土、环境及受污染的食物中，在合适的条件下（合适的温度、无氧、合适的酸度）易于生长并大量繁殖。肉毒毒素中毒以神经系统症状为主要临床表现，是细菌毒素中毒性最强的一种外毒素，医学上可用来美容。根据其抗原结构可分为 A、B、C、D、E、F、G 7 个抗原型。每一菌株仅能产生单一型毒素，其中 A、B 及 E 三型是引起人类发病的主要毒素，A 型毒性最强。潜伏期为 12~36 小时，可短至 2 小时，最长可达 8~10 天。潜伏期长短与外毒素的量有关，潜伏期越短，病情越重，死亡率越高。一般起病突然，以神经系统症状为主。病初可有疲倦、眩晕、乏力、恶心、呕吐、腹泻、腹痛等（E 型菌恶心、呕吐重，A 型菌及 B 型菌较轻）；头颈部神经症状：眼内外肌瘫痪，出现眼部症状，如视力模糊、复视、眼睑下垂、瞳孔散大或两侧瞳孔不等大，光反应迟钝或对光反射消失。颜面神经麻痹：咀嚼困难、吞咽困难、语言困难等。随着病情进展，患者会出现由上半身至下半身的肌肉无力、神经性肠梗阻、呼吸困难等症状，一般意识仍保持清楚；但严重时会因呼吸衰竭而死亡。

2. 多数食源性肉毒毒素初期临床症状不典型，治疗中如出现病情与诊断不相符、病情进展的情况，需要详细反复询问病史及查体获取有效信息、综合分析。肉毒毒素中毒，救治的关键是早诊断、早治疗、密切监护，针对性应用肉毒抗毒素，不应因诊断不明确而延误治疗时机，同时立即报备卫生行政部门，以便尽快完善流行病学调查，防止更多病例出现。

**参考文献：**

[1] 肉毒毒素治疗应用专家组，中华医学会神经病学分会帕金森病及运动障碍学组. 中国肉毒毒素治疗应用专家共识[J]. 中华神经科杂志，2018, 51（10）: 779-786.

[2] 朱力，王恒樑，黄留玉. 肉毒毒素研究进展[J]. 生物技术通讯，2015, 16（2）: 186-190.

[3] 宫玉，田英平，等. 肉毒中毒研究现状[J]. 中华劳动卫生职业病杂志，2011, 29（11）: 869-872.

［4］田英平, 石汉文, 等. 肉毒中毒诊疗方案［J］. 中华急诊医学杂志, 2010, 19（4）: 349-350.

［5］曾巧英. 肉毒神经毒素: 一个老毒素的新密码［J］. 甘肃农业大学学报, 2018, 53（6）: 1-9.

［6］叶婷, 张雪平. 肉毒毒素作用机制的研究进展［J］. 微生物学免疫学进展, 2017, 45（2）: 89-96.

［7］Hallett M, Albanese A, Dressler D, et al. Evidence-based review and assessment of botulinum neurotoxin for the treatment of movement disordersr［J］. Toxicon, 2013, 67: 94-114.

［8］O' Horo JC, Harper EP, El Rafei A, et al. Efficacy of antitoxin therapy in treating patients with foodborne botulism: a systematic review and Meta-analysis of cases, 1923-2016［J］. Clin Infect Dis, 2017, 66: S43.

# 第十一节　农药中毒

## 案例 38：口服敌草快致急性重度中毒

### 一、事件经过

患者，男，26 岁，无业人员，有"氯胺酮"吸毒史，有抑郁症病史，服毒前心情不佳，于 2019 年 12 月 19 日 1 时许口服网购的 20% 敌草快水剂约 100 毫升，立即出现恶心、呕吐，约 3 小时后被送至当地医院予以洗胃、补液（具体不详）等处理，当日 14 时许进行血液灌流治疗 1 次，查肝肾功能出现损害，并出现咽痛不适，于 12 月 20 日 0 时许转入我院。

### 二、处置过程

1. 现场调查和检测

该患者有抑郁症病史，并有"吸毒"史，因家庭琐事导致心情不佳，在抑郁状态下网购 20% 敌草快水剂自杀。住院过程中在血液中多次检测出敌草快成分。

2. 临床症状和体征

患者于 2019 年 12 月 20 日 0 时许因"咽痛、呕吐 1 天"入院。

入院时体格检查：T 36.7℃，R 20 次 / 分，P 89 次 / 分，BP 128/76mmHg。发育正常，营养良好，急性面容，表情自如，神志清楚，自主体位，平车入室，查体合作。咽充血，双肺呼吸音清，未闻及干湿啰音，心率 89 次 / 分，心律齐整，心音正常，未闻及额外心音，未闻及杂音，腹肌柔软，无压痛、反跳痛，双下肢无水肿。

3. 实验室检查

（1）血除草剂套餐检查（液质联用法）

某医院中毒实验室检测结果显示：12 月 19 日检出敌草快成分，未检出百草枯成分。12 月 25 日检出敌草快成分，未检出百草枯成分。

（2）血常规

（12 月 20 日）WBC 22.33×10$^9$/L，NEUT% 20.98×10$^9$/L，HGB 170.00g/L，PLT 244.00×10$^9$/L。（12 月 23 日）WBC 14.30×10$^9$/L，NEUT% 12.28×10$^9$/L，HGB 116.00g/L，PLT 76.00×10$^9$/L。（1 月 1 日）WBC 26.53×10$^9$/L，NEUT% 23.78×10$^9$/L，HGB 56.00g/L，PLT 216.00×10$^9$/L。（1 月 7 日）WBC 40.26×10$^9$/L，NEUT% 37.24×10$^9$/L，HGB 73.00g/L，PLT 140.00×10$^9$/L。（1 月 28 日）WBC 5.57×10$^9$/L，NEUT% 3.17×10$^9$/L，HGB 107.00g/L，PLT 136.00×10$^9$/L。

（3）血气分析

（12 月 20 日）pH 7.479，PO$_2$ 10.43，PCO$_2$ 3.16，HCO$_3^-$ 17.8mmol/L，BE-ecf −6.0mmol/L。（12 月 22 日）pH 7.398，PO$_2$ 9.34，PCO$_2$ 3.70，HCO$_3^-$ 17.3mmol/L，BE-b −5.7mmol/L。（1 月 7 日）pH 7.465，PO$_2$ 8.91，PCO$_2$ 3.75，HCO$_3^-$ 20.5mmol/L，BE-ecf −3.5mmol/L。（1 月 17 日）pH 7.329，PO$_2$ 12.90，PCO$_2$ 4.33，HCO$_3^-$ 17.3mmol/L，BE-b −7.2mmol/L。

（4）胸部 CT（图 1）

（12 月 20 日）①考虑双下肺轻度渗出性病变，建议复查；②双下胸膜增厚。

（12 月 22 日）①原诊"双下肺可疑轻度渗出性病变"，约 2 日后复查：双下肺病灶较前略吸收。②双下胸膜增厚。

（12 月 31 日）①原诊"右下肺少许渗出"复查：右下肺病灶，大致同前。②双下胸膜增厚。

（1 月 5 日）①原诊"右下肺少许渗出"复查：双肺渗出性改变，较前稍进展，建议复查。②双侧胸腔少量积液；双下胸膜增厚。

（1 月 12 日）①双肺渗出性改变，对比前片（2020 年 1 月 5 日）稍进展。②双侧胸腔少 – 中等量积液；双下胸膜增厚。

（1 月 20 日）①双肺渗出性改变，对比前片（2020 年 1 月 12 日）稍进展。②双侧胸腔少量积液，较前稍减少；双下胸膜增厚。

（1 月 29 日）①双肺渗出性改变较前（2020 年 1 月 20 日）明显吸收、好转。②双侧胸腔少量积液，较前减少；双下胸膜稍增厚。

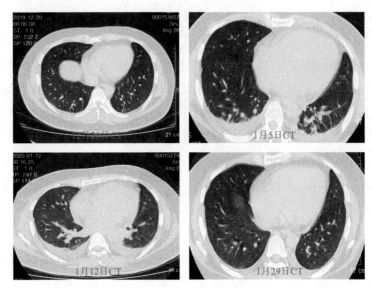

**图 1　胸部 CT 变化图**

（5）肝肾功能（图 2、图 3、图 4）

（12 月 20 日）ALT 113.5U/L，Urea 11.69mmol/L，Cre 400μmol/L。

（12 月 24 日）ALT 58.5U/L，Urea 41.29mmol/L，Cre 1112μmol/L。

（1 月 6 日）ALT 23.5U/L，Urea 25.99mmol/L，Cre 526μmol/L。

（1 月 28 日）ALT 72.7U/L，Urea 6.05mmol/L，Cre 66μmol/L。

（6）头颅影像学

12 月 22 日头颅 CT：脑干密度略减低，建议 MR 检查。

12 月 25 日头颅 MR：双侧小脑脚、海马及脑干对称性异常信号，其中脑干为细胞毒性脑水肿，结合临床，符合农药中毒性脑病。

1 月 7 日头颅 MR：①原诊"农药中毒性脑病"治疗后复查，对比 12 月 25 日 MR 片：目前脑干水肿较前减轻，双侧小脑脚、海马异常信号灶未见显示，提示敌草快中毒性脑病较前好转；②颅脑 MRA 未见异常。

（7）肌电图

1 月 20 日肌电图：左侧尺神经、右侧腓总神经可疑神经源性损害（运动纤维受累，轴索损害）。

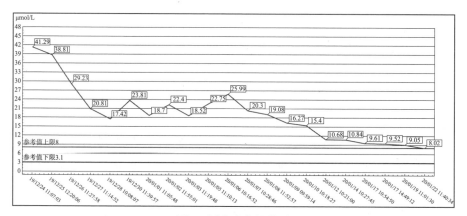

**图 2 尿素变化趋势图**

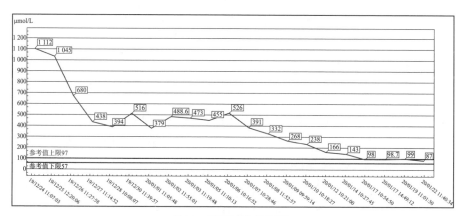

**图 3 肌酐变化趋势图**

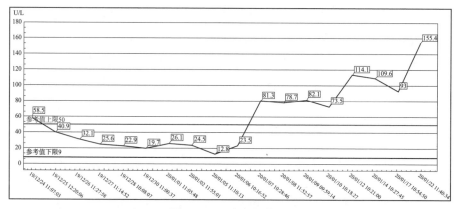

**图 4 ALT 变化趋势图**

**4. 临床诊断**

根据患者的症状、体征、毒物检测结果，诊断为：①急性敌草快中毒：中毒性脑病、中毒性肾病、中毒性肝病、中毒性肺损伤；②中毒性周围神经损害；③双相抑郁；④中度贫血；⑤低蛋白血症。

**5. 治疗和转归**

患者住院期间病情逐渐加重，出现多脏器损害及周围神经损害，且损害持续时间长，予以血液净化、护胃、营养心肌、补液、护肝、抗肺纤维化、纠正酸碱失衡及电解质失衡、利尿、甘露醇脱水、甲强龙冲击、防治并发症及对症支持治疗。治疗 42 天后患者肾脏、肺脏等脏器损害症状好转，周围神经损害症状好转，能自行穿衣、吃饭，不能独立行走，需拄双拐行走，患者转回当地医院继续康复治疗。

## 三、分析讨论

**1. 本次中毒事件特点**

在原农业部声明停止使用百草枯水剂后，市场上便大量出现以敌草快为主要成分的除草剂，取代了百草枯在市场上的地位。敌草快与百草枯同属于联吡啶类除草剂，中毒表现类似，可引起肝脏、肾脏、肺部等器官损害，严重的可致人死亡。临床上尚无治疗敌草快中毒的共识，目前其治疗方式多参照百草枯中毒，早期的诊断和治疗至关重要。

**2. 中毒患者临床特征**

本例患者有明确的敌草快接触史，接触途径为口服摄入，口服量达到 100 毫升，毒物检测检出敌草快成分，本案例中患者出现明显的中毒性肾病、中毒性脑病及中毒性周围神经损害；但肺部损害相对较轻，与既往百草枯中毒患者特点不同。百草枯中毒多累及肾脏、肝脏、肺及心脏，尤以中毒性肺损伤、后期肺纤维化为最突出的特点，成为死亡的最主要原因。临床症状典型，诊断急性敌草快中毒明确。

**3. 事件发生原因分析**

患者有抑郁症、吸食氯胺酮病史，近期心情不佳，有轻生念头，所以口服了 100 毫升敌草快。提示社会及家人应注意对有心理疾病患者的关心及爱护，及时寻求心理医生或者精神科医生的帮助；同时加强农药的售卖资质管理，严格把控农药的销售渠道。

4.建议及对策

本例中毒患者虽口服量大，但救治尚及时，服毒后立即出现了恶心、呕吐，3小时后到当地医院洗胃，11小时内进行了血液净化治疗，24小时内转入中毒专科医院救治。对于敌草快中毒患者建议：①早期治疗、减少毒物吸收、增加排泄是治疗的关键。②早期使用激素以及对重要脏器的保护可改善预后。③敌草快肺部损害高峰期出现比百草枯晚，需要延长胸部CT的监测时间，同时还需警惕周围神经损害的发生。

## 四、案例点评

1.本次毒物的物理化学性质

百草枯及敌草快均属于联吡啶类除草剂，有相似的分子结构，毒性也类似。敌草快（Diquat），分子式为$C_{12}H_{12}Br_2N_2$，分子量为344.05，熔点为334~340℃，溶于水，微溶于乙醇，不溶于非极性有机溶剂，原药为白色或者黄色结晶。不挥发，在中性和酸性溶液中稳定，在碱性溶液中不稳定。大鼠经口$LD_{50}$为231mg/kg，属于中等毒类除草剂。主要经胃肠道吸收，也可经皮肤和呼吸道吸收，主要通过肾脏排泄，亦有相当量通过胆汁排泄。

2.中毒机制

目前敌草快中毒机制有多种学说，尚没有统一的说法。主流的中毒机制主要有两点：一个是大量如活性氧、羟自由基等的自由基攻击生物膜的脂质链，导致细胞的膜性结构损伤；另一个是大量还原型辅酶Ⅱ（NADPH）和细胞色素$P_{450}$还原酶的消耗，导致呼吸链的障碍。

3.救治经验

敌草快中毒可累及大脑、肺部、肝脏、肾脏、心脏、胰腺等，经临床观察，敌草快中毒与百草枯中毒临床表现相似，但敌草快中毒与百草枯中毒所引起的脏器损害有所不同，本案例患者出现明显的中毒性肾病、中毒性脑病及中毒性周围神经损害，肺部损害相对较轻，与既往百草枯中毒患者特点不同，百草枯中毒多以中毒性肝病及中毒性肺损伤为主。

本案例中患者经口摄入100毫升敌草快水剂，口服量大，很快即出现中毒性肾病及中毒性肺损伤，中毒后第5天到达肾脏损害高峰期，且无尿期持续时间长；但肺部损伤的高峰期出现在中毒后第20天，且恢复后肺部纤维化不明显；中毒后第3天开始出现意识障碍，头颅影像学提示中毒性脑病改变，中毒后第12天，神志才开始好转，影像学在中毒后第3周提示有好转。

从本病例可以看出敌草快中毒病程较百草枯中毒时间长，肾脏损害及神经系统损害的高峰期出现较早，肺部损害高峰期出现较晚，同时还需警惕周围神经损害的发生。

（刘雪萍、杨志前、刘移民　广州职业病防治院）

**参考文献：**

[1]袁丽玲，麦子健，等. 急性敌草快中毒6例临床分析[J]. 中华劳动卫生职业病杂志，2019，37（6）：468-470.

[2]娄真帅，李倩. 敌草快的中毒机制和治疗现状[J]. 赣南医学院学报，2019，39（4）：422-425.

[3]彭亮，张宗敏，余海燕，等. 急性百草枯和敌草快口服中毒的临床对比分析[J]. 贵州医药，2018（3）：334-335.

[4]彭亮，陆元兰，潘万福，等. 急性敌草快中毒12例诊治分析[J]. 中华危重症医学杂志（电子版），2018（1）：49-51.

[5]张彬娜，胡泽锦，夏敏. 敌草快中毒七例救治[J]. 中华劳动卫生职业病杂志，2017（9）：705-706.

[6]赵敏. 百草枯中毒及救治[C]. 第五届首都急危重症医学高峰论坛论文集，2012.

[7]王志祥，段玉玲，马福来. 急性百草枯中毒致多器官功能衰竭的发病机理及临床治疗（附20例报告）[J]. 中国综合临床，2002，18（7）：616-617.

[8]杨洵. 急性敌草快中毒3例救治体会[J]. 饮食保健，2018（4）：76-77.

[9]Adams JR，Bryant DG，NusrathM. Oral mucosal response to

exposure to diquat: a rare occupational injury[J]. British Journal of Oral and Maxillofacial Surgery, 2008, 46: 601-602.

[10]Jovic-Stosic J, Babic G, Todorovic V. Fatal diquatintoxication[J]. Vojnosanit Pregl, 2009, 66(6): 477-481.

## 案例39: 络氨铜中毒

### 一、事件经过

患者，女，23岁，农民。因"服农药后咽喉及上腹部疼痛1天"急诊收入院。入院前1天患者因家庭纠纷服用农药（25%络氨铜）50毫升后感后背、上腹部疼痛，伴恶心、呕吐，呕吐咖啡样物质约20毫升，并出现口腔、喉咙疼痛，伴吞咽困难，家属立即送当地县医院就诊，考虑诊断"络氨铜中毒，上消化道出血"，给予洗胃清除胃内毒物残留，护胃，清除炎症介质，保护脏器功能，血液透析＋血液灌流清除入血毒物等治疗后，患者口腔、喉咙仍感疼痛，伴黑便2次，每次量50~100毫升，为进一步治疗转我院。

### 二、处置过程

1.临床症状和体征

入院查体：T 37.5℃，P 90次/分，R 19次/分，BP 107/69mmHg，查体合作，神志清楚。皮肤黏膜正常，无皮疹，无皮下出血，无水肿。眼睑正常，结膜正常，巩膜无黄染，双侧瞳孔等大等圆、直径2毫米，对光反射灵敏。张口疼痛，口腔局部黏膜有灼伤，咽喉充血。双肺呼吸音清，未闻及干湿啰音。心前区无异常隆起，心率90次/分，心律齐，各瓣膜听诊区未闻及病理性杂音。腹软，上腹部轻压痛，无反跳痛、肌紧张，肠鸣音正常。病理反射未引出。

2.辅助检查

入院血气分析（鼻导管吸氧5L/min）：pH 7.437，$PCO_2$ 35.6mmHg，

PO$_2$ 180mmHg，HCO$_3^-$std 24.1mmol/L，SO$_2$ 97.7%，Lac 0.58mmol/L。血常规：白细胞数目 18.99×10$^9$/L、中性粒细胞百分比 81.24%、血红蛋白浓度 89g/L。肝功能：天冬氨酸氨基转移酶 46.8U/L、总胆红素 65.8μmol/L、间接胆红素 43.26μmol/L、直接胆红素 22.54μmol/L。心肌酶谱：乳酸脱氢酶 458.5U/L、磷酸肌酸激酶 153.9U/L、缺血修饰性白蛋白 48.1IU/mL。粪便隐血：阳性（+）。肾功能、肌钙蛋白、凝血象及尿常规未见异常。腹部彩超：肝、胆、胰、脾、肾未见明显异常。

入院 2 天后复查，血常规：白细胞数目 17.12×10$^9$/L、红细胞比容 16.22%、红细胞数目 1.61×10$^{12}$/L、中性粒细胞百分比 81.04%、血红蛋白浓度 51.2g/L。肝功能：天冬氨酸氨基转移酶 98.7U/L、碱性磷酸酶 27.9U/L、总胆红素 102μmol/L、间接胆红素 72.01μmol/L、直接胆红素 29.99μmol/L。尿一般检查：酸碱度 9、尿蛋白（+）、尿胆原（+）。血尿淀粉酶、大便常规未见异常。6 小时后复查，血常规示患者血红蛋白进行性下降至 35g/L。3 天后复查，尿常规：尿蛋白、尿胆原阴性；血常规：红细胞数目 2.37×10$^{12}$/L、血红蛋白浓度 71g/L；肝功能：总胆红素、间接胆红素正常，肾功能正常。

3. 临床诊断

根据患者症状、体征、实验室检查结果，结合中毒病史，经综合分析，诊断为：急性农药（络氨铜）中毒、中毒性溶血性贫血、急性消化道化学性损伤、急性消化道出血、中毒性肝病。

4. 治疗和转归

入院后给予补液、补充电解质，维生素 C 注射液抗氧化，注射用泮托拉唑钠抑酸，依地酸二钠钙、二巯丙磺钠驱铜，地塞米松 20 毫克，每日两次抗炎，还原性谷胱甘肽及多烯磷脂酰胆碱保肝，康复新液修复胃肠道黏膜，注射用头孢西丁钠抗感染，补充人血白蛋白、人免疫球蛋白对抗体内抗体以及血液灌流等治疗。入院后 2 天患者出现茶色尿，右上腹及肾区有叩痛，血红蛋白下降明显，调整地塞米松磷酸钠注射液为 60 毫克/日，并输入同型病毒灭活冰冻血浆 800 毫升、洗涤红细胞 6 单位，纠正贫血、碳酸氢钠碱化尿液。治疗后患者意识恢复，腹痛较前好转，解淡黄色尿液。3 天后继续地塞米松 15 毫克/日维持，逐渐减量，随后多次随访，血常规、肝功能、心肌酶谱逐渐正常，10天后患者症状好转，签字出院。出院带药：泼尼松片每天一次、每次6片，服用3天后减量为每天一次、每次3片，服用3天后减量为每天一次、每次1片，再服用3天后停药，门诊随访监测肝肾功能、电解质、血常规、尿常规。

## 三、分析讨论

### 1. 本次中毒事件特点

为口服中毒。首要症状为恶心、呕吐等消化道症状，口腔内有金属味，口腔、食管、胃部的烧灼感，伴有腹痛、腹泻等。最常见的并发症有溶血性贫血。发生时间与口服药物浓度有关。脏器损伤尤其是肝、肾功能损害较常见。

### 2. 中毒患者临床特征

本例患者有明确的络氨铜接触史，接触途径主要为口服。临床表现典型，首先是张口疼痛，口腔局部黏膜有灼伤，咽喉充血。入院时实验室检查提示肝功能异常。病程中出现茶色尿，右上腹及肾区有叩痛，血常规提示明显贫血，肝功能提示胆红素较前明显增加，尿常规提示尿胆原阳性，有符合溶血性贫血的表现。

### 3. 事件发生原因分析

患者因家庭纠纷服用25%络氨铜50毫升导致络氨铜中毒。该药物直接刺激胃黏膜末梢神经引起呕吐，可直接对口腔、食管、胃黏膜等产生化学系灼伤。铜离子使细胞膜蛋白质凝固，损伤红细胞膜，使血红蛋白变性，使红细胞脆性和通透性增加导致血管内急性溶血。同时，铜还可抑制酶的活力，加重溶血。部分铜离子渗透入细胞内与氧化还原酶及其他一些酶类结合，影响其活性，对肝、心、肾、脑等直接产生毒性损害。

### 4. 建议及对策

络氨铜虽具有高效、低毒、低残留等特点，但人体络氨铜中毒仍有可能引起溶血性贫血，肝、心、肾、脑等毒性损害。对于络氨铜中毒引起多脏器功能损害患者，早期发现，并予以血液灌流、输注洗涤红细胞、保护重要脏器等治疗手段可增加救治效果。

### 四、案例点评

1. 本次毒物的物理化学性质

络氨铜属微毒类，而铜化合物属低毒和中等毒类物质；在体内主要蓄积于肝、脑、肾等组织中，在血液中主要以结合状态存在于红细胞和血浆中。铜制剂杀菌剂分为有机铜和无机铜制剂，其中无机铜制剂的毒性较大，络氨铜作为一种含铜的无机铜制剂，无特效解毒剂。毒物毒性大小与服用剂量间存在明显剂量效应关系。最常见的并发症有溶血性贫血，可合并肝、肾、心、脑、胰腺等功能的损害，严重时可导致死亡。

2. 中毒机制

络氨铜可直接刺激胃黏膜末梢神经引起消化道症状及化学性黏膜损伤。铜离子与细胞膜上的 $K^+$、$H^+$ 等阳离子交换，使细胞膜蛋白质凝固，另外，铜离子能与红细胞膜的巯基结合，损伤红细胞膜，使血红蛋白变性，正常红细胞内产生 Heinz 小体，包含 Heinz 小体的红细胞寿命极短；并且铜离子与红细胞膜表面巯基有亲和力，使红细胞脆性和通透性增加导致血管内急性溶血。同时，铜还可抑制葡萄糖 -6- 磷酸脱氢酶（G-6PD）活力，加重溶血；同时部分铜离子渗透入细胞内与氧化还原酶及其他一些酶类结合，影响其活性，并且铜离子对胃肠黏膜产生刺激，高浓度铜盐对肝、心、肾、脑等也会产生毒性损害。铜等金属由于氧化 / 亚硝化应激作用，通过谷氨酸（NMDA）- 受体介导的兴奋性毒性和神经炎症机制，可导致脑功能障碍和肝脑疾病中神经细胞死亡。并且由于铜与蛋白结合率高的特性以及肾小管被血红蛋白堵塞，急性含铜制剂中毒患者易出现急性肾功能不全。

3. 救治经验

治疗上对毒物的早期识别、早期处理可提高治疗效果：包括活性炭吸附、导泻，保护胃黏膜，护肝，依地酸二钠钙金属离子络合剂、二巯丙磺钠驱铜等解毒治疗，联合早期的血液灌流与血液滤过治疗可以有效降低体内的铜蓄积，起到清除代谢废物和维持内环境稳定的作用。一般出现溶血后不主张继续用络合剂解毒治疗，因络合剂可能加重溶血。洗涤红细胞较输入全血具有明显疗效，输入洗涤红细胞可迅速且大幅度提高 RBC、Hb 和 HCT 水平，快捷有效地提高氧的携带及输送能力，改善体内各重要脏器的功能状态。而且洗涤红细胞具有输血量小、运氧能力强的特点，既减少了输血容量又降低了心脏负荷，同时因其仅含有极少量血浆，避免或减少了因血浆中同种异体蛋白引起的非溶血性输血反应，大大降低了输血传播性疾病的发生，适用于心肝肾疾病患者的输血。同时予以 5% 碳酸氢钠碱化尿液可提高治疗效果。溶血性贫血发生后，皮质激素是首选治疗，通常起始量为氢化泼尼松注射液 1mg/kg/d，根据溶血严重程度可调整激素用量。若皮质激素有效，往往在 4~7 天可观察到血红蛋白的上升。当血红蛋白升至 100g/L 时，可开始逐渐减量，通常推荐在 4~6 周将激素减量至氢化泼尼松注射液 0.5mg/kg/d。当血红蛋白稳定时，缓慢地减量，需随访观察患者有无溶血复发征象。尽早再次行血液净化，有效地减轻了肾功能损害。谷胱甘肽是体内重要的抗氧化物质，还原型谷胱甘肽在机体解毒反应中起非常重要的作用。乙酰半胱氨酸作为谷胱甘肽的前体，可促进谷胱甘肽的合成；同时通过本身巯基的直接抗氧化作用，可避免红细胞的进一步被破坏，缓解了溶血反应，同时起到保肝和解毒的功效，两种药物的联合使用有提高疗效的作用。

（周兰、刘丽容　重庆市职业病防治院）

**参考文献：**

[1]河南农科院. 新编农药手册(续编)[M]. 郑州：河南科技出版社，1997：278-281.

[2]李永强，等. 农药中毒救治指南英汉名称对照(上)[M]. 济南：济南出版社，2007：3.

[3]孙天佑，谭佩娇，等. 络氨铜农药的毒性研究[J]. 卫生毒理学杂志，1993，7(2)：98-100.

[4]黄亮，曹春水. 花生病克中毒一例报告[J]. 江西医学院学报，2002，42(3)：50-51.

[5]张文武. 急诊内科学[M]. 北京：人民卫生出版社，2000：523-524.

[6]范朝瑜，李敏，等. 洗涤红细胞在葡萄糖磷酸脱氢酶缺乏症引起的溶血性贫血治疗中的应用[J]. 2004，19(4)：208-209.

［7］李建民．两种去膜法制备的洗涤结果对比［J］．中国输血杂志，1996，9（4）：194．

［8］杨天楹，杨成民，田兆嵩．临床输血学［M］．北京：北京医科大学－中国协和医科大学联合出版社，1992：152-153．

［9］Lechner K，J ger U．How I treat autoimmune hemolyticanemias in adults［J］．Blood，2010，116（11）：1831-1838．

［10］Chang A，Chaturvedi S，McCrae KR．Thirteen yearretrospective analysis of adult patients with autoimmunehemolytic anemia at the cleveland clinic：responses to therapy［J］．Blood（abstracts），2013，122（21）：3423-3423．

［11］Butterworth RF，Metal toxicity，Liver disease and neurodegeneration．［J］．Neurotoxicity Research［Neurotox Res］．2010 Jul；Vol．18（1），pp．100-5．

［12］魏琳琳，郑素军，陈煜，等．N-乙酰半胱氨酸对 C3A 永生化肝细胞解毒代谢功能的影响［J］．世界华人消化杂志，2008，16：2613．

［13］郭玉飞，汪毅．络氨铜中毒致溶血性贫血及急性胰腺炎一例［J］．中华劳动卫生职业病杂志，2010，28：712．

## 案例 40：一起百草枯群体中毒事件处置

### 一、事件经过

2017 年 1 月 23 日下午，我市某镇村民陆续发现家里水龙头出水颜色变为蓝绿色，村民自查发现蓄水池水变为蓝绿色后立即报告当地政府。当日 19 时左右，村社干部逐户通知停止使用该水。1 月 24 日下午政府组织水车入户供水，指导清洗餐具、水缸等污染用具。

### 二、处置过程

1.现场调查和检测

（1）卫生学调查

某区疾病预防控制中心在村民报告该事件信息后，迅速组织人员进行现场调查：该村及周边村镇范围内均无工矿企业，且3天内无交通、火灾及爆炸等事故发生。村里修建的是分散式地表供水系统，已使用了2年多，既往无类似事件发生。供水系统是村民自建，收集地表水后通过管道入户；由1个蓄水池、1个储水池和入户管道组成，无消毒处理装置及措施。蓄水池建在村旁半山腰水洞处，用石墙分成沉淀池（5吨）和蓄水池（20吨）两部分；池顶留有30厘米×40厘米开口，未遮盖。水池旁是荒坡，无其他建筑，池周无栏杆或围墙等防护措施。源头水无色透明；蓄水池水量总计不足10吨，沉淀前水呈淡蓝绿色，沉淀后池水颜色稍浅；储水池水量不多，颜色稍浅；末梢水呈微蓝色；均无特殊气味。在蓄水池旁发现一个塑料瓶盖，瓶盖内残留少许深蓝色液体，稀释后和池水颜色一致。当地公安部门调查，某村民因拆迁补偿心怀不满，1月19日在当地农药店购买了百草枯水剂8瓶（20%，200毫升/瓶），1月22日晚19时从池顶开口倒入蓄水池。

（2）现场采样及检测

采集蓄水池、储水池和末梢水（村民家中水龙头）水样送市疾病预防控制中心检测百草枯浓度：蓄水池472.5mg/L，储水池82.5mg/L，末梢水81.7mg/L。有21名村民尿液百草枯定性检测均为阳性。

2.流行病学调查

11户村民使用该水源，63人接触，其中村民及亲戚59人，参加事件前期处理工作人员4人。男性37人，女性26人，男/女为1∶0.7；年龄20天~86岁，平均40.23±21.24岁。村民及亲戚1月22日19∶00至1月24日12∶00在家直接饮用水、食入污染水烹制的食物或冲兑奶粉的方式接触，暴露时间约为41小时；工作人员是在24~27日清理蓄水池过程中通过皮肤接触污染水。26人有慢性疾病史（41.27%）：高血压、冠心病、糖尿病、COPD、支气管扩张症、尘肺病、地中海贫血等。中毒者呈家族聚集性，集中于使用污染水的11户村民家，10岁以下组和51岁以上组的罹患率高。详见表1。

3.临床表现

1月23日起，有40例村民陆续出现轻微不适症状，多数1~2天自行缓解，主要表现为消化系统症状24例（38%），神经系统症状17例

表1  不同年龄组的暴露、中毒情况

| 年龄组（岁） | 暴露人数（例） | 中毒人数（例） | 罹患率（%） |
|---|---|---|---|
| 0~10 | 8 | 6 | 75 |
| 11~20 | 4 | 2 | 50 |
| 21~30 | 2 | 1 | 50 |
| 31~40 | 18 | 8 | 44 |
| 41~50 | 8 | 3 | 38 |
| 51~60 | 7 | 5 | 71 |
| 61~70 | 11 | 9 | 82 |
| 71~80 | 3 | 3 | 100 |
| >80 | 2 | 2 | 100 |
| 合计 | 63 | 39 | 62 |

（27%），呼吸系统症状13例（20%），详见表2。所有暴露者均未发现与百草枯中毒相关阳性体征。

表2  自觉症状发生情况

| 症状 | 例数 | 发生率（%） |
|---|---|---|
| 乏力 | 16 | 25 |
| 头痛 | 12 | 19 |
| 腹痛 | 12 | 19 |
| 腹泻 | 9 | 14 |
| 恶心 | 9 | 14 |
| 咳嗽 | 8 | 12 |
| 气短 | 7 | 11 |
| 胸闷 | 5 | 8 |
| 头昏 | 5 | 8 |
| 呕吐 | 2 | 3 |
| 舌麻木 | 2 | 3 |
| 有自觉症状例数 | 40 | 64 |

4.实验室检查结果

（1）靶器官损害检查：63人中50人进行血气分析检查，25例有低氧血症，3例Ⅰ型呼吸衰竭；心肌酶谱CK-MB增高3例（其中2例为婴儿）；肝功能胆红素轻度增高2例，ALT增高1例；肾功能尿素增高2例；心电图ST段改变1例，T波低平1例；2周内间隔3~5天动态肺CT检查示：磨玻璃影、斑片影等急性渗出性改变39例，间质性改变34例，胸腔积液7例，肺叶不张2例。

（2）百草枯检测：本组病例暴露超过72小时后才进行医学检查，采集标本时间主要在暴露后3~5天，个别为7天，血、尿中百草枯浓度均较低。尿百草枯检测阳性率高于血标本，且尿中百草枯浓度明显高于血中百草枯浓度，详见表3。

表3　血、尿百草枯检测结果

| 标本类型 | 受检例数 | 阳性例数 | 阳性率（%） | 浓度范围（ng/mL） | 平均浓度（ng/mL） | 中位数浓度（ng/mL） |
|---|---|---|---|---|---|---|
| 血* | 51 | 25 | 49 | 0.3~8.8 | 1.2 | 0.61 |
| 尿** | 63 | 40 | 63.5 | 5~329 | 48.9 | 10 |

\* 血百草枯检出限0.3ng/mL，\*\* 尿百草枯检出限5.0ng/mL。

5.院内救治

根据暴露人群临床表现、实验室检查及毒物检查结果，本事件确定为一起百草枯群体中毒事件。当暴露人群尿中检测出百草枯成分后，医院立即启动突发公共卫生事件应急处置预案，成立百草枯中毒事件应急处置领导小组，下设医疗救治组、临床专家组、信息管理组、宣传教育组、后勤保障组。专家组成员由中毒及内科相关专业专家组成，负责制定诊断标准和处置方案。对有可疑污染水接触史、无中毒症状者密切门诊观察至暴露后2周；血或尿百草枯检测阳性，或胸部CT提示有急性渗出性改变者住院观察治疗；儿童全部在重庆医科大学儿童医院治疗；4例危重成人患者转重庆医科大学附一院治疗。市卫计委成立了市级专家组以指导各医院的救治工作，依据《急性百草枯中毒诊治专家共识（2013）》、《职业性急性百草枯中毒诊断标准》（GBZ 246-2013），结合本次中毒事件的具体情况，制定出重庆市百草枯诊疗、随访方案和诊断、出院标准。

依据重庆市百草枯事件诊疗标准，诊断轻度中毒 23 例，中度中毒 14 例，重度中毒 2 例，急性百草枯接触 24 例；中毒病例 3 周内均痊愈出院，实现零死亡、零新增并发症，出院后随访 3 个月无后遗症发生。

## 三、分析讨论

### 1. 本次事件特点

（1）低剂量、多次暴露。一般认为百草枯中毒一次服毒量分为轻型（<20mg/kg），中－重型（20~40mg/kg），爆发型（>40mg/kg）；本次事件中暴露者为多次摄入百草枯，估算其平均口服量约为 3.2mg/kg，这可能是本次事件中未出现死亡病例的重要原因。

（2）事件发生在春节前（1 月 27 日除夕），村民因旧习俗未能及时就诊。所有病例均在暴露超过 72 小时后进行医学检查，可能降低暴露者血、尿中百草枯检测阳性率及浓度。

### 2. 患者临床特征

（1）年龄分布跨度大：年龄最小 20 天，年龄最大 86 岁；10 岁以下组和 51 岁以上组罹患率较高。可能原因是位于主城近郊区，通过经口途径暴露，青壮年多外出工作，接触事件及量相对较少。

（2）合并慢性病高：有 26 人（41.27%）有慢性疾病，如尘肺病、COPD、支气管扩张症、冠心病、高血压、糖尿病、地中海贫血等。

（3）临床表现较轻，血、尿中百草枯浓度较低。

### 3. 事件原因及建议

本次事件原因是村民纠纷故意投毒，要加强村民的沟通疏导和法制教育；村民在当地药店一次性购买了 8 瓶农药，相关部门应强化农药等高毒药品的监管；该村饮用水池无防护和消毒措施，存在安全隐患，应予以改进。

## 四、案例点评

### 1. 本次毒物的物理化学性质

百草枯（Paraquat）为 1,1-二甲基-4,4-联吡啶阳离子二氯化物，

分子式 $C_{12}H_{14}N_2Cl_2$，分子量 257.2，纯品为白色粉末。不易挥发，易溶于水，稍溶于丙酮和乙醇，在酸性及中性溶液中稳定，在碱性介质中不稳定，遇紫外线分解。惰性黏土和阴离子表面活性能使其钝化。其商品为紫蓝色溶液，有的已经加入催吐剂或恶臭剂。它又名对草快、克草王、克草灵等，是一种速效触杀型灭生性除草剂，喷洒后能很快发挥作用，接触土壤后迅速失活，因此在土壤中无残留，不会损害植物根部。相比其他除草剂，百草枯具有两个显著优点，一是快速起效，使用后 30 秒即起效；二是遇土钝化。

2. 中毒机制

百草枯大鼠经口 $LD_{50}$ 为 110~150mg/kg，毒性属于中等毒性类。可经胃肠道、皮肤和呼吸道吸收，无挥发性，一般不易经呼吸道吸入中毒。皮肤若长时间接触百草枯，或短时间接触高浓度百草枯，特别是破损的皮肤或阴囊、会阴部均可导致全身中毒。口服是严重中毒的主要途径，口服吸收率为 5%~15%，吸收后 2 小时达到血浆浓度峰值，并迅速分布到肺、肾脏、肝、肌肉、甲状腺等，其中肺含量较高，存留时间较久。百草枯在体内可部分降解，大部分在 2 天内以原型经肾脏随尿排出，少量也从粪便排出。

百草枯中毒的机制目前尚不完全清楚，其与超氧阴离子的产生有关。一般认为百草枯是一电子受体，作用于细胞内的氧化还原反应，生成大量活性自由基，引起细胞膜脂质过氧化，造成组织细胞的氧化性损害，由于肺泡细胞对百草枯具有主动摄取和蓄积特性，肺部损伤最为突出。

百草枯对人具有很强的毒性，为农药中毒致死的常见病因，是继有机磷中毒之后第二位，死亡绝对数第一位的农药中毒类型。百草枯毒性累及全身多个脏器，严重时可导致多器官功能不全综合征（MODS），其中肺是主要靶器官，早期表现为急性肺损伤或急性呼吸窘迫综合征（ARDS），后期则出现肺泡内和肺间质纤维化，是致死的主要原因，病死率高达 50%~70%，成人致死量为 20% 水溶液 5~15mL（20~40mg/kg）左右。百草枯中毒病例一般为散发的个案，多因误服或自服引起急性中毒，低剂量群体暴露事件尚未见报道。

3. 处置经验教训

（1）调查检测及时。接到事件信息后，调查人员迅速前往现场勘查和采样，次日就明确中毒原因，为事件后续处置提供了很好的基础。

（2）分类救治。既有效缓解了医疗资源紧缺，又让患者得到及时救治。本次事件中，儿童和老人罹患率高，中毒程度重，两例重度中毒患者为不足 3 个月的婴儿。救治组根据尿中百草枯浓度高低将患者分别安排在 4 家医院诊治，均于短时间内治愈出院。

（3）快速检伤。本次百草枯突发中毒事件中，村民为多次低剂量暴露，百草枯对人体的健康效应早期不明显，轻症和无症状者人数较多，且暴露人群中合并慢性疾病者较多，如何快速、准确地区分中毒与非中毒者，是迫切需要解决的问题。我们采用应急体检替代常规门（急）诊医学检查。依据百草枯的靶器官（组织）损伤特征，按拟定的检查项目将目标疾病筛查出来，具有效率高、针对性强的优点，有利于事件的及时控制。

（4）统一诊疗方案。专家组制定出针对本次中毒事件中，因村民为低剂量、多次百草枯暴露，人数较多，病情轻重不一，分到 4 家医院救治。专家组没有照搬标准，在参照现有标准和专家共识的基础上，结合实际制订出系列针对性的诊疗方案，同时强调个体化治疗。每日派出市级专家前往各医院查房，指导诊疗方案实施，取得较好的治疗效果。

（5）早期心理干预。事件发生后患者及其家属普遍有恐慌、焦虑情绪，又因发生在春节期间，村民情绪波动大；事件后期有村民不愿出院，要求政府经济补偿。我们在患者入院后第二天即开始采取心理干预，精神科医生每天查房，进行心理疏导，缓解紧张情绪，及时给予安慰和心理支持，并将患者分散管理；病情好转后予分批出院，避免群体性心因性事件发生。

（6）信息报告。事件处置过程中需要不断向上级部门报送以及向同级部门通报信息，而不同部门所需信息内容存在差异，报告表格式差异也较大，导致信息报告烦琐。在本次事件中，单是我院直接进行信息报告人员就超过 6 人。因此组建信息共享平台，让报告表格标准化以优化信息沟通，应在中毒事件处置预案中予以完善。

（7）现场控制措施略显不足。1月23日发现水源污染，村干部通知停止使用被污染的水。实际上大多数村民在政府水车入村供水后才停止使用的。村民对污染的水缸、锅、碗等容器进行了清洗，但忽略了已经煮熟的食品，1月27日仍有因食用剩饭剩菜后尿检测百草枯阳性。

（8）医学处置不及时。1月24日下午饮用水标本检测出百草枯成分，直到1月27日下午暴露者才到医院治疗。

（叶绿素 重庆市职业病防治院）

**参考文献：**

［1］中国医师协会急诊医师分会. 急性百草枯中毒诊治专家共识(2013)［J］. 中国急救医学，2013，33（6）：484-489.

［2］邬堂春，等. 职业卫生与职业医学［M］. 北京：人民卫生出版社，2018，8（2）：178-179.

［3］郁慧杰，方强. 重度急性百草枯中毒患者的临床资料分析［J］. 中华劳动卫生职业病杂志，2010，28（10）：786-787.

［4］张顺，郑强，张鹏思，等. 357例急性百草枯中毒的流行病学分析［J］. 中国卫生统计，2013，30（2）：251-252.

［5］Gil HW，Kang MS，Yang GO，et al. Association between plasma paraquat level and outcome of paraquat poisoning in 375 paraquat poisoning patients［J］. ClinToxicol(Phila)，2008，46（6）：515-518.

# 第十二节　药品中毒

## 案例 41：秋水仙碱中毒

### 一、事件经过

患者，男，41 岁，某年 4 月 13 日中午 12 点左右服用秋水仙碱 60 片（0.5 毫克 / 片），当晚 12 点开始出现恶心、呕吐数次，为黄绿色胃内容物，量不多，伴有腹痛、腹泻，大便为稀水样便，约 10 次，量共约 400 毫升，无呕血或黑便，无发热，无咳嗽、咳痰，无头晕、头痛、意识障碍等。于 4 月 14 日凌晨 5 时 07 分由家属陪同到医院急诊就诊。

### 二、处置过程

1. 临床症状和体征

4 月 14 日凌晨 5 时 07 分患者由家人陪同至医院急诊就诊，主诉"呕吐、腹痛、腹泻 1 天"。

入院时体格检查: T 37.4℃, P 113 次 / 分, R 20 次 / 分, BP 149/110mmHg。神志清楚，检查合作，GCS 评分 =E4V5M6=15 分，全身皮肤及巩膜未见出血点及瘀斑，无黄染。双肺呼吸音清晰，未闻及干湿啰音。心率 113 次 / 分，律齐，无明显杂音。腹部平坦，未见胃肠型及蠕动波，腹软，脐周轻压痛，无反跳痛及肌紧张，听诊肠鸣音活跃。双下肢不肿，四肢活动自如。

2. 辅助检查

抽血检查结果见表 1、表 2、表 3。

3. 现场调查与检测情况

经仔细询问病史，患者为外籍人士，半月前从国外来中国，既往有痛风病史 10 余年，长期规律服用秋水仙碱治疗，因自带秋水仙碱已

表 1　患者住院期间血常规变化情况

| | WBC 10⁹/L | RBC 10¹²/L | HB g/L | PLT 10⁹/L | NEUT % |
|---|---|---|---|---|---|
| | WBC $10^9$/L | RBC $10^{12}$/L | HB g/L | PLT $10^9$/L | NEUT % |
| Day1 | 9.33 | 6.11 | 204 | 190 | 87.6 |
| Day2 | 2.31 | 5.39 | 179 | 61 | 87.9 |
| Day4 | 1.17 | 4.98 | 162 | 35 | 66.7 |
| Day6 | 8.47 | 4.8 | 152 | 46 | 76.2 |

表 2　患者住院期间血生化变化情况

| | ALT U/L | AST U/L | CR μmol/L | BUN mmol/L | CK U/L | CK–MB U/L | $K^+$ mmol/L |
|---|---|---|---|---|---|---|---|
| Day1 | 53 | 91 | 77.2 | 5.2 | 185 | 20.1 | 4.41 |
| Day2 | 79 | 224 | 425.6 | 9.2 | 593 | 23.1 | 4.23 |
| Day6 | 91 | 70 | 111.8 | 10 | 814 | 40.1 | 3.73 |
| Day10 | 80 | 69 | 57.7 | 4.7 | 200 | 15.1 | 3.88 |

表 3　患者住院期间血气分析变化情况

| | PH | $PCO_2$ kPa | $PO_2$ kPa | Lac mmol/L | BE mmol/L |
|---|---|---|---|---|---|
| Day2 | 7.277 | 3.33 | 17.2 | 4.3 | −14.2 |
| Day6 | 7.366 | 4.98 | 13.2 | 1.8 | −1.8 |

服用完毕，自行在国内药房购买秋水仙碱片，因剂量单位换算错误，一次性服用 60 片（共 30 毫克）后出现频繁呕吐黄绿色胃内容物，伴有腹痛、腹泻，大便为稀便，10 余次 / 天，未到其他医院就诊，直接就诊于我院。

4. 临床诊断

根据患者提供的准确服药史、典型临床症状及体征，结合实验室检查结果，诊断明确：①急性秋水仙碱中毒；②急性肾功能不全；③急性肝功能不全；④横纹肌溶解症；⑤急性心肌损伤；⑥骨髓抑制；⑦痛风。

5. 治疗和转归

患者从服药至到达医院急诊就诊已过 17 小时，未予洗胃、催吐等处理。因患者药物中毒剂量大，经急诊抽血完善相关检查，抑酸护胃、补液等紧急处理后收入成人重症监护室进一步治疗。

入院后给予患者舒适体位，吸氧，心电监护，下肢防血栓泵预防深静脉血栓形成，密切观察患者生命体征及病情变化。因秋水仙碱中毒无特效解毒剂，治疗上给予留置胃管、胃肠减压、补液、抑酸护胃、维持水电解质平衡等对症处理。

治疗过程中患者于第二天开始出现肾功能损害、肝功能损害、横纹肌溶解征、心肌损伤及代谢性酸中毒等中毒表现，分别给予对症处理。第三天开始出现骨髓抑制，第四天骨髓抑制达到高峰，血常规三系减少，白细胞最低时仅为 $1.17 \times 10^9/L$，血小板最低时为 $21 \times 10^9/L$，给予重组人粒细胞集落刺激因子升白细胞、输注血小板等对症处理。患者于入院第四天出现发热，感染指标升高，胸片提示右肺渗出性病变，考虑为呕吐误吸所致，给予抗感染治疗。经以上治疗一周后，患者肝肾功能逐渐恢复正常，骨髓抑制好转，已无发热、呕吐、腹泻、腹痛等临床症状，能进食，转入普通病房继续治疗 3 天后出院。出院 3 天后电话随访，患者无不适，精神状态良好。

### 三、分析讨论

秋水仙碱，又名秋水仙素，是从百合科植物秋水仙中提取的一种生物碱。临床上，秋水仙碱主要用于治疗急性痛风性关节炎和预防痛风急性发作，具有选择性抗炎作用，可有效控制局部关节的红肿热痛。还可抑制某些癌细胞的有丝分裂，使细胞分裂终止于中期，用于治疗乳腺癌、食道癌、胃癌、肺癌等。近年来，在临床应用上又有所拓宽，用来治疗慢性活动性肝炎、肝硬化、Sweet 综合征、Bartter 综合征等，并获得了一定疗效。但其治疗剂量与中毒剂量非常接近，若超剂量摄入即可引起严重的毒性反应，导致人体多脏器功能损害，甚至死亡。

秋水仙碱本身的毒性较小，但其在体内代谢成具有极强毒性的二秋水仙碱，对消化道有强烈的刺激作用，能抑制造血细胞，引起粒细胞缺乏和再生障碍性贫血。对神经中枢、平滑肌有麻痹作用，可造成血管扩张，呼吸中枢麻痹而死亡。目前认为，急性秋水仙碱中毒的典型临床表现可以分为三个阶段。第一阶段：多在服药后 10~24 小时，主要以消化道症状为主，临床表现为恶心、呕吐、腹痛、腹泻等，大便多为稀水样便，并由此可引起内环境紊乱，电解质失衡。第二阶段：多在服药后 2~7 天，主要表现为骨髓抑制、心肌损伤、心律失常、呼吸衰竭、肾衰、横纹肌溶解、意识改变等多器官功能障碍，大部分重症患者死于该阶段，死因多为循环衰竭和致命性心律失常。第三阶段：度过危险期逐渐恢复的患者，可出现白细胞增高、脱发等。

治疗方法：急性秋水仙碱中毒是一种危及生命的情况，但目前尚无特效解毒剂，以对症支持治疗为主：

（1）尽早采取催吐、洗胃、导泻等清除毒物的措施。尽管目前国内外无单独对口服大剂量秋水仙碱中毒洗胃时机报道，2013 年的中毒指南指出"中毒洗胃将取得良好效果的证据目前尚缺乏说服力"，说明若患者无明确洗胃禁忌证，应早期洗胃，坚持传统保守治疗方式。

（2）积极液体复苏、尽早保护各脏器功能，维持水电解质平衡。

（3）早期预防及治疗并发症，根据病情给予机械通气、升白细胞药物、输血制品。

（4）秋水仙碱分子量小，采用血液透析、血液滤过效果有限，必要时可以采用血液灌流、血浆置换、CRRT。

（5）秋水仙碱中毒治疗中很有治疗前景的方法：秋水仙碱特异性抗体结合片段（colchicine-specific fab-fragment）的免疫治疗。秋水仙碱特异性抗体结合片段的免疫治疗仍处于实验阶段，1995 年一名口服 0.96mg/kg 秋水仙碱的患者在出现多器官功能障碍及休克加重后，被给予山羊来源的秋水仙碱特异性抗体结合片段，临床疗效良好。近期，在秋水仙碱中毒的大鼠和猪中，已证实秋水仙碱特异性抗体结合片段可以显著增加秋水仙碱的清除。秋水仙碱特异性抗体结合片段已被研发，但是目前仍未上市。

秋水仙碱中毒患者的预后：国外文献报道秋水仙碱中毒致死剂量为 0.8mg/kg。服药量大的患者在多脏器功能衰竭、休克、DIC 之后出现心脏骤停，最终抢救无效死亡；死亡原因可能与患者服用药物量过大且救治太晚、洗胃及血浆置换不及时、药物已吸收并出现多个重要器官功能障碍及凝血功能异常有关。

## 四、案例点评

本案例中患者为中年男性，主因呕吐、腹痛、腹泻就诊，既往有痛风病史。因患者提供的病史足够详细，临床症状典型，因此诊断明确。就诊时间距离服药时间已达17小时，错过了胃肠道去污染的最佳时机，且秋水仙碱中毒缺乏特效解毒剂，治疗上只能采取抑酸护胃，补液，维持水电解质平衡，肝肾、心脏等脏器功能支持，升白细胞、输血小板等对症处理。整个救治过程医务人员对病情变化把握准确，治疗方案制订得当，患者经10余天的治疗，痊愈出院，恢复良好。

目前大多数药物中毒无特效解毒剂，因此中毒后应尽早就医，争取早期胃肠道去污染，减少毒物的吸收。除此之外，根据药物的蛋白结合率和表观分布容积选择合适的血液净化方案至关重要，最后就是对症支持处理。

本例中毒个案病史详细，诊断明确，有别于大部分其他中毒案例，很多中毒个案因症状不典型，病史不够详细，或因患者意识障碍又缺乏目击者，无法提供有效信息，给诊断带来困难，从而耽误救治时间，造成严重不良预后。

（刘杰　香港大学深圳医院）

**参考文献：**

［1］杜文秀，任艺，李亮，聂时南．大剂量秋水仙碱中毒病例报道及文献回顾［J］．东南国防医药，2019，21（2）：202-204．

［2］郭华，张晓娟，张洁，等．秋水仙碱对大鼠主动脉炎症因子的影响［J］．医学研究生学报，2015，28（4）：365-369．

［3］牛文凯，邱泽武．秋水仙碱中毒的诊断与处理［J］．药物不良反应杂志，2006，8（5）：368-369．

# 第十三节　蛇毒中毒

## 案例 42：竹叶青蛇咬伤致严重弥漫性凝血功能障碍 1 例

### 一、事件经过

患者，女，某年 11 月在某郊野公园登山散步时被蛇咬伤，即刻伤口剧烈疼痛，少许流血，患者立刻用丝袜环扎伤口近心端，毒蛇伤人后未逃离现场，患者用手机拍摄毒蛇照片。随后（咬伤后约 4 分钟）患者意识模糊，乏力，晕厥倒地。同行家属即刻呼叫 120，救护车约 40 分钟到达现场，患者已经处于意识淡漠状态，呕吐血性胃内容物，紧急转送某医院治疗。

### 二、处置过程

1. 临床症状和体征

入院时症状：意识模糊，乏力，呕吐血性胃内容物，便血。

入院时体格检查示：神志淡漠，GCS 13 分，E3V4M6，虚弱状态，皮肤黏膜苍白，HR 129 次 / 分，BP 75/46mmHg，左踝内侧可见蛇咬伤特征性伤口，2 对齿痕孔，周围皮肤瘀斑，肿胀，伤口无活动性出血。左侧大腿外侧、臀部可见大片瘀斑及散在出血点。

2. 辅助检查：

血常规：HGB 155g/L，PLT $2 \times 10^9$/L，1 小时后 HGB 119g/L，PLT $1 \times 10^9$/L。

凝血功能：PT>120s；INR 9.23；APTT>120s；FIB<0.6g/L；TT>240s。

心肌酶谱：CK 188U/L，CKMB 110.3U/L。

3. 临床诊断

患者有明确蛇咬伤病史，致伤蛇图片考虑竹叶青蛇。患者伤后有呕血、便血等消化道出血表现，皮肤及黏膜下可见瘀斑及出血点，伤口周围局部肿胀、疼痛。血红蛋白、血小板下降，心肌酶指标明显升高，凝血系统显著异常，伴有消化道出血，皮肤瘀斑等表现。参考《有毒生物》诊断标准，诊断为：①蛇咬伤（竹叶青），②弥漫性凝血功能障碍，③中毒相关性休克，④中毒相关性心肌损伤，⑤消化道出血。

4. 治疗和转归

患者入院后，先后给予抗蝮蛇血清 2 支，抗五步蛇血清 14 支，输注红细胞悬液 8U，血小板 3U，同型血浆 800mL，冷沉淀 20 U，人凝血酶原复合物 1000IU，同时给予破伤风抗毒素、抗感染、局部抬高、冰敷等方案处理局部伤口感染肿胀情况。患者入院 12 小时后，经过积极救治，凝血功能恢复正常，但随后仍然出现血尿，大便潜血持续阳性，肺部血性渗出等表现。血小板及血红蛋白出现进行性下降，CTNT 升高，考虑存在毒素相关性溶血及持续性慢性失血过程。病程中，患者出现心肌受损，心功能不全，血压升高，肺部渗出，胸腔积液。经过 16 天积极治疗，患者皮下瘀斑基本吸收，无血尿、便血，无胸闷及气促，但左踝部及下肢下 1/3 段仍有轻度肿胀及按压痛，患者活动耐力较前下降，出院。

出院后 1 周和 2 周患者分别复诊，血压基本稳定，不需要药物控制。左踝部及下肢肿胀较前有改善，皮肤温度略高，仍有少许压痛。无发热，无进行性加重呼吸困难及胸闷表现。

## 三、分析讨论

1. 本次中毒事件特点

竹叶青蛇咬伤对人体的损害差异较大，轻者仅有局部肿痛，严重的可致大出血。竹叶青蛇咬伤对人体的主要影响是局部肿痛及血液系统凝血功能障碍。由竹叶青咬伤引起凝血功能障碍案例常见，但在非常短的时间内，不足 1 小时，患者就出现严重 DIC，多器官功能障碍案例少见。

2. 中毒患者临床特征

竹叶青蛇毒属混合毒，以血循毒为主，成分复杂，既含蛇毒素，又含蛇毒酶。对血液的影响与其毒素结构有关，主要含有出血毒素（BT）和动物 C 型凝集素（TSL）以及心脏毒素和细胞毒素等，由于竹叶青蛇毒成分复杂，临床表现差异大。竹叶青蛇咬伤常见临床表现主要与出血毒素、心脏毒素及细胞毒素相关，表现为局部肿胀或坏死，低纤维蛋白血症、凝血障碍和出血等，并发类 DIC 综合征或 DIC。其主要是通过消耗纤维蛋白和凝血因子，降低血小板计数，抑制血小板聚集功能，影响凝血因子功能而达到促凝抗凝、降纤溶栓的作用。

3. 建议及对策

患者受伤地点为某市人流密集区域的公园，较少有蛇出没，特别是释放出大量毒素的蛇，需引起社会相关部门注意。在郊野公园，夏季雨后的傍晚是蛇出没的高发时机。有关公园、山脚下、树丛周围可考虑增加图片、文字及广播等多种形式的提醒及告知，提高游人的预防及警惕意识。游人郊游时，建议穿着紧腿长裤、长袜、包裹全脚的舒适鞋子，同时手提木棍、登山杖等，用于敲打路面及草丛等。如发生蛇咬伤，建议安全前提下，可考虑拍摄蛇的图片，便于辨认及后续的救治，同时即刻呼叫救护车，避免不规范结扎伤口、切开伤口等操作，避免尝试口吸伤口内毒素等。

## 四、案例点评

竹叶青蛇属于蝰亚科烙铁头属，分布于我国南方，是我国常见毒蛇之一。竹叶青蛇咬伤后主要表现为血液系统功能紊乱，血液学指标严重异常。表现为血小板数量下降，纤维蛋白原显著下降，PT、APTT、TT 显著延长，D- 二聚体升高，血小板呈进行性下降，临床表现为出血、栓塞、多器官功能受损。竹叶青蛇毒属混合毒，含有多种毒素和毒酶，有影响血小板功能，抑制血小板黏附及聚集的作用，也有影响诱导血小板聚集作用。对血小板数量影响，与部分毒素引发凝血功能紊乱时，消耗大量血小板相关，也考虑与细胞毒素诱导细胞凋亡相关。

理论上认为，竹叶青蛇每次排毒量约 5mg，而中毒致死量为 100mg，被咬伤后大部分患者中毒表现不明显，一般以局部肿痛、瘀斑等症状为主要表现，较少出现 DIC。本案例患者在蛇咬伤不足 1 小时内，表现为凝血功能出现严重紊乱，血小板降为极低水平，合并严重的出血，如消化道、泌尿系统出血，皮下瘀斑，肺部血性渗出等多器官功能受损，同时出现局部肿胀栓塞、坏死情况，伴有重要器官功能受损。本案例中患者也出现了明显的心肌损伤，肺部渗出，肝功能受损，肾功能受损。考虑与致伤蛇的蛇毒成分复杂，排毒量大有关。

现场处理：被毒蛇咬伤后，通常很难捕捉到毒蛇或毒蛇图片，仅凭患者或家属回忆或辨认图片，较难辨别毒蛇种类，临床治疗上在选择抗蛇毒血清方面有一定困难。本案例中患者受伤后第一时间拍照毒蛇，为尽快明确毒蛇种类、选取抗蛇毒血清争取了时间。

临床救治：本案例中患者临床表现为严重弥漫性凝血功能障碍，中毒相关性休克，中毒相关性多系统及脏器受损，且进展非常迅速，临床上应采取积极救治，给予抗蛇毒血清，纠正 DIC，纠正休克，给予输血制品，支持治疗多系统及脏器功能障碍，度过蛇毒损伤风暴期。

（王艳丽　香港大学深圳医院）

**参考文献：**

[1]吴志强，曾仲意，宋秀．针刺治疗竹叶青蛇咬伤局部肿痛临床观察[J]．蛇志，2007（2）：39-40．

[2]陈钟辉．1 例青竹蛇咬伤出血不止[J]．蛇志，2001，13（1）：47-48．

[3]Wisner A，Braud S，Bon C．Snake venom proteinases as tools in hemostasis studies：structure-function relationship of a plasminogen activator purified from trimeresurus stejnegeri venom[J]．Pathophysiology of Haemostasis & Thrombosis，2001，31（3-6）：133-140．

[4]覃永安．竹叶青蛇咬伤致凝血功能损害[J]．蛇志，2008，20（3）：211-215．

# 附　件

# 卫生部突发中毒事件卫生应急预案

（卫应急发〔2011〕40号，二〇一一年五月十二日印发）

## 1　总则

### 1.1　编制目的

有效控制突发中毒事件及其危害，指导和规范突发中毒事件的卫生应急工作，最大限度地减少突发中毒事件对公众健康造成的危害，保障公众健康与生命安全，维护社会稳定。

### 1.2　编制依据

《中华人民共和国突发事件应对法》《中华人民共和国食品安全法》《突发公共卫生事件应急条例》《危险化学品安全管理条例》《中华人民共和国食品安全法实施条例》《国家突发公共卫生事件应急预案》《国家突发公共事件医疗卫生救援应急预案》等法律、法规和预案。

### 1.3　适用范围

各类突发中毒事件的卫生应急工作。致病微生物引起的感染性和传染性疾病按相关预案处置。

### 1.4　工作原则

以人为本，有效处置；统一领导，分工协作；信息共享，快速响应；加强管理，强化保障。

## 1.5 事件分级

根据突发中毒事件危害程度和涉及范围等因素，将突发中毒事件分为特别重大（Ⅰ级）、重大（Ⅱ级）、较大（Ⅲ级）和一般（Ⅳ级）突发中毒事件四级。食物中毒及急性职业中毒事件按照《国家突发公共卫生事件应急预案》的分级标准执行。

### 1.5.1 特别重大突发中毒事件（Ⅰ级）

有下列情形之一的为特别重大突发中毒事件：

（1）一起突发中毒事件，中毒人数在100人及以上且死亡10人及以上；或死亡30人及以上。

（2）在一个县（市）级行政区域24小时内出现2起及以上可能存在联系的同类中毒事件时，累计中毒人数100人及以上且死亡10人及以上；或累计死亡30人及以上。

（3）全国2个及以上省（自治区、直辖市）发生同类重大突发中毒事件（Ⅱ级），并有证据表明这些事件原因存在明确联系。

（4）国务院及其卫生行政部门认定的其他情形。

### 1.5.2 重大突发中毒事件（Ⅱ级）

有下列情形之一的为重大突发中毒事件：

（1）一起突发中毒事件暴露人数2000人及以上。

（2）一起突发中毒事件，中毒人数在100人及以上且死亡2~9人；或死亡10~29人。

（3）在一个县（市）级行政区域24小时内出现2起及以上可能存在联系的同类中毒事件时，累计中毒人数100人及以上且死亡2~9人；或累计死亡10~29人。

（4）全省2个及以上市（地）级区域内发生同类较大突发中毒事件（Ⅲ级），并有证据表明这些事件原因存在明确联系。

（5）省级及以上人民政府及其卫生行政部门认定的其他情形。

### 1.5.3 较大突发中毒事件（Ⅲ级）

有下列情形之一的为较大突发中毒事件：

（1）一起突发中毒事件暴露人数1000~1999人。

（2）一起突发中毒事件，中毒人数在100人及以上且死亡1人；

或死亡 3~9 人。

（3）在一个县（市）级行政区域 24 小时内出现 2 起及以上可能存在联系的同类中毒事件时，累计中毒人数 100 人及以上且死亡 1 人；或累计死亡 3~9 人。

（4）全市（地）2 个及以上县（市）、区发生同类一般突发中毒事件（Ⅳ级），并有证据表明这些事件原因存在明确联系。

（5）市（地）级及以上人民政府及其卫生行政部门认定的其他情形。

1.5.4 一般突发中毒事件（Ⅳ级）

有下列情形之一的为一般突发中毒事件：

（1）一起突发中毒事件暴露人数在 50~999 人。

（2）一起突发中毒事件，中毒人数在 10 人及以上且无人员死亡；或死亡 1~2 人。

（3）在一个县（市）级行政区域 24 小时内出现 2 起及以上可能存在联系的同类中毒事件时，累计中毒人数 10 人及以上且无人员死亡；或死亡 1~2 人。

（4）县（市）级及以上人民政府及其卫生行政部门认定的其他情形。

## 2 组织体系及职责

### 2.1 卫生行政部门

在国务院统一领导下，国务院卫生行政部门负责组织、协调全国突发中毒事件的卫生应急工作，负责统一指挥、协调特别重大突发中毒事件的卫生应急处置工作。卫生部卫生应急办公室负责突发中毒事件卫生应急的日常管理工作。

各级地方卫生行政部门在本级人民政府领导下，负责组织、协调本行政区域内突发中毒事件的卫生应急工作；配合相关部门，做好安全生产或环境污染等突发事件中，涉及群体中毒的卫生应急工作。按照分级处置的原则，省级、地市级、县级卫生行政部门分别负责统一指挥、协调重大、较大和一般级别的突发中毒事件的卫生应急工作。

### 2.2 医疗卫生机构

各级各类医疗卫生机构是突发中毒事件卫生应急的专业技术机构，

结合各自职责做好应对突发中毒事件的各种准备工作，加强专业技术人员能力培训，提高快速应对能力和技术水平。发生突发中毒事件后，在本级人民政府卫生行政部门领导下，开展卫生应急处理工作。

### 2.2.1 化学中毒救治基地及指定救治机构

国务院卫生行政部门及地方各级政府卫生行政部门应当确立本级化学中毒救治基地或指定救治机构，作为承担突发中毒事件卫生应急工作的主要医疗机构。化学中毒救治基地及指定救治机构应做好以下工作。

（1）国家级化学中毒救治基地要根据需要承担特别重大级别的突发中毒事件现场卫生应急工作和中毒患者救治工作，以及指导和支持地方救治基地卫生应急工作；全面掌握突发中毒事件卫生应急处置技术，开展中毒检测、诊断和救治技术的研究；协助卫生部制订突发中毒事件卫生应急相关技术方案；负责全国突发中毒事件的毒物检测、救治技术培训和指导，以及开展全国化学中毒信息咨询服务工作。

（2）省级化学中毒救治基地开展辖区内突发中毒事件现场医学处理工作；负责辖区内的突发中毒事件的救治技术指导和培训；开展中毒检测、诊断和临床救治工作，以及中毒信息咨询工作等。

（3）市（地）级化学中毒救治基地或指定救治机构，负责辖区内突发中毒事件的现场处理和临床诊治技术指导；面向辖区提供中毒信息服务；承担本辖区内中毒事件现场医学处理工作。

（4）县（市）级化学中毒救治基地或指定救治机构，负责辖区内突发中毒事件的现场处理和临床诊治技术指导；面向辖区提供中毒信息服务；承担本辖区内中毒事件现场医学处理工作。

### 2.2.2 相关医疗机构

（1）开展突发中毒事件和中毒病例报告工作。

（2）开展中毒患者的现场医疗救治、转运、院内诊疗工作。

（3）向当地人民政府卫生行政部门报告中毒患者转归情况。

（4）协助疾病预防控制机构开展中毒患者的流行病学调查，并采集有关生物样本。

### 2.2.3 疾病预防控制机构

（1）开展突发中毒事件的监测、报告和分析工作。

（2）开展突发中毒事件的现场调查和处理，提出有针对性的现场预防控制措施建议。

（3）开展突发中毒事件的现场快速鉴定和检测，按照有关技术规范采集样本，开展中毒事件样本的实验室鉴定、检验和检测工作。

（4）开展突发中毒事件暴露人群的健康监护工作。

（5）开展突发中毒事件的健康影响评价工作。

### 2.2.4　卫生监督机构

（1）在卫生行政部门领导下，协助对参与突发中毒事件处置的医疗卫生机构有关卫生应急措施的落实情况开展督导、检查。

（2）协助卫生行政部门依据有关法律法规，调查处理突发中毒事件卫生应急工作中的违法行为。

（3）根据"三定"规定明确的职责，对突发中毒事件肇事单位和责任单位进行卫生执法监督。

### 2.3　专家组

各级卫生行政部门设立突发中毒事件专家组，其主要职责：

对突发中毒事件应急准备提出咨询建议，参与制订、修订突发中毒事件相关预案和技术方案。

对确定突发中毒事件预警和事件分级及采取相应的重要措施提出建议，对突发中毒事件应急处理进行技术指导，对突发中毒事件应急响应的终止、后期评估提出咨询意见。

承担突发中毒事件应急指挥机构和日常管理机构交办的其他工作。

### 2.4　卫生应急专业队伍

各级卫生行政部门成立突发中毒事件卫生应急专业队伍，配备必要处置和保障装备，定期组织专业培训、演习和演练。

接受本级卫生行政部门调用，参与突发中毒事件应急处理工作。

## 3　监测、报告与风险评估

### 3.1　监测

各级卫生行政部门指定医疗卫生机构开展突发中毒事件的监测工作，建立并不断完善中毒实时监测分析系统，组织辖区医疗卫生机构开展突发中毒事件涉及的中毒患者相关信息的收集、整理、分析和报告等工作；组织开展针对特定中毒或人群的强化监测工作；组织同级中毒救治基地（或指定救治机构）和疾病预防控制机构开展毒物、突发中毒事件及其中毒病例的实时监测和数据分析工作。

### 3.2 报告

突发中毒事件的责任报告单位、责任报告人、报告时限和程序、网络直报均按照《国家突发公共卫生事件应急预案》执行。

突发中毒事件报告分为首次报告、进程报告和结案报告，应当根据事件的严重程度、事态发展和控制情况及时报告事件进程。

首次报告内容包括突发中毒事件的初步信息，应当说明信息来源、危害源、危害范围及程度、事件性质和人群健康影响的初步判定等，也要报告已经采取和准备采取的控制措施等内容。

进程报告内容包括事件危害进展、新的证据、采取的措施、控制效果、对事件危害的预测、计划采取的措施和需要帮助的建议等。进程报告在事件发生的初期每天报告，对事件的重大进展、采取的重要措施等重要内容应当随时口头及书面报告。重大及特别重大的突发中毒事件至少每日进行进程报告。

结案报告内容包括事件发生原因、毒物种类和数量、波及范围、接触人群、接触方式、中毒人员情况、现场处理措施及效果、医院内处理情况等，还要对事件原因和应急响应进行总结，提出建议。结案报告应当在应急响应终止后 7 日内呈交。

### 3.3 风险评估

县级及以上人民政府卫生行政部门应当组织专家，开展毒物及突发中毒事件对公众健康危害的风险评估，为政府相关部门开展中毒预警和制定防控对策提供参考。发生突发中毒事件或发现可能造成突发中毒事件的因素后，根据有毒物质种类、数量、状态、波及范围、接触人群以及人群中毒症状等，及时开展动态评估，提出预防和控制建议。

## 4 信息通报

各级卫生行政部门在处理突发中毒事件过程中，及时向环境保护、安全生产监督管理、公安等相关部门通报卫生应急处理情况；并及时获取其他相关部门处理突发中毒事件涉及的相关信息，以便及时掌握相关突发事件涉及的中毒卫生应急工作情况。

## 5　应急响应

### 5.1　应急响应原则

发生突发中毒事件时，各级卫生行政部门在本级人民政府领导下和上一级卫生行政部门技术指导下，按照属地管理、分级响应的原则，迅速成立中毒卫生应急救援现场指挥机构，组织专家制定相关医学处置方案，积极开展卫生应急工作。

### 5.2　分级响应

Ⅰ级响应：达到特别重大突发中毒事件后，国务院卫生行政部门立即启动Ⅰ级应急响应，迅速开展卫生应急工作，并将应急工作情况及时报国务院。省级卫生行政部门在本级政府领导和国务院卫生行政部门指导下，立即组织协调市（地）、县（市）级卫生行政部门开展卫生应急处理工作。

Ⅱ级响应：达到重大突发中毒事件后，省级人民政府卫生行政部门立即启动Ⅱ级应急响应，迅速开展卫生应急工作，并将应急工作情况及时报本级人民政府和国务院卫生行政部门。国务院卫生行政部门应当加强技术支持和协调工作，根据需要组织国家卫生应急救治队伍和有关专家迅速赶赴现场，协助开展卫生应急处理工作。

Ⅲ级响应：达到较大突发中毒事件后，市（地）级人民政府卫生行政部门立即启动Ⅲ级应急响应，迅速开展卫生应急工作，并将应急工作情况及时报本级人民政府和上一级卫生行政部门。省级卫生行政部门应当及时组织专家对卫生应急处理工作提供技术指导和支持。国务院卫生行政部门根据工作需要及时提供技术支持和指导。

Ⅳ级响应：达到一般突发中毒事件后，县（市）级人民政府卫生行政部门立即启动Ⅳ级应急响应，迅速开展卫生应急工作，并将应急工作情况及时报本级人民政府和上一级卫生行政部门。市（地）级卫生行政部门应当及时组织专家对卫生应急处理工作进行技术指导。省级卫生行政部门应当根据工作需要提供技术支持。

### 5.3 响应措施

#### 5.3.1 组织协调

各级人民政府卫生行政部门在本级人民政府或其成立的突发事件应急指挥部统一领导，上一级人民政府卫生行政部门业务指导下，调集卫生应急专业队伍和相关资源，开展突发中毒事件卫生应急救援工作。

#### 5.3.2 现场处置

具备有效防护能力、现场处置知识和技能的医疗卫生应急人员承担突发中毒事件卫生应急现场处置工作，并详细记录现场处置相关内容，按流程转运患者并做好交接工作。

##### 5.3.2.1 脱离接触

卫生部门积极配合公安、安全生产监督管理、环境保护等部门控制危害源，搜救中毒人员，封锁危险区域以及封存相关物品，防止人员继续接触有毒物质。

##### 5.3.2.2 现场医疗救援区域设置

存在毒物扩散趋势的毒物危害事件现场，一般分为热区（红线内）、温区（黄线与红线间）和冷区（绿线与黄线间）。医疗救援区域设立在冷区，并可结合现场救援工作需要，在医疗救援区域内设立洗消区、检伤区、观察区、抢救区、转运区、指挥区、尸体停放区等功能分区。

##### 5.3.2.3 样本采集和毒物快速检测

现场调查人员在了解事件发生过程和发生地情况后尽早进行样本采集工作。采集样本时应当注意根据毒物性质和事件危害特征采集具有代表性的样本，选择合适的采样工具和保存、转运容器，防止污染，采集的样本数量应当满足多次重复检测。

在有条件时，现场调查人员应当尽早开展现场应急毒物检测，以便根据毒物检测结果指导开展现场处置工作。

##### 5.3.2.4 现场洗消

在温区与冷区交界处设立现场洗消点，医疗卫生救援人员协助消防部门对重伤员进行洗消，同时注意染毒衣物和染毒贵重物品的处理。

5.3.2.5　现场检伤及医疗救援

现场检伤区设立在现场洗消区附近的冷区内，医疗卫生救援队伍负责对暴露人员进行现场检伤。参照通用检伤原则以及毒物对人体健康危害特点，将中毒患者及暴露人员分为优先处置、次优先处置、延后处置和暂不处置四类，分别用红、黄、绿、黑四种颜色表示。标红色为必须紧急处理的危重症患者，优先处置；标黄色为可稍后处理的重症患者，次优先处置；标绿色为轻症患者或尚未确诊的暴露人员，可延后进行处置；标黑色为死亡人员，暂不处置。红标者应当立即送抢救区急救，黄标者和绿标者在观察区进行医学处理，黑标者送尸体停放区。

现场医疗救援工作由卫生行政部门指挥和调度。中毒患者和暴露人员经现场医学处理且病情相对平稳后，转运至指定的医疗机构等。现场医学处理人员要记录相关患者和暴露人员的现场医学处理措施，与转运患者的医务人员做好交接工作，并定期向卫生行政部门汇报相关信息。

5.3.2.6　患者转运

卫生行政部门要指定医疗机构接收救治患者，做到统一调度，合理分流。转运过程中，医护人员必须密切观察中毒患者病情变化，确保治疗持续进行，并随时采取相应急救措施。负责转运的医护人员与接收患者的医疗机构要做好患者交接，并及时向卫生行政部门报告转运及交接情况。

5.3.2.7　患者救治

卫生行政部门根据需要组织制定突发中毒事件的诊疗方案，并组织开展指导检查工作。

接收患者的医疗机构，做好患者的接收、救治和医学观察工作，并及时向卫生行政部门报告相关信息。根据毒物特点及患者情况，必要时对患者进行二次洗消。

5.3.2.8　医疗卫生救援人员的防护

进入现场参与医疗卫生救援的人员，要了解各类防护装备的性能和局限性，根据毒物种类及危害水平选择适宜的个体防护装备，在没有适当个体防护的情况下不得进入现场工作。

5.3.2.9 公众健康防护和宣传教育

各级卫生行政部门根据突发中毒事件特点和卫生防护要求，向当地政府及有关部门提出公众健康防护措施建议，开展中毒自救、互救及其卫生防病知识等公众健康影响的宣传教育工作。

公众健康防护措施的建议主要包括：（1）发生有毒气体泄漏事件后，根据当地气象条件和地理位置特点，暴露区域群众应当转移到上风方向或侧上风方向的安全区域，必要时应当配备逃生防毒面具。（2）发生毒物污染水源、土壤和食物等中毒事件后，应当立即标记和封锁污染区域，及时控制污染源，切断并避免公众接触有毒物质。

5.3.2.10 心理援助

发生中毒事件后，各级卫生行政部门在同级人民政府领导下，配合相关部门和团体，开展心理援助工作。根据需要组织有关专业人员开展心理疏导和心理危机干预工作。

5.4 应急响应的终止

各级卫生行政部门要适时组织专家对是否终止突发中毒事件卫生应急响应进行评估，并根据专家组的建议及时决定终止卫生应急响应。

突发中毒事件卫生应急响应的终止必须同时符合以下条件：突发中毒事件危害源和相关危险因素得到有效控制，无同源性新发中毒病例出现，多数中毒患者病情得到基本控制。

5.5 应急响应工作评估

突发中毒事件卫生应急响应结束后，承担应急响应工作的卫生行政部门应当组织有关人员对突发中毒事件卫生应急工作进行评估，及时总结卫生应急工作中的经验、教训。评估报告上报本级人民政府和上一级卫生行政部门。

5.6 非事件发生地区卫生应急措施

可能受到突发中毒事件影响地区的卫生行政部门，应当根据突发中毒事件的性质、特点、发展趋势等情况，分析本地区受波及的可能性和程度，重点做好以下工作：

（1）密切关注事件进展，及时获取相关信息。

（2）加强重点环节的人群健康监测，提出安全防护建议。

（3）组织做好本行政区域的卫生应急处理所需的人员与物资准备。

（4）有针对性地开展中毒预防控制知识宣传教育，提高公众自我保护意识和能力。

## 6　保障措施

各级卫生行政部门按照《国家突发公共卫生事件应急预案》《国家突发公共事件医疗卫生救援应急预案》要求，做好突发中毒事件卫生应急的体系、技术、队伍、资金及血液供应等保障，开展培训演练和公众健康教育等工作。

地方各级卫生行政部门根据相关预案和规范的要求，结合本地区实际，组织专家提出本级基本解毒药品及其他急救药品、器械（包括洗消等）、基本防护用品储备，以及基本现场检测设备和仪器配备的建议，并协调配合有关部门予以落实。

各级卫生行政部门与安全生产监督管理、环境保护等相关部门积极协调，做好突发公共事件涉及的中毒事件卫生救援工作；与工业和信息化等部门配合，协助其做好解毒药品及其他急救药品、医疗设备和器械、防护用品的生产、储备、调用等卫生应急保障工作。

县级以上各级人民政府、卫生行政部门及有关单位，为参加突发中毒事件应急处理的医疗卫生人员购买人身意外伤害保险，给予适当补助和保健津贴。

## 7　预案的制定与更新

本预案由卫生部制定并发布。

根据突发中毒事件的形势变化和实施中发现的问题，卫生部对本预案更新、修订和补充。

## 8　附则

### 8.1　名词术语

毒物：在一定条件下（接触方式、接触途径、进入体内数量），影响机体代谢过程，引起机体暂时或永久的器质性或功能性异常状态的外来物质。

中毒：机体受毒物作用出现的疾病状态。

突发中毒事件：在短时间内，毒物通过一定方式作用于特定人群造成的群发性健康影响事件。

同类事件：指事件的发生、发展过程及患者的临床表现相似的事件。

暴露者：发生突发中毒事件时，在一定时间内，处于毒物扩散区域范围内，并可能受到毒物危害或影响的人员。包括在事件发生初期，难以判定是否有明确的毒物接触史、是否有不适症状和异常体征的人员。

暴露人数：指一起突发中毒事件中暴露者数量的总和。

8.2 预案实施时间

本预案自印发之日起实施。

**附件 2**

# 突发中毒事件卫生应急处置技术规范 总则

## （WS/T 679—2020）

### 1 范围

本标准规定了突发中毒事件开展卫生应急工作时，对中毒事件病因判定、卫生应急人员个体防护、中毒事件流行病学调查、中毒应急检测、医学应急救援的要求。

本标准适用于指导各级各类医疗机构及疾病预防控制机构开展突发中毒事件的卫生应急处置工作。

### 2 规范性引用文件

下列文件对于本文件的应用是必不可少的。凡是注日期的引用文件，仅注日期的版本适用于本文件。

凡是不注日期的引用文件，其最新版本（包括所有的修改单）适用于本文件。

WS/T 680—2020 突发中毒事件卫生应急处置人员防护导则

### 3 术语和定义

下列术语和定义适用于本文件。

3.1 毒物 poison；toxicant

在一定条件下（包括接触方式、接触途径、进入体内数量等），影响机体代谢过程，引起机体暂时或永久的器质性或功能性异常状态的外源性物质。

3.2 中毒 poisoning

机体受到毒物作用出现的疾病状态。

### 3.3　突发中毒事件 poisoning incident

短时间内，毒物通过一定条件作用于特定人群造成的群发性健康影响事件。

### 3.4　受累人员 affected personnel

发生突发中毒事件时，在一定时间内，处于毒物影响范围内，受到及可能受到毒物危害的人员。包括事件发生初期难以明确接触史和尚未出现不适表现的人员。

### 3.5　检伤分类 triage

突发群体性事件中短时间内出现大量伤病员，现有医疗资源不能满足救治需求时，依据患者病情严重程度和对资源的需求，确定其医疗救治顺序的过程。

### 3.6　洗消 decontamination

对接触过化学有毒有害物质的人员、装备、物资等进行清除毒物污染的措施。

### 3.7　特效解毒剂 specific antidote

针对毒物的中毒发病机理，解除其毒作用的药物。

## 4　基本要求

4.1　在进入突发中毒事件现场前，应首先了解中毒事件发生经过、波及范围以及事件现场周边的地理、气象等条件，明确进入应急救援人员的任务分工，保证通讯畅通。必要时可在现场安全区域设置卫生应急救援功能区，如指挥区、洗消区、应急检测区、医疗救援区等。

4.2　进入突发中毒事件现场开展卫生应急处置工作的各类应急救援人员，应采取合适的个体防护措施，保证自身安全。

4.3　开展现场流行病调查时，应首先了解中毒事件概况，然后再进行中毒事件相关场所、人员等调查工作。同时，应及时向中毒事件应急处置指挥部提出收集并封存所有可疑导致本次中毒事件物品，提出事件现场控制措施（如通风、切断危害源、现场隔离带设置等）、救援人员个体防护以及人员疏散等方面建议。

4.4 在确保自身安全前提下，应尽早进行中毒应急检测样品采集工作。采集样品时，应注意根据毒物性质和事件危害特征，采集具有代表性的样品，选择合适的采样工具和保存、转运容器，防止污染和次生危害的发生，采集样品数量应足够满足多次重复检测。

4.5 现场具备开展毒物快速检测鉴定条件时，应尽早开展现场应急毒物检测。

4.6 中毒应急实验室检测鉴定工作应由卫生应急指挥协调部门指定的实验室开展。发生较大及以上级别中毒事件时，应选择两家以上实验室开展中毒应急实验室检测鉴定工作。

4.7 现场医疗救援的重点是尽快解除可能导致中毒患者病情加重的危险因素，稳定生命体征，将患者安全转运至指定医疗机构进一步救治。可采取的救援措施包括检伤分类、终止毒物继续吸收和清除毒物、使用特效解毒剂和必要的生命体征支持等。

4.8 收治中毒患者的医疗机构应注意做好患者交接工作，根据患者病情特点和严重程度，采取合理的院内医疗救治措施，并及时向卫生应急指挥协调部门反馈本单位相关救治信息。

4.9 应及时开展中毒事件受累人员的健康影响评价与健康监护相关工作，必要时进行健康教育干预及心理疏导。

## 5 病因判定

### 5.1 病因判定依据

5.1.1 中毒事件的病因判定依据主要包括三类：人群毒物接触史、中毒临床特征和毒物检测鉴定。

5.1.2 人群毒物接触史：同一起中毒事件的受累人员，其接触的毒物应相同，接触毒物的时间、地点和方式应相近或有必然的关联。

5.1.3 中毒临床特征：同一起中毒事件的中毒患者，其中毒临床表现和辅助检查结果应类似，且与毒物接触剂量之间应有剂量－效应关系。

5.1.4 毒物检测鉴定：包括现场和／或实验室毒物检测鉴定的证据支持。

### 5.2 病因判定原则

#### 5.2.1 证据完整的病因判定

一起事件的流行病学调查显示有明确的毒物接触史和中毒临床特征依据，且毒物检测鉴定结果支持流行病学调查。

#### 5.2.2 有证据缺陷的病因判定

一起事件的流行病学调查显示有明确关联的毒物接触史和中毒临床特征依据，但无法开展毒物检测鉴定，或毒物检测鉴定结果与流行病学调查不能完全印证。

## 6 卫生应急人员的个体防护及现场应急洗消

### 6.1 卫生应急人员的个体防护

见 WS/T 680—2020 附录 B 的要求。

### 6.2 现场应急洗消

6.2.1 中毒应急专业人员从现场毒物污染区域撤离时，应首先在洗消区对穿着的个体防护装备进行喷淋洗消，洗消干净后脱去防护装备，将其装入专用容器内妥善封存保管。

6.2.2 进入现场可能存在毒物污染的携行装备器材均应在洗消区进行统一处置。能够使用清水或洗消液进行初步洗消的装备器材，如采样罐、采样袋等，应首先进行洗消，然后使用干净材料进行外包装后妥善保管和交接。对于不能进行现场洗消的装备器材，如精密仪器、电子设备等，应装入专用容器内密封保管。

6.2.3 现场洗消产生的废弃液体应统一收集，并在现场应急工作结束后交由相关部门进行无害化处理。

6.2.4 现场封存保管的物品应设专人登记，并记录物品的下一步去向和做好交接工作。

## 7 流行病学调查

### 7.1 相关场所的调查

7.1.1 经呼吸道和皮肤途径中毒事件的调查内容包括可疑毒物的形态性状、储存保管方式，中毒现场环境状况、气象条件、通风措施，生产工艺流程，防护条件，接触人员情况等。

7.1.2　经口途径中毒事件的调查对象为中毒事件涉及的可疑毒物或食品的生产、加工至食用整个过程的各个场所，调查内容包括可疑毒物或食品加工过程（包括原料和配料、调料、食品容器、使用的工具），可疑毒物或食品的分装、储存的条件等。

### 7.2　相关人员的调查

调查对象包括中毒患者、其他受累人员、目击证人及其他相关人员。调查内容包括了解中毒事件发生经过，中毒患者和其他受累人员的毒物接触时间、地点、途径以及物质种类，中毒人数、姓名、性别、工种，中毒的主要症状，中毒事件的进展情况、已经采取的紧急措施等。同时，还应向临床救治单位进一步了解相关资料（如抢救过程、临床治疗资料、实验室检查结果等）。

### 7.3　其他

7.3.1　同一区域一段时间内反复发生的类似中毒事件，调查内容还应包括居民生产、生活习惯，环境中动植物生活习性和死亡情况，以及事件受累人员的关系等。

7.3.2　一段时间内多个区域发生类似中毒事件，调查内容应重点放在短时间可在较大区域流通的毒物环节，如食物原材料、定型包装产品等。同时，应注意毒物滥用和蓄意犯罪等情况。

7.3.3　对现场调查的资料做好记录，进行现场拍照、录音等，取证材料要有被调查人的签字。

## 8　中毒应急样品的选择、采集、保存和运输

### 8.1　中毒应急样品的选择

中毒患者的呕吐物、胃内容物、血液和尿液等人体生物样品是中毒应急检测的首选样品，与中毒事件密切相关的空气、水、食品等也是必选样品。另外，应根据中毒事件的现场调查结果进一步确定还应采集的其他样品种类。

8.2 中毒应急样品的采集方法

8.2.1 空气和气溶胶类样品的采集

毒物种类不明或空气中毒物含量较高时，应使用采气袋、真空瓶（罐）进行直接采样。空气中毒物类别明确且空气中毒物含量较低时，应使用吸收液、滤料或固体吸附剂进行浓缩采样。直接采样法采样量应在 5L 以上，浓缩采样法的采样量应根据具体毒物的采样说明确定。

8.2.2 液体类样品的采集

8.2.2.1 均一稳定的液体样品（如水、酒、饮料、油、乳制品、有机溶剂等），应选用密闭性好的惰性塑料或玻璃容器采集。不能稳定混匀的液体样品，应选用密闭性好的大容器整体采集，如样品量过大，可采用虹吸法分层采样，分别装入不同采样容器中。

8.2.2.2 采集血液样品前应先清洗中毒患者采集部位的皮肤。血液样品应使用具塞试管盛放。原因不明中毒事件中的血液样品应分为抗凝全血和血浆两种方式采集。中毒患者自行留取尿液样品时，应先让中毒患者清洗双手，尿液样品应使用具塞的惰性塑料或玻璃容器盛放。

8.2.2.3 均一稳定的液体样品采样量应在 200mL 以上，不能稳定混匀的液体样品采样量应在 500mL 以上，血液样品采样量应在 5mL 以上，尿液样品采样量应在 50mL 以上。

8.2.3 固体和半流质类样品的采集

8.2.3.1 固体和半流质类样品应选用密闭性好的惰性塑料或玻璃容器采集。

8.2.3.2 固体和半流质类样品采样量应在 100g 以上。

8.2.3.3 中毒患者的呕吐物和粪便应尽量全部收集。

8.2.4 其他

8.2.4.1 对于有定型包装的样品，除采集已打开包装的剩余样品外，还应采集同厂家同批次的原包装产品。

8.2.4.2 尸体解剖样品中，血液、尿液和其他体腔液体选用密闭性好的惰性塑料或玻璃容器采集，采集量应在 50mL 以上；肝、肾、脑等脏器组织选用密闭性好的惰性塑料或玻璃容器采集，采集量应在 50g 以上。

8.2.4.3 现场中毒应急样品的残留量达不到采样最低要求时，应尽量收集现场所有残留的样品。

8.3　中毒应急样品的保存和运输

所有中毒应急样品采集后应立即置于适宜条件下保存和运输。血液和尿液等生物样品应在4℃条件下冷藏保存和运输。所有应急检测完毕的样品，应在不改变样品中毒物性质的条件下至少保存一周，以备实验室复核。

## 9　中毒应急样品的检测鉴定

9.1　中毒应急样品的现场快速检测鉴定

9.1.1　中毒事件现场应首选国家标准/行业标准方法进行快速检测鉴定，其结果可直接用于中毒事件的病因判定和现场应急处置。

9.1.2　中毒事件现场也可选用非国家标准/行业标准方法进行快速检测鉴定，其结果可作为中毒事件现

场应急处置的参考依据。现场有样品采集条件时，应采集足够的样品进一步进行实验室检测鉴定。

9.1.3　开展现场快速检测鉴定时，应严格遵守操作规程，并进行必要的质量控制措施。

9.2　中毒应急样品的实验室检测鉴定

9.2.1　中毒应急样品应在采集后24h内进行实验室检测鉴定。

9.2.2　中毒应急实验室检测鉴定应优先选用国家标准/行业标准方法进行。如果检测鉴定项目尚无国家标准/行业标准方法，可选用由卫生应急指挥协调部门组织专家论证通过的实验室自建检测鉴定方法。

9.2.3　中毒应急检测鉴定工作应有严格的质量控制保证措施，实验原始记录、图谱等专案保存至少2年。如有保存条件，剩余中毒样品保存至少2年。

9.2.4　2家以上实验室同时进行中毒应急检测鉴定时，如检测鉴定结果不一致时，应组织相关实验室进行内部复核。结果仍无法相符时，可由卫生应急指挥协调部门选择第三方实验室平行检测鉴定。

9.3　中毒应急检测鉴定的结果评估

中毒事件应急处置决策应结合流行病学调查结果和中毒应急检测

鉴定结果综合评估作出，中毒应急检测鉴定结果仅是其中依据之一。

## 10 医学应急救援

### 10.1 现场医疗救援区域设置

10.1.1 中毒事件出现大量中毒患者，需在现场开展医疗救援工作时，应设置现场医疗救援区域。

10.1.2 存在毒物扩散趋势的现场，医疗救援区域应设置在冷区内；不存在毒物扩散趋势的现场，医疗救援区域设置在接近事件发生地点的安全区域。

10.1.3 结合现场医疗救援工作需要，可在医疗救援区域内设立洗消区、检伤区、观察区、抢救区、转运区、指挥区、尸体停放区等功能分区。

### 10.2 现场检伤分类

10.2.1 中毒事件发生后，现场医疗资源不能满足所有中毒患者的救治需求时，应首先进行现场检伤分类。现场检伤区应设置在现场洗消区附近。

10.2.2 现场检伤人员根据中毒病情严重程度和现场医疗救援资源利用情况，将中毒患者及其他受累人员分为优先处置、次优先处置、延后处置和暂不处置四类，分别用红、黄、绿、黑四种颜色表示。具体操作参见附录A。

### 10.3 现场医疗救治

10.3.1 终止毒物继续吸收和清除毒物

10.3.1.1 经呼吸道暴露途径中毒

中毒患者应立即移离中毒事件现场至空气新鲜处，保持呼吸道通畅，注意保暖，必要时予以吸氧治疗。

10.3.1.2 经皮肤黏膜途径暴露中毒

10.3.1.2.1 中毒患者在移离现场开始下一步医疗救治措施前，应首先进行现场应急洗消。

10.3.1.2.2 应协助对不能独立行走的中毒患者进行洗消。

10.3.1.2.3 洗消前应先脱去污染的衣物和随身佩戴的饰品，并特别注意毛发、皮肤皱褶部位的洗消，眼睛、污染伤口创面应使用专用洗消器材进行洗消。对于生命体征不稳定的中毒患者，应在密切监护下优先洗消。

10.3.1.2.4　中毒患者的染毒衣物和贵重物品应在标记后分别装入防水密封包装封存保管。

10.3.1.2.5　经过初步洗消后，救治过程中发现仍有毒物污染的部位（需特别注意毛发、眼睛、会阴和腋窝等皮肤皱褶部位），应及时用大量清水或生理盐水清洗干净。

10.3.1.3　经口暴露途径中毒

中毒患者意识清晰且无禁忌证者应立即催吐；有意识障碍者，有条件时可进行洗胃。

10.3.2　生命体征支持

密切监测危重症中毒患者的生命体征，尽快建立静脉通路，保持呼吸道通畅，及时采取各种对症支持措施。

10.3.3　使用特效解毒剂

对于高铁血红蛋白形成剂（如亚硝酸盐、苯胺等）、氰化物、有机磷酸酯类杀虫剂、抗凝血类杀鼠剂、阿片生物碱类药物等毒物中毒患者，应及时给予相应的特效解毒剂。

10.4　现场转运和交接

10.4.1　中毒患者的转运和交接

10.4.1.1　中毒患者在现场经医学处理病情相对平稳后，在统一指挥下转运至指定医疗机构，并及时报告转运及交接情况。

10.4.1.2　转运患者过程中，现场转运人员应注意与相关医疗救援人员进行救治措施交接，并密切观察中毒患者病情变化，确保必要的治疗措施持续进行，做好相应的医疗记录。

10.4.2　其他受累人员的转运和后期随访

10.4.2.1　中毒事件其他受累人员在结束现场医学观察处理后，由卫生应急指挥部门统一组织转运和后期随访观察。

10.4.2.2　事件发生地基层公共卫生人员负责其他受累人员的随访观察工作，随访时间至事件相关毒物的 2 个最长临床潜伏期或事件卫生应急工作结束。

10.5　院内医疗救治

10.5.1　交接和分诊

中毒患者接收医院的医务人员与现场转运人员交接患者信息后，应立即对中毒患者进行初步检查，根据病情严重程度将患者送往不同科室进一步救治。

10.5.2　毒物清除

10.5.2.1　皮肤、黏膜二次洗消

存在有皮肤、黏膜毒物污染可能的中毒患者在进入指定接收医疗机构后，应在分诊前首先进行皮肤、黏膜污染情况检查，特别注意毛发、皮肤皱褶、指甲、会阴等毒物不易彻底清除的部位。如果仍然存在毒物污染情况，应立即进行院内二次洗消。

10.5.2.2　经口中毒的胃肠道毒物清除

10.5.2.2.1　对于意识清晰、能配合催吐操作的患者，如果院前急救措施未进行充分催吐治疗，且入院时接触毒物时间不超过 6 小时者，应立即进行催吐，直至呕吐胃内溶液清澈、无浑浊物、无异味为止。

10.5.2.2.2　对于无法进行催吐治疗的中重度患者，入院时接触毒物时间不超过 6 小时者，应立即进行洗胃。如果有充分证据证明胃中仍存有毒物接触，口服毒物时间 6 小时以上者也可进行洗胃。

10.5.2.2.3　根据病情需要，可给予活性炭等吸附剂治疗。

10.5.2.2.4　中重度患者进行完洗胃、吸附剂治疗后，可口服或胃管内灌入导泻剂，以加速毒物从肠道内排出。对于有严重便秘或明显抑制肠蠕动毒物中毒的患者，可选用温皂水灌肠。

10.5.2.3　血液净化

符合血液净化适应证的中毒患者应尽早进行血液净化，其方式和疗程选择应根据毒物代谢特点和临床病情综合决定。

10.5.3　特效解毒剂

诊断明确、有特效解毒剂者，应及早合理使用特效解毒剂进行治疗。特效解毒剂的适用范围和使用方法参见附录 B。

### 10.5.4　氧疗

出现中毒性肺病和中毒性脑病的患者应进行氧疗，根据病情严重程度的不同，可分别选择采用鼻导管、面罩等吸氧方式；发生急性呼吸窘迫综合征时，应及时给予机械通气辅助呼吸。一氧化碳、硫化氢等窒息性气体导致的中毒性脑病，还可进行高压氧治疗。

### 10.5.5　肾上腺糖皮质激素

出现中毒性肺水肿、中毒性脑水肿和中毒性溶血时，应早期、适量、短程使用肾上腺糖皮质激素，使用疗程一般不超过 1 周。出现其他中毒性脏器和组织损伤时，也可酌情给予肾上腺糖皮质激素治疗。

### 10.5.6　其他

保持呼吸道通畅，加强营养，合理膳食，注意水、电解质及酸碱平衡，防治继发感染。密切监护心、脑、肺、肝、肾、胰等重要脏器功能，及时给予相应的对症支持治疗。

## 11　正确使用本标准的说明

正确使用本标准的说明参见附录 C。

# 附录 A　（资料性附录）现场检伤分类

### A.1　现场检伤分类原则

当突发中毒事件中出现大量伤病员，现场可使用的医疗资源（包括人力、物力、财力）不能满足所有患者的救治需求时，所采取的现场医学救援措施，其目的是为了最大限度挽救更多的生命、减轻患者的伤残程度。

现场检伤分类应遵循以下原则：

- 检伤操作快速、简便，不使用特殊设备和器材；
- 优先检伤不能独立行走者；
- 大量毒物污染患者应首先洗消后，再进行检伤；
- 现场简便可行医疗措施救治后，能显著改善预后、减少伤残者，可适当提高优先处置等级；

- 检伤人员独立工作，其他人员不能干预检伤过程。

## A.2 检伤分类的标志

按照国际惯例，通常将事件中的伤病员按照需要进行处置的先后顺序分成四类，分别给予不同颜色的醒目标志：危重症患者——红标，优先处置转运；重症患者——黄标，次优先处置转运；轻症患者——绿标，延后处置转运；濒死或死亡患者——黑标，暂不做处置。

## A.3 检伤分类的标准

### A.3.1 危重症患者——红标，优先处置转运

出现下列情形之一者，可列为红标：

- 意识状态——重度意识障碍（昏迷状态）；
- 抽搐程度——癫痫持续状态；
- 呼吸频率大于 30 次 / 分 和 / 或明显的呼吸窘迫；
- 呼吸频率小于 6 次 / 分；
- 呼吸节律明显不规律；
- 大动脉搏动微弱，末梢毛细血管充盈时间大于 2 秒；
- 大动脉脉律明显不齐；
- 化学性灼伤总面积大于 50%；
- Ⅲ°化学性灼伤面积大于 20%；
- 疑似角膜化学性灼伤；
- 会阴部化学性灼伤。

### A.3.2 重症患者——黄标，次优先处置转运

出现下列情形之一者，可列为黄标：

- 意识状态——中度意识障碍（谵妄状态、混浊状态）；
- 抽搐程度——癫痫大发作；
- 呼吸频率（24~30）次 / 分 或（6~12）次 / 分；
- 化学性灼伤总面积 10%~50%；
- Ⅲ°化学性灼伤；

- 面部化学性灼伤。

### A.3.3 濒死或死亡患者——黑标，暂不做处置

同时具备下列条件者，列为黑标：

- 瞳孔散大；
- 无自主呼吸；
- 大动脉搏动消失。

### A.3.4 轻症患者——绿标，延期处置转运

生命体征平稳，不符合上述条件者，均列为绿标。

## A.4 检伤分类步骤

### A.4.1 初检

#### A.4.1.1 初检地点的选择

中毒事件现场进行初步检伤分类的地点应设在温区与冷区交界的位置，化学品泄漏事件应选择在中毒现场的上风向或侧风向。检伤区应与患者洗消区临近，并设立特定通道。

#### A.4.1.2 初检人员的选择

初步检伤人员一般由最先到达现场的医务人员担任，初检医务人员应具有一定的中毒救治和创伤救治经验。初检医务人员数量不宜过多，每百名患者一般 1~2 人。

#### A.4.1.3 初检时间

每名患者的检伤时间一般为数秒钟，最多不要超过 1 分钟。

#### A.4.1.4 初检后处理

患者初检完毕后，应立即根据初步检伤结果将其送至相应区域内进行下一步医学处理。红标患者可立即送抢救区治疗；黄标和绿标患者均可送至观察区进行医疗救治；黑标者为死亡人员，送尸体停放区。应避免在检伤区内长时间停留患者。

### A.4.2 复检

#### A.4.2.1 复检对象的选择

中毒事件所有受累人员都应是复检对象。复检的重点人群是黄标患者。

A.4.2.2 复检人员的选择

复检人员应由具有丰富中毒救治和创伤救治经验的高年资临床医师担当，复检人员一般每个医疗救治区域安排 1 名。

A.4.2.3 复检时间和频次的选择

在患者进入现场医疗救治区域后，应尽快进行首次复检。每名患者的复检流程与初检流程大致相同，但应更加仔细，可借助少量辅助设备和器材进行检查。复检不能仅进行 1 次，只要现场救治区域内有患者存在，就应开展循环复检工作。复检频次间隔可根据现场情况灵活掌握，但两次复检之间的时间最多不能超过 2 小时。

A.4.2.4 复检后处理

每次复检结束后，应根据复检结果随时调整患者救治方案。

# 附录 B （资料性附录）常用解毒药物的选择使用

表 B.1 列出了突发中毒事件中常用解毒药物的选择使用方法。

表 B.1 常用解毒药物的选择使用方法

| 序号 | 名称 | 中毒事件毒物类型 | 推荐的使用方法 | 备注 |
|---|---|---|---|---|
| 1 | 二巯丙磺钠 | 汞、砷 | 每次 0.25g 肌内注射或静脉滴注，或每次 5mg/kg 给药，第 1 日 3~4 次，第 2 日 2~3 次，以后每日 1~2 次，7 日为一疗程 | — |
| 2 | 依地酸钙钠 | 铅 | 每次 0.25~0.5g 肌内注射，每日 2 次，可加 2% 普鲁卡因 2mL 减轻疼痛；或 0.5~1.0g 溶入葡萄糖液中静脉滴注，一般连用 3 日，停药 4 日，7 日为一疗程 | — |
| 3 | 普鲁士蓝 | 铊 | 每日 250mg/kg 口服，可溶于甘露醇中使用 | — |
| 4 | 硫酸钠 | 钡 | 每日 1% 硫酸钠 500~1000mL 静脉滴注，连用 2~3 日；口服中毒时，还可口服 20%~30% 硫酸钠 100mL，病情严重者可连用 2~3 日 | — |

| 序号 | 名称 | 中毒事件毒物类型 | 推荐的使用方法 | 备注 |
|---|---|---|---|---|
| 5 | 氯解磷定 | 有机磷酸酯类杀虫剂 | 轻度中毒首次剂量 0.5g 肌内注射，2~3h 后可重复一次；中度中毒首次剂量 0.5~0.75g 肌内注射或缓慢静脉注射，1~2h 后重复注射一次，以后酌情减量应用；重度中毒 1.0~1.5g 缓慢静脉注射，0.5h 后可重复一次，以后每 1~2h 给药 0.5g，但 24h 用量一般不超过 10g，病情好转后酌情减量并延长间隔时间 | — |
| 7 | 碘解磷定 | 有机磷酸酯类杀虫剂 | 使用方法基本同氯解磷定，1g 氯解磷定约相当于 1.5g 碘解磷定，只能静脉注射，不可肌内注射 | — |
| 8 | 阿托品 | 有机磷酸酯类杀虫剂 | 轻度中毒：首次剂量 1~2mg 肌内注射，1~2h 后可重复一次，以后酌情减量并延长间隔时间。中度中毒：首次剂量 2~4mg，肌内或静脉注射，0.5h 后可重复一次，"阿托品化"后酌情减量并延长间隔时间。重度中毒：首次剂量一般为 5~10mg 静脉注射，如 5min 起作用，立即重复 5mg 静脉注射，以后每隔 10min 给药一次，每次 2~5mg，达到"阿托品化"后减量维持"阿托品化"24h 上，逐渐减量停药 | — |
| 9 | 长托宁 | 有机磷酸酯类杀虫剂 | 用药方法为肌内注射，首次使用剂量：轻度中毒为 1~2mg，中度中毒为 2~4mg，重度中毒为 4~6mg。以后，根据病情确定给药剂量和使用时间 | — |
| 10 | 亚甲蓝 | 氰化物 | 5~10mg/kg 稀释后缓慢静脉注射，必要时可重复给药 | 必须与硫代硫酸钠合用 |
| | | 高铁血红蛋白形成剂 | 1% 亚甲蓝溶液 1~2mg/kg 稀释后缓慢静脉注射，注射 0.5~1h 后血液中高铁血红蛋白含量无明显下降或发绀不见缓解，可重复用药一次全量或半量，直至高铁血红蛋白血症消失 | — |
| 11 | 亚硝酸异戊酯 | 氰化物 | 将安瓿包在一层手帕或纱布内，折断，经鼻腔吸入。2~3min 可重复一次，总量不超过 1~1.2mL | — |

续表

| 序号 | 名称 | 中毒事件毒物类型 | 推荐的使用方法 | 备注 |
|---|---|---|---|---|
| 12 | 亚硝酸钠 | 氰化物 | 3%亚硝酸钠溶液 10~15mL 缓慢静脉注射，或按 6~12mg/kg 给药 | 必须与硫代硫酸钠合用 |
| 13 | 4-二甲氨基苯酚 | 氰化物 | 10%4-二甲氨基苯酚 2mL 肌内注射，必要时可重复给药 | — |
| 14 | 硫代硫酸钠 | 氰化物 | 首先使用亚甲蓝、亚硝酸钠或 4-二甲氨基苯酚后，立即静脉注射 25%~50% 硫代硫酸钠溶液 20~50mL | — |
| 15 | 乙酰胺 | 有机氟类杀鼠剂 | 轻、中度中毒患者每次 2.5~5.0g，肌内注射，每日 2~4 次，连用 5~7 日；重度中毒患者首日每次可给予 5.0~10.0g | — |
| 16 | 维生素 $K_1$ | 抗凝血类杀鼠剂 | 轻、中度中毒患者每次 10~20mg，肌内注射或静脉注射，每日 2~4 次；重度中毒病人每次 20~40mg，静脉注射，每日 3~4 次。在给药期间，应密切监测凝血酶原时间。在凝血酶原时间恢复正常后，维生素 $K_1$ 逐渐减量 | 因抗凝血类杀鼠剂从体内排泄缓慢，维生素 $K_1$ 使用时间可达数月 |
| 17 | 氟马西尼 | 苯二氮䓬类药物 | 首次 0.3mg 静脉注射，如果在 60 秒内未达到所需的清醒程度，可重复使用直至患者清醒或达总量 2mg。如果仍处于昏睡状态，可以每小时 0.1~0.4mg 持续静脉滴注，直至患者清醒为止 | — |
| 18 | 纳洛酮 | 吗啡类药物和含吗啡类生物碱植物 | 首次 0.4~2mg 静脉注射，如果未获得呼吸功能的理想改善作用，可隔 2~3min 重复注射给药 | — |
| 19 | 肉毒抗毒素 | 肉毒中毒 | 首次 10000~20000IU（每个毒素型）肌内注射或静脉滴注，以后根据病情可每隔 12h 使用 1 次 | 使用前应进行皮试 |
| 20 | 医用活性炭 | | 使用剂量一般为成人每次 30~50g，儿童每次 1g/kg，每日 2~3 次。轻度中毒使用 2~3 日，中、重度中毒疗程可延长 | 多数高毒或剧毒毒物口服中毒均可使用 |

# 附录 C （资料性附录）正确使用本标准的说明

C.1　本标准所指突发中毒事件包括食品安全事件、安全生产事故、环境污染事件、社会安全事件等原因造成的群体性中毒事件。如果上述事件的受累人员中无达到中毒疾病诊断的患者，则不构成突发中毒事件。

C.2　中毒是指外源性物质进入人体导致机体出现的疾病状态，其进入人体的主要途径和方式包括消化道口服、呼吸道吸入、皮肤黏膜（包括口腔、会阴、眼睛等）直接接触以及静脉、肌肉和腹腔注射等，其中前三种是突发中毒事件最常见的途径。中毒导致的疾病损害既包括脑、心、肺、肝、肾等机体内部组织或内脏的损伤，也包括皮肤、口腔、鼻、眼睛等机体表面组织或器官的损伤。

C.3　人群毒物接触史、中毒临床特征和毒物检测鉴定是突发中毒事件病因判定的三方面证据因素，人群毒物接触史和中毒临床特征两方面因素结果需要从事件现场流行病学调查中获得，毒物检测鉴定的样品也需要在事件现场调查中采集。因此，认真、细致和全面的现场流行病学调查是突发中毒事件应急处置工作中必不可少的一个环节。由于突发中毒事件往往发生突然、进展迅速，事件现场情况复杂、不可控制，在事件现场调查过程中常常不能获得充分的人群毒物接触史、中毒临床特征和毒物检测鉴定三方面证据资料，尤其是毒物检测鉴定的样品会因为现场环境条件、应急处置措施等原因无法获得。当人群毒物接触史、中毒临床特征和毒物检测鉴定三方面证据资料不完整或缺失，导致无法相互支持、印证，不能形成证据链条时，则不能判定为突发中毒事件的病因。

C.4　判定为有证据缺陷的突发中毒事件病因时，人群毒物接触史和中毒临床特征两方面证据资料应充分、全面、完整，并且人群中毒临床特征与其接触毒物的种类、途径、时间、地点和数量能够相互匹配关联。毒物检测鉴定结果与流行病学调查不能完全印证是指因采集、保存或运输条件受限，导致采集样品的时间、数量、质量或种类不合适，导致毒物检测鉴定的定性或定量结果与人群毒物接触史和中毒临床特征等流行病学调查资料无法完全匹配关联。

C.5　有毒气体中毒事件现场常常会因为环境条件改变或应急处理措施等原因无法采集到合格的检测样品。如果能够从其他途径（如气体储罐的灌装资料、同一工艺流程的近期检测资料等）或模拟实验获得有毒气体成分信息，也可作为毒物鉴定证据使用。

C.6　合格地采集、保存和运输中毒应急样品是中毒事件毒物检测鉴定的重要前提。当中毒事件现场初步调查可以确定目标毒物种类时，应严格按照该毒物国家标准、行业标准方法或通过专家论证的实验室自建方法中的要求采样、保存和运输。当现场初步调查无法明确毒物种类时，应尽量采集足够数量的样品，以备不同检测鉴定方法使用。

C.7　在各类突发中毒应急事件中，实验室检测的首要任务为毒物定性鉴定，其次为定量检测，同时实验室应有必要的技术方法确保定性鉴定结论的准确可靠。鉴于突发中毒事件的特殊性，实验室可在检测原理不改变的条件下，依据需要适当调整实验操作，但应确保毒物鉴定准确和对检测设备影响最小，同时应组织专家对所开展调整的操作内容予以必要的技术评估。

C.8　在各类突发中毒应急的实验室检测中，实验室应采取必要的措施避免检测毒物或含毒物样品等对实验室环境以及检测人员健康造成危害，相关检测后样品的销毁应符合相关毒物处置的规定要求。

C.9　毒物清除是突发中毒去除病因的治疗措施。中毒患者和受累人员脱离毒物接触后，都应接受医务人员的医学检查，以决定是否采取进一步的毒物清除措施。中毒事件现场受条件所限，应以皮肤、黏膜（包括眼睛、鼻腔、口腔等）清洗和催吐等毒物清除措施为主，清洗液可使用清水、生理盐水等。如现场条件可以配制其他洗消液（如碳酸氢钠溶液、高锰酸钾溶液、硼酸溶液等），且毒物种类明确，也可选取毒物适宜使用的清洗液进行洗消。

C.10　突发中毒事件中常用的解毒药物约有 20 种（具体名单参见附录 B），有些解毒药物必须尽快使用才能达到最佳疗效，如氰化物中毒的特效解毒剂（亚硝酸异戊酯、亚硝酸钠、4- 二甲氨基苯酚和硫代硫酸钠）、高铁血红蛋白形成剂中毒的特效解毒剂（亚甲蓝）、有机磷酸酯类杀虫剂中毒的特效解毒剂（阿托品、氯解磷定）等。另外一些解毒药物延迟数小时使用对治疗效果影响不大，如金属络合剂（二巯丙磺钠、依地酸钙钠）、普鲁士蓝等。还有一些解毒药物因使用方法受条件限制也不适宜在现场医疗救援时使用，如肉毒抗毒素。

附件3

# 突发中毒事件卫生应急处置人员防护导则

## （WS/T 680—2020）

## 1　范围

本标准规定了突发中毒事件现场危险度分级、现场分区和分级防护的方法，以及个体防护决策和管理要求。

本标准适用于参与突发中毒事件卫生应急处置的各级各类疾病预防控制机构、医疗机构及人员运用和管理个体防护装备。

## 2　规范性引用文件

下列文件对于本文件的应用是必不可少的。凡是注日期的引用文件，仅注日期的版本适用于本文件。凡是不注日期的引用文件，其最新版本（包括所有的修改单）适用于本文件。

GB/T 18664 呼吸防护用品的选择、使用与维护

GB 20592 化学品分类、警示标签和警示性说明安全规范　急性毒性

GB/T 24536 防护服装　化学防护服的选择、使用和维护

## 3　术语和定义

下列术语和定义适用于本文件。

3.1　突发中毒事件 poisoning incidents

在短时间内，毒物通过一定方式作用于特定人群造成的群发性健康影响事件。

3.2　卫生应急处置人员 health emergency disposal personnel

突发事件发生后，疾病预防控制机构和医疗机构中参与现场调查、检测鉴定及救治等处置的人员。

**3.3 卫生应急处置机构** health emergency disposal agency

依法设立的从事卫生应急的疾病预防控制机构和医疗机构。

## 4 基本要求

### 4.1 卫生应急处置机构

4.1.1 应建立个体防护管理制度，包括个体防护装备管理、卫生应急处置人员在作业环境及应急救援活动中个人防护装备的使用管理，定期对执行情况进行监督，保障处置工作和使用人员安全。

4.1.2 配备的个体防护装备应符合国家标准的要求。

### 4.2 卫生应急处置人员

4.2.1 应具备个体防护装备运用能力，了解其局限性，安全完成现场作业任务。

4.2.2 开展卫生应急处置作业应 2 人或 2 人以上协同进行，现场必须有监护人员。

4.2.3 开展卫生应急处置作业时应考虑风向，安排在上风向作业。

4.2.4 开展卫生应急处置作业时应注意有毒物质扩散影响及处置伤员时可能引起的二次（次生）污染，及时调整防护决策。

4.2.5 卫生应急处置作业完成后应将个体防护装备放入指定容器内，按要求洗消和维护。

## 5 现场危险度分级和现场分区

### 5.1 现场危险度分级

5.1.1 总则

按照突发中毒事件特点和现场情况，结合化学物的毒性、暴露水平及事件特点等因素，按表 1 将现场危险度由高到低分为一、二、三级。

表 1　突发中毒事件现场危险度分级

| 危险度分级 | 毒性[a] | | | 暴露水平[b] | | 人员或动物中毒死亡 | 再次发生的可能性 | 恐怖事件 | 经口中毒事件 |
|---|---|---|---|---|---|---|---|---|---|
| | 剧毒或高毒 | 中等毒或低毒 | 致癌性 | 高 | 低 | | | | |
| 一级 | √ | | | √ | | | | | |
| | | | | √ | | | √ | | |
| | | | | | | | | √ | |
| | | | | √ | | √ | | | |
| | | | √ | | | | | | |
| 二级 | √ | | | | √ | | | | |
| | | √ | | √ | | | | | |
| 三级 | | | | | | | | | √ |
| | | √ | | | √ | | | | |

注：同一行两个"√"表示应同时存在的因素。

a 毒性依据 GB 20592。

b 高暴露水平指立即威胁生命和健康浓度（IDLH）环境，依据 GB/T 18664 判断 IDLH 环境，低暴露水平指非 IDLH 环境。

### 5.1.2　危险度一级

符合以下其中一种情况为危险度一级：

（1）剧毒或高毒，且高暴露水平；

（2）高暴露水平，且具有再次发生的可能性；

（3）恐怖类中毒事件；

（4）高暴露水平，且有人员或动物中毒死亡；

（5）毒物具有致癌性。

### 5.1.3　危险度二级

符合以下其中一种情况为危险度二级：

（1）剧毒或高毒，且低暴露水平；

（2）中等毒或低毒，且高暴露水平。

### 5.1.4　危险度三级

符合以下其中一种情况为危险度三级：

（1）经口中毒事件；

（2）中等毒或低毒，且低暴露水平。

5.2 突发中毒事件现场分区

5.2.1 卫生应急处置人员应辨析现场分区（见图1）情况，选配穿戴适当的防护装备进入现场开展工作。具体分区如下：

（1）热区：按照GB/T 18664规定的IDLH环境或突发中毒事件危险度一级和二级的现场核心区域，区域范围通过实时监测或模型分析确定；

（2）温区：紧挨热区外的区域，危害因数大于等于1或存在潜在健康危害的区域且非IDLH环境；

（3）冷区：是热区和温区以外的区域，没有受到有毒物质沾染或沾染浓度不能形成危害的区域。

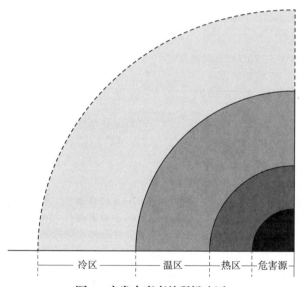

图1 突发中毒事件现场分区

5.2.2 突发中毒事件现场分区应根据事件危害水平、人员可能受到伤害的风险及气象条件等综合评判，确定卫生应急处置人员的防护等级。

## 6 防护分级和装备要求

6.1 突发中毒事件卫生应急处置防护分级和装备要求，见表2。

表 2 各等级个体防护装备配备表

| | | 防护等级 | | | | | |
|---|---|---|---|---|---|---|---|
| | | A 级 | B 级 | | C 级 | | D 级 |
| | | | B1 级 | B2 级 | C1 级 | C2 级 | |
| 防护作用 | | ●IDLH 呼吸危害<br>●通过皮肤吸收的气体或蒸汽 | ●IDLH 呼吸危害<br>●腐蚀性皮肤危害 | ●IDLH 呼吸危害<br>●缺氧环境<br>●无皮肤危害 | ●非 IDLH 水平的呼吸危害<br>●皮肤危害 | ●非 IDLH 水平的呼吸危害<br>●无皮肤危害 | ●低于国家职业卫生标准规定的浓度限值且无皮肤危害 |
| 个体防护装备 | 呼吸防护 | ●携气式呼吸器 | ●携气式呼吸器 | | ●全面罩过滤式呼吸防护用品或动力送风过滤式呼吸器 | | ●随弃式颗粒物防护口罩 |
| | 皮肤防护 | ●气密型防护服 | ●喷射液体防护服<br>●化学防护手套<br>●化学防护靴 | ●颗粒物防护服<br>●乳胶手套 | ●泼溅液体防护服<br>●化学防护手套<br>●化学防护靴 | ●颗粒物防护服<br>●乳胶手套 | ●颗粒物防护服或工作服<br>●乳胶手套 |
| 选配器材 | | ●安全帽<br>●通讯器材<br>●制冷背心<br>●化学防护靴<br>●现场毒物快速检测仪 | ●安全帽<br>●通讯器材<br>●制冷背心<br>●现场毒物快速检测仪 | | ●安全帽<br>●通讯器材<br>●现场毒物快速检测仪 | | ●安全帽<br>●半面罩过滤式呼吸器<br>●防护眼罩<br>●化学防护手套 |
| 主要限制 | | ●携气式呼吸器<br>●热和体力负荷<br>●作业效能 | ●携气式呼吸器<br>●热和体力负荷<br>●作业效能 | | ●过滤元件<br>●热负荷<br>●作业效能 | | 无明显限制 |

6.2 根据现场危害情况评估结果，选配器材，应考虑装备与任务、装备与人员、装备与装备、装备与作业环境之间的匹配性。

6.3 卫生应急处置人员使用密合性面罩应经过适合性检验，确认匹配性，每年一次，如更换产品应重新进行检验。适合性的检验方法按照 GB 18664 的规定。

6.4 对皮肤危害的化学物暴露应进行皮肤防护，需要皮肤防护的化学物参见附录 A。

# 7 防护决策及配置

## 7.1 决策流程

突发中毒事件卫生应急处置防护决策流程，见图 2。

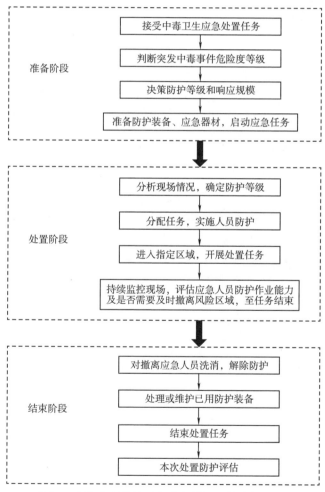

**图 2 突发中毒事件卫生应急处置防护决策流程**

### 7.2 防护决策

突发中毒事件卫生应急处置防护决策，见表3。

**表3 突发中毒事件卫生应急处置防护决策**

| 危险度 | | 热区 | | | | 温区 | | 冷区 |
|---|---|---|---|---|---|---|---|---|
| | | 存在通过皮肤吸收的气体或蒸气 | 腐蚀性皮肤损害 | 存在皮肤损害 | 无皮肤损害 | 存在皮肤损害 | 无皮肤损害 | |
| 一级 | | A | B1 | B1 | B2 | C1 | C2 | D |
| 二级 | 高毒或剧毒且暴露水平低 | A | B1 | C1 | C2 | C1 | C2 | D |
| | 中等毒或低毒且暴露水平高 | A | B1 | B2 | C2 | C1 | C2 | D |
| 三级 | | — | — | — | — | C1 | C2 | D |

注：如C1级或C2级防护中无适合过滤元件，应使用B1级防护（腐蚀性皮肤损害）或B2级防护（无皮肤损害）。冷区如可能二次接触污染物，应提高相应的防护等级。

### 7.3 个体防护配置

**7.3.1** 突发中毒事件卫生应急处置人员职责任务、工作区域和防护等级，见表4。

**表4 突发中毒事件卫生应急处置人员职责任务、工作区域和防护等级**

| 职责任务 | 工作区域 | | | 防护等级 | | | | 备注 |
|---|---|---|---|---|---|---|---|---|
| | 热区 | 温区 | 冷区 | A级 | B级 | C级 | D级 | |
| 现场指挥 | — | — | √ | — | — | — | √ | — |
| 现场采样、快速检测 | √ | √ | √ | √ | √ | √ | √ | — |
| 现场调查 | — | — | √ | — | — | — | √ | — |
| 样品运输 | — | — | √ | — | — | √ | √ | 可能二次接触污染物 |
| 实验室分析 | — | — | √ | — | √ | √ | √ | 可能二次接触污染物 |
| 健康监护 | — | — | √ | — | — | — | √ | — |
| 应急人员洗消 | — | √ | √ | — | √ | √ | √ | 可能二次接触污染物 |

续表

| 职责任务 | 工作区域 | | | 防护等级 | | | | 备注 |
|---|---|---|---|---|---|---|---|---|
| | 热区 | 温区 | 冷区 | A 级 | B 级 | C 级 | D 级 | |
| 污染物处理 | — | — | √ | √ | √ | √ | √ | 可能二次接触污染物 |
| 现场执法 | — | — | √ | — | — | — | √ | — |
| 检伤分类 | — | — | √ | √ | √ | √ | √ | 可能二次接触污染物 |
| 现场伤员洗消 | — | — | √ | √ | √ | √ | √ | 可能二次接触污染物 |
| 现场紧急医学处理 | — | — | √ | √ | √ | √ | √ | 可能二次接触污染物 |
| 伤员转运 | — | — | √ | — | — | √ | √ | 可能二次接触污染物 |
| 院内二次洗消 | — | — | √ | √ | √ | √ | √ | 可能二次接触污染物 |

注：“√”表示符合此类情况。

7.3.2　卫生应急处置人员根据突发中毒事件性质、危险度等级、任务分工确定其工作区域（热区、温区、冷区），选择不同的个体防护装备。

7.3.3　卫生应急处置人员防护要求见附录 B。

7.3.4　突发中毒事件卫生应急处置人员防护示例参见附录 C。

# 8　个体防护管理

## 8.1　培训

### 8.1.1　培训内容

机构应定期对从事突发中毒事件卫生应急处置的人员进行培训，培训内容应包括：

（1）突发中毒事件卫生应急相关的法律法规；

（2）机构个体防护相关管理规定；

（3）毒物的种类、理化性质、毒性、中毒临床表现和健康危害及基本急救处置等相关知识；

（4）突发中毒事件现场危险度评估和现场分区的原则和方法；

（5）个体防护装备的防护原理、组成、适用范围和局限性；

（6）个体防护装备的选配、使用、维护与储备的要求和方法，个体防护装备穿脱顺序见附录 D；

（7）个体防护装备综合运用技能和方法。

8.1.2　培训效果

培训后应评估个体防护培训效果，使用人员应达到以下要求：

（1）掌握突发中毒事件卫生应急相关的法律法规和管理规定；

（2）掌握选择、佩戴、脱除、使用和检测维护个体防护装备的知识和技能；

（3）具备在防护条件下安全实施处置作业的能力；

（4）掌握个体防护装备在使用过程中突发事故的紧急处理方法。

8.2 健康管理

8.2.1　应建立突发中毒事件卫生应急处置人员健康管理档案，包括体检报告、健康评估、现场处置及个体防护情况记录等。

8.2.2　宜定期对人员的个体防护装备使用能力进行医学评估，至少每年一次。

8.2.3　在处置过程中宜对卫生应急处置人员进行生理动态评估。

8.2.4　应对卫生应急处置人员进行职业、生活方式培训（专业技能培训和健康生活方式的教育）、营养干预、体能干预和心理干预。

8.3 装备管理

8.3.1　装备配备

机构应根据任务、个体防护装备的性能特征、人员数量等确定个体防护装备的配备种类和数量。根据个体情况配备适合型号，注意不同类型个体防护装备之间的匹配性，过滤元件宜选用多功能和综合防护的产品。突发中毒事件卫生应急分队个体防护装备配备方案见附录 E。

8.3.2　装备档案

应建立个体防护装备相关档案，包括：

（1）个体防护装备清单，宜包括个体装备储存位置、购买时间、品牌、规格、型号、生产日期、有效期、数量等；

（2）个体防护装备出入库记录；

（3）个体防护装备维护保养、报废记录，宜包括个体防护装备维护保养的内容、日期、有效期、报废日期等；

（4）使用人员适合性检验记录；

（5）个体防护装备使用记录。

### 8.3.3　装备维护

8.3.3.1　机构应定期对个体防护装备进行检查和维护。

8.3.3.2　按照个体防护装备使用说明书，由受过培训的人员实施检查和维护，对使用说明书未包括的内容，应向生产者或经销者咨询。

8.3.3.3　个体防护装备应在有效期内使用。

8.3.3.4　个体防护装备检查过程中发现失效应按废弃处理。

8.3.3.5　呼吸防护用品的维护按照 GB/T 18664 规定执行。

8.3.3.6　化学防护服的维护按照 GB/T 24536 规定执行。

### 8.3.4　装备的清洗与消毒

8.3.4.1　个体防护装备使用后应清洗和消毒。

8.3.4.2　对可更换过滤元件的个体防护装备，清洗前应将过滤换元件取下。

8.3.4.3　应按使用产品说明书要求清洗个体防护装备，如有污染物宜交付专业技术机构清洗。

### 8.3.5　储存

8.3.5.1　个体防护装备应储存在清洁、干燥、无污染、无阳光直射和无腐蚀的场所。

8.3.5.2　应根据个体防护装备产品说明存放。

8.3.5.3　个体防护装备宜储存在封闭包装内。

8.3.5.4　个体防护装备应处于可用状态，标识清楚，方便取用。

8.3.5.5　已使用和未使用的个体防护装备宜分开存放。

### 8.3.6　废弃管理

8.3.6.1　已使用的防毒过滤元件宜按一次性用品废弃处理。

8.3.6.2　个体防护装备应按照装备说明书或相关要求废弃。

# 附录 A （资料性附录）需要皮肤防护的常见化学物

需要皮肤防护的常见化学物见表 A.1。

表 A.1　需要皮肤防护的常见化学物

| 序号 | 英文名称 | 中文名称 | CAS 号 | 危害 |
|---|---|---|---|---|
| 1 | 1,1,2,2—tetrachloroethane | 1,1,2,2—四氯乙烷 | 79—34—5 | 有毒，肝；中枢神经系统；消化系统 |
| 2 | 1,1,2—trichloroethane | 1,1,2—三氯乙烷 | 79—00—5 | 有害，中枢神经系统；肝 |
| 3 | 1,1—dimethylhydrazine | 1,1—二甲基肼 | 57—14—7 | 刺激性；肿瘤 |
| 4 | 1,3—dichloropropene | 1,3—二氯丙烯 | 542—75—6 | 刺激性 |
| 5 | cis—1,4—dichloro—2—butene | 1,4—二氯—2—丁烯 | 1476—11—5 | 癌；刺激性 |
| 6 | 2,4,6—trinitrotoluene（TNT） | 2,4,6—三硝基甲苯 | 118—96—7 | 刺激性；肝；血液 |
| 7 | 2—butoxyethanol（EGBE） | 2—丁氧基乙醇 | 111—76—2 | 刺激性；中枢神经系统 |
| 8 | 2—chloropropionic acid | 2—氯丙酸 | 598—78—7 | 刺激性；生殖系统 |
| 9 | 2—diethylaminoethanol | 2—二乙氨基乙醇 | 100—37—8 | 刺激性；中枢神经系统 |
| 10 | 2—ethoxyethanol（cellosolve acetate） | 2—乙氧基乙醇 | 110—80—5 | 生殖系统 |
| 11 | 2—methoxyethanol（methyl cellosolve） | 2—甲氧基乙醇 | 109—86—4 | 生殖系统 |
| 12 | 2—methoethyl acetate（methyl cellosolve acetate） | 2—乙酸（2—甲氧基乙基酯） | 110—49—6 | 生殖系统 |
| 13 | 2—dibutylaminoethanol | 2—二丁氨基乙醇 | 102—81—8 | 生殖系统 |
| 14 | 2—N—dibutylamino ethanol | 2—N—二丁氨基乙醇 | 102—81—8 | 刺激性；类胆碱能 |

续表

| 序号 | 英文名称 | 中文名称 | CAS 号 | 危害 |
|---|---|---|---|---|
| 15 | 3,3—dichlorobenzidine | 3,3—二氯联苯胺 | 91—94—1 | 刺激性；皮炎 |
| 16 | Acetone cyanohydrin | 2—氰基 2—羟基丙烷 | 75—86—5 | 中枢神经系统；缺氧 |
| 17 | Acrolein | 丙烯醛 | 107—02—8 | 高毒，刺激性；肺水肿 |
| 18 | Acrylamide | 丙烯酰胺 | 79—06—1 | 有害，中枢神经系统；皮炎 |
| 19 | Acrylic acid | 丙烯酸 | 79—10—7 | 有毒，腐蚀性；刺激性；生殖系统 |
| 20 | Acrylonitrile | 丙烯腈 | 107—13—1 | 有毒，癌 |
| 21 | Adiponitrile | 己二腈 | 111—69—3 | 有害，肺 |
| 22 | Aldrin | 艾氏剂 | 309—00—2 | 肝 |
| 23 | Allyl alcohol | 烯丙醇 | 107—18—6 | 高毒，刺激性 |
| 24 | Ammonium erfluorooctanoate | 全氟辛酸铵 | 3825—26—1 | 肝 |
| 25 | Aniline | 苯胺 | 62—53—2 | 有毒，缺氧 |
| 26 | o—Anisidine | 邻茴香胺 | 90—04—0 | 缺氧症 |
| 27 | Azinphos—methyl | 甲基谷硫磷 | 86—50—0 | 有毒，类胆碱能 |
| 28 | Benzene | 苯 | 71—43—2 | 有毒，癌 |
| 29 | Benzidine | 对二氨基联苯 | 92—87—5 | 癌 |
| 30 | Benzotrichloride | 三氯甲基苯 | 98—07—7 | 刺激性；癌 |
| 31 | Bromoform | 三溴甲烷 | 75—25—2 | 刺激性；肝 |
| 32 | Butanol | 丁醇 | 71—36—3 | 有害，刺激性；耳毒性；视觉 |
| 33 | Butylamine | 丁胺 | 109—73—9 | 腐蚀性损害，刺激性 |
| 34 | o—sec—Butylphenol | 邻仲丁基苯酚 | 89—72—5 | 刺激性 |
| 35 | Captafol | 敌菌丹 | 2425—06—1 | 皮炎；致敏 |
| 36 | Carbon disulfide | 二硫化碳 | 75—15—0 | 有毒，心血管系统；中枢神经系统；神经 |

| 序号 | 英文名称 | 中文名称 | CAS 号 | 危害 |
|---|---|---|---|---|
| 37 | Carbon tetrachloride | 四氯化碳 | 56—23—5 | 有毒，肝；癌 |
| 38 | Catechol | 邻苯二酚 | 120—80—9 | 刺激性；中枢神经系统；皮炎 |
| 39 | Chlordane | 氯丹 | 57—74—9 | 有毒，抽搐；肝 |
| 40 | Chlorinated camphene | 氯化茨烯 | 8001—35—2 | 抽搐；肝 |
| 41 | Chloroacetyl chloride | 氯乙酰氯 | 79—04—9 | 有毒，腐蚀性；刺激性；肺 |
| 44 | Chlorodiphenyl | 多氯联苯 | 53469—21—9 | 刺激性；氯痤疮；肝 |
| 45 | Chloroprene | 氯丁二烯 | 126—99—8 | 有害，刺激性；中枢神经系统；肝；血液 |
| 46 | Chlorpyrifos | 毒死蜱 | 2921—88—2 | 类胆碱能 |
| 47 | m—Cresol | 间甲酚 | 108—39—4 | 有毒，腐蚀性；皮炎；刺激性；中枢神经系统 |
| 48 | Crotonaldehyde | 巴豆醛 | 4170—30—3 | 刺激性 |
| 49 | Cumene | 异丙苯 | 98—82—8 | 有害，刺激性；中枢神经系统 |
| 50 | Cyanamide | 氰化氨 | 420—04—2 | 高毒，缺氧 |
| 51 | Cyclohexanol | 环己醇 | 108—93—0 | 有害，刺激性；中枢神经系统 |
| 52 | Cyclohexanone | 环己酮 | 108—94—1 | 有害，刺激性；肝 |
| 53 | Cyclonite | 三次甲基三硝基胺（黑索今） | 121—82—4 | 刺激性；中枢神经系统；肝；血液 |
| 54 | Decaborane | 葵硼烷 | 17702—41—9 | 中枢神经系统；肺功能 |
| 55 | Demeton | 内吸磷 | 8065—48—3 | 类胆碱能 |
| 56 | Diazinon | 二嗪农 | 333—41—5 | 类胆碱能 |
| 57 | Dibutyl phenyl phosphate | 磷酸二丁基苯酯 | | 刺激性；类胆碱能 |

| 序号 | 英文名称 | 中文名称 | CAS 号 | 危害 |
|---|---|---|---|---|
| 58 | Dichlorodiphenyltri— chloroethane（DDT） | 滴滴涕，二氯二苯三氯乙烷（DDT） | 50—29—3 | 刺激性；肝；肾 |
| 59 | Dichloroethyl ether | 二氯乙醚 | 111—44—4 | 有毒，癌；刺激性；肺 |
| 60 | Dichlorvos | 敌敌畏 | 62—73—7 | 类胆碱能 |
| 61 | Dicrotophos | 百治磷 | 141—66—2 | 类胆碱能 |
| 62 | Dieldrin | 敌氏剂 | 60—57—1 | 肝；中枢神经系统 |
| 63 | Diethanolamine | 二乙醇胺 | 111—42—2 | 刺激性，肝；肾；血液 |
| 64 | Diethylamine | 二乙胺 | 109—89—7 | 腐蚀性损害，刺激性 |
| 65 | Diethylene triamine | 二乙撑三胺 | 111—40—0 | 刺激性；致敏性 |
| 66 | Diisopropylamine | 二异丙胺 | 108—18—9 | 有害，致敏性；视力；刺激性 |
| 67 | Dimethyl acetamide | 二甲基乙酰胺 | 127—19—5 | 有害，生殖系统；肝 |
| 68 | Dimethyl sulfate | 硫酸二甲酯 | 77—78—1 | 刺激性 |
| 69 | N，N— Dimethylaniline | N，N—二甲基苯胺 | 121—69—7 | 有毒，缺氧症；神经毒素 |
| 70 | Dimethylformamide | N，N—二甲基甲酰胺 | 68—12—2 | 有害，肝 |
| 71 | o—Dinitrobenzene | 邻二硝基苯 | 528—29—0 | 缺氧症 |
| 72 | Dinitro —o—cresol | 4,6 —二硝基邻甲酚 | 534—52—1 | 代谢失调 |
| 73 | Dinitrotoluene | 二硝基甲苯 | 25321—14—6 | 有毒，心血管系统；生殖系统；缺氧症；肝 |
| 74 | Dioxane | 二噁烷 | 123—91—1 | 有害，刺激性；肝；肾 |
| 75 | Dipropylene glycol methyl ether | 二丙二醇甲醚 | 34590—94—8 | 刺激性；中枢神经系统 |

| 序号 | 英文名称 | 中文名称 | CAS 号 | 危害 |
|------|----------|----------|--------|------|
| 76 | Endrin | 异狄氏剂 | 72—20—8 | 中枢神经系统；肝 |
| 77 | Epichlorohydrin | 表氯醇 | 106—89—8 | 有毒，癌；刺激性；肝；肾 |
| 78 | EPN | 苯硫磷 | 2104—64—5 | 类胆碱能 |
| 79 | Ethyl acrylate | 丙烯酸乙酯 | 140—88—5 | 有害，刺激性；致敏性 |
| 80 | Ethylene chlorohydrin | 2—氯乙醇 | 107—07—3 | 高毒，刺激性；肝；肾；消化系统；心血管系统；中枢神经系统 |
| 81 | Ethylene glycol dinitrate | 乙二醇二硝酸酯 | 628—96—6 | 心血管系统 |
| 82 | N—Ethylmorpholine | N—乙基吗啉 | 100—74—3 | 刺激性；视觉 |
| 83 | Formaldehyde | 甲醛 | 50—00—5 | 致敏性；癌 |
| 84 | Furfural | 糠醛 | 98—01—1 | 有毒，刺激性 |
| 85 | Furfuryl alcohol | 糠醇 | 98—00—0 | 有毒，刺激性 |
| 86 | Heptachlor | 七氯 | 76—44—8 | 中枢神经系统；肝；血液 |
| 87 | Hexachloroethane | 六氯乙烷 | 67—72—1 | 刺激性；肝；肾 |
| 88 | Hexachloronaphthalene | 六氯萘 | 1335—87—1 | 肝；氯痤疮 |
| 89 | Hexafluoroacetone | 六氟丙酮 | 684—16—2 | 生殖系统；肾 |
| 90 | Hydrazine | 无水肼 | 302—01—2 | 有毒，腐蚀性；癌；刺激性；肝 |
| 91 | Hydrogen cyanide | 氰化氢（氢氰酸） | 74—90—6 | 高毒，中枢神经系统；刺激性；缺氧症；肺；甲状腺 |
| 92 | Isooctyl alcohol | 异辛醇 | 26952—21—6 | 刺激性 |
| 93 | Isophorone diisocyanate | 异佛尔酮二异氰酸酯 | 4098—71—9 | 有毒，皮炎；肺气肿；致敏性 |
| 94 | Lindane | 六氯化苯（林丹） | 58—89—9 | 中枢神经系统；肝 |

续表

| 序号 | 英文名称 | 中文名称 | CAS 号 | 危害 |
|------|---------|---------|--------|------|
| 95 | Malathion | 马拉硫磷 | 121—75—5 | 类胆碱能；中枢神经系统；神经病；视力 |
| 96 | Mercury（organic and inorganic） | 汞（有机和无机） | 7439—97—6 | 有毒，肾；神经系统；视觉；生殖系统；消化 |
| 97 | Methanol | 甲醇 | 67—56—1 | 有毒，视力；神经系统 |
| 98 | Methacrylic acid | 2—甲基丙烯酸 | 79—41—4 | 腐蚀刺激性 |
| 99 | Methyl acrylate | 丙烯酸甲酯 | 96—33—3 | 有害，刺激性 |
| 100 | Methyl bromide | 溴甲烷 | 74—83—9 | 有毒，腐蚀性；肺水肿；神经毒；中枢神经系统 |
| 101 | Methyl hydrazine | 甲基肼 | 60—34—4 | 有毒，刺激性；肝 |
| 102 | Methyl iodide | 碘甲烷 | 74—88—4 | 有毒，腐蚀性；癌；中枢神经系统；刺激性 |
| 103 | Methyl isobutyl carbinol | 甲基异丁基甲醇 | 108—11—2 | 刺激性；贫血 |
| 104 | Methyl isocyanate | 异氰酸甲酯 | 624—83—9 | 高毒，刺激性；肺水肿；致敏性 |
| 105 | Methylene chloride | 二氯甲烷 | 75—09—2 | 中枢神经系统；缺氧；癌 |
| 106 | Methylacrylonitrile | 甲基丙烯腈 | 126—98—7 | 刺激性；中枢神经系统 |
| 107 | Methylcyclohexanone | 甲基环己酮 | 108—87—2 | 刺激性；昏迷 |
| 108 | Morpholine | 吗啉 | 110—91—8 | 腐蚀性，有害；刺激性；视力 |
| 109 | Naphthalene | 萘 | 91—20—3 | 腐蚀性，刺激性；眼球；血液 |
| 110 | Nicotine | 尼古丁 | 54—11—5 | 高毒；心血管系统；消化系统；中枢神经系统 |

续表

| 序号 | 英文名称 | 中文名称 | CAS 号 | 危害 |
|---|---|---|---|---|
| 111 | p—Nitrioaniline | 对硝基苯胺 | 100—01—6 | 发绀；缺氧症；肝；神经毒素；刺激性；皮炎 |
| 112 | Nitrobenzene | 硝基苯 | 98—95—3 | 有毒，发绀；缺氧症；肝；神经毒；刺激性；皮炎 |
| 113 | p—Nitrochlorobenzene | 对硝基氯苯 | 100—00—5 | 缺氧症；血液；肝 |
| 114 | Nitroglycerine | 硝化甘油 | 55—63—0 | 心血管系统 |
| 115 | o—Nitrotoluene | 邻硝基甲苯 | 88—72—2 | 有毒，缺氧症；发绀 |
| 116 | Octachloronaphthalene | 八氯代萘 | 2234—13—1 | 肝；皮炎 |
| 117 | Paraquat | 百草枯 | 1910—42—5 | 肺水肿；肾；肝；肺纤维化 |
| 118 | Parathion | 对硫磷 | 56—38—2 | 有毒，类胆碱能 |
| 119 | Pentachloronaphthalene | 五氯萘 | 1321—64—8 | 氯痤疮；肝；中枢神经系统 |
| 120 | Pentachlorophenol | 五氯酚 | 87—86—5 | 有毒，刺激性；中枢神经系统；心血管系统 |
| 121 | Phenol | 苯酚 | 108—95—2 | 有毒，腐蚀性；刺激性；中枢神经系统；血液 |
| 122 | p —Phenylene diamine | 对苯二胺 | 106—50—3 | 刺激性，肝 |
| 123 | Phenylhydrazine | 苯肼 | 100—63—0 | 皮炎；贫血 |
| 124 | Phosdrin（mevinphos） | 速灭磷 | 7786—34—7 | 类胆碱能 |
| 125 | Picric acid | 苦味酸 | 88—89—1 | 有毒，皮炎；刺激性；视觉；致敏性 |
| 126 | Propanol | 丙醇 | 71—23—8 | 有害，刺激性；昏迷 |
| 127 | Propylene imine | 甲基吖丙啶 | 75—55—8 | 刺激性；中枢神经系统 |

续表

| 序号 | 英文名称 | 中文名称 | CAS 号 | 危害 |
|---|---|---|---|---|
| 128 | Sodium azide | 叠氮酸 | 26628—22—8 | 中枢神经系统；心血管系统；肺 |
| 129 | Sodium fluoroacetate | 氟乙酸钠盐 | 62—74—8 | 中枢神经系统；心血管系统 |
| 130 | TEDP（sulfotep） | 硫普特 | 3689—24—5 | 类胆碱能 |
| 131 | TEDP（tetraethyl pyrophosphate） | 四乙基焦磷酸酯 | 107—49—3 | 类胆碱能 |
| 132 | Tert—butyl chromate | 叔丁基铬酸盐 | 1189—85—1 | 刺激性；肺 |
| 133 | Tetrachloronaphthalene | 四氯萘 | 1335—88—2 | 肝 |
| 134 | Tetraethyl lead | 四乙基铅 | 78—00—2 | 中枢神经系统 |
| 135 | Tetramethyl lead | 四甲基铅 | 75—74—1 | 中枢神经系统 |
| 136 | Tetramethyl succinonitrile | 四甲基琥珀腈 | 3333—52—6 | 中枢神经系统 |
| 137 | Tetryl（2,4,6—trinitrophenylmethyl nitramine） | 2,4,6—三硝基苯甲硝胺 | 479—45—8 | 刺激性；肝；皮炎 |
| 138 | Thallium | 铊 | 7440—28—0 | 刺激性；中枢神经系统；心血管系统 |
| 139 | Thioglycolic acid | 巯基乙酸 | 68—11—1 | 刺激性；肺 |
| 140 | Tin（organic compounds） | 锡（有机化合物） | 7440—31—5 | 中枢神经系统；免疫毒；刺激性 |
| 141 | Toluenen | 甲苯 | 108—88—3 | 有害，中枢神经系统 |
| 142 | m—Toluidine | 间甲苯胺 | 108—44—1 | 有毒，肝；肾；血液 |
| 143 | Trichloronaphthalene | 三氯萘 | 1321—65—9 | 肝 |
| 144 | m—Xylene | 间二甲苯 | 108—38—3 | 有害，刺激性 |
| 145 | Xylidine | 二甲基苯胺 | 1300—73—8 | 缺氧症；肝；肾 |

# 附录 B （规范性附录）
# 卫生应急处置人员的个体防护要求

## B.1 现场调查人员的个体防护

### B.1.1 经呼吸道和皮肤途径

B.1.1.1 中毒事件现场存在下列情形之一者，应选用携气式空气呼吸器、相应类别的防护服、防护手套和防护靴：

（1）空气毒物浓度超过 IDLH；

（2）毒物泄漏未得到有效控制；

（3）出现昏迷 / 死亡病例或死亡动物，未经开放通风的密闭或半密闭空间；

（4）空气中氧含量低于 18%（海平面）；

（5）出现昏迷 / 死亡病例或死亡动物，毒物类别尚不明确的现场。

B.1.1.2 进入已经开放通风的中毒事件现场，其空气毒物浓度高于该类别毒物的工作场所空气中最高容许浓度，且低于 IDLH 时，应选用相应类别的全面罩过滤式呼吸防护器、相应类别的防护服、防护手套和防护靴。

B.1.1.3 进入已经开放通风的中毒事件现场，其空气毒物浓度低于该类别毒物的工作场所空气中最高容许浓度时，对穿戴个体防护装备无特殊要求。

### B.1.2 经口途径

现场调查人员开展流行病学调查工作时，对穿戴个体防护装备无特殊要求。

### B.1.3 经呼吸道、皮肤和经口混合接触途径

现场调查人员的个体防护原则见 B.1.1。

## B.2 现场采样人员的个体防护

### B.2.1 经呼吸道和皮肤途径

现场采样人员的个体防护原则见 B.1.1。

B.2.2　经口途径

B.2.2.1　现场采集化学毒物原料时，应选用相应类别的全面罩过滤式呼吸防护器、相应类别的防护服、防护手套和防护靴。

B.2.2.2　采集可疑中毒食品样品时，应选用随弃式颗粒物防护口罩、防护手套，对防护服和防护靴无特殊要求。

B.2.3　经呼吸道、皮肤和经口混合接触途径

现场采样人员的个体防护原则见 B.1.1。

B.3　医疗救援人员的个体防护

B.3.1　现场医疗救援人员在给皮肤污染的中毒患者进行检伤、洗消处置时，应选用相应类别的全面型呼吸防护器、相应类别的防护服、防护手套和防护靴。

B.3.2　在现场医疗救治区开展工作时，对穿戴个体防护装备无特殊要求。

# 附录 C　（资料性附录）
# 突发中毒事件卫生应急处置人员防护示例

## C.1　一氧化碳

进入一氧化碳浓度较高的环境（例如煤气泄漏未得到控制的事故现场热区或一氧化碳浓度高于 1500mg/m³ 的环境），采用 B 级防护的呼吸防护，即携气式呼吸器，并佩戴一氧化碳报警器。

进入煤气泄漏事故现场温区，未开放通风的生活取暖、汽车尾气等突发中毒事件现场，使用全面罩防毒面具配适用的过滤元件，并佩戴一氧化碳气体报警器。

进入已经开放通风的生活取暖、汽车废气等突发中毒事件现场进行调查和医疗救援时采用 D 级防护。现场处置人员在进行井下和坑道救援和调查时，应系好安全带绳，佩戴一氧化碳报警器，并携带通讯工具。

一氧化碳中毒事件现场个体防护装备选配汇总见表 C.1。

表 C.1　突发一氧化碳中毒事件现场个体防护装备选配汇总

| 防护类型 | 个体防护装备说明 | |
| --- | --- | --- |
| | B 级 | C 级 |
| 呼吸防护 | 携气式呼吸器 | 全面罩防毒面具，过滤元件满足以下要求：一氧化碳和颗粒物的综合防护过滤元件或含一氧化碳的多用气体和颗粒物的多功能综合防护过滤元件。如：<br>● 符合 GB 2890—2009 的防护含 CO 和至少 P2 级别的颗粒物（含白＋粉色标色）；<br>● CE 认证防护含 CO 和 P3 级别的颗粒物；<br>● NIOSH 认证防护含 CO 和 P80 级别的颗粒物 |
| 皮肤防护 | 颗粒物防护服或工作服 | |
| 报警器 | 一氧化碳报警器、氧气报警器 | |
| 其他 | 安全帽、安全绳、通讯器材 | |

## C.2　氨

进入氨气浓度较高的环境内（如出现因毒物造成人员或动物昏迷 / 死亡的氨气泄漏热区或氨气浓度高于 360mg/m³），采用 A 级防护，即携气式呼吸器和气密型防护服，并携带氨气气体报警器。

进入氨气泄漏温区，或氨气浓度在 30~360mg/m³，采用 C 级防护，即配适合过滤元件的全面罩防毒面具、泼溅液体防护服、化学防护手套和化学防护靴，并佩戴氨气气体报警器。

进入已经开放通风，且氨气浓度低于 30mg/m³ 的环境，采用 D 级防护。

卫生应急人员为液氨 / 高浓度氨气灼伤患者洗消时，采用 C 级防护，即全面罩防毒面具配适合的过滤元件、泼溅液体防护服、化学防护手套和化学防护靴。

救治中毒患者采用 D 级防护，穿颗粒物防护服或工作服，戴乳胶或化学防护手套和防护眼罩。

氨突发中毒事件个体防护装备选配汇总见表 C.2。

表 C.2　突发氨中毒事件现场个体防护装备选配汇总

| 防护类型 | 个体防护装备说明 | | |
| --- | --- | --- | --- |
| | A 级 | C 级 | D 级 |
| 呼吸防护 | 携气式呼吸器 | 全面罩防毒面具，过滤元件满足以下要求：氨气和颗粒物的综合防护过滤元件，或包括氨气在内的多用气体和颗粒物的多功能综合防护过滤元件。如：<br>● 符合 GB 2890—2009 的防含 K 类气体和至少 P2 级别的颗粒物（含绿 + 粉色标色）；<br>● CE 认证防含 K 类气体和 P3 级别的颗粒物；<br>● NIOSH 认证防含碱性气体和 P80 级别的颗粒物 | 随弃式颗粒物防护口罩 |
| 皮肤防护 | 气密型防护服、化学防护手套、化学防护靴 | 泼溅液体防护服，化学防护手套和化学防护靴 | 颗粒物防护服或工作服，乳胶或化学防护手套 |
| 气体报警 | | 氨气报警器 | 不需要 |

## C.3　苯及苯系物

进入苯及苯系物生产、使用、储存等事故现场时，出现因毒物人员死亡或空气苯浓度超过 9800mg/m$^3$（甲苯浓度超过 7700mg/m$^3$，二甲苯浓度超过 4400mg/m$^3$），采用 A 级防护，即携气式呼吸器和气密型防护服。

空气中苯浓度在 8~9800mg/m$^3$（甲苯浓度在 80~7700mg/m$^3$，二甲苯浓度在 80~4400mg/m$^3$），采用 C 级防护，即全面罩防毒面具配适合的过滤元件、泼溅液体防护服、化学防护手套和化学防护靴。

中毒事件现场已经开放通风，空气中苯浓度在 8mg/m$^3$ 以下，现场卫生应急处置人员事件调查和医疗救治时，采用 D 级防护。

苯及苯系物突发中毒事件个体防护装备选配汇总见表 C.3。

表 C.3　突发苯及苯系物中毒事件个体防护装备选配汇总

| 防护类型 | 个体防护装备说明 | | |
| --- | --- | --- | --- |
| | A 级 | C 级 | D 级 |
| 呼吸防护 | 携气式呼吸器 | 全面罩防毒面具，过滤元件满足以下要求：<br>有机蒸气和颗粒物的综合防护过滤元件，或包括有机蒸气在内的多用气体和颗粒物的多功能综合防护过滤元件。如：<br>● 符合 GB 2890—2009 的防含 A 类气体和至少 P2 级别的颗粒物（含绿 + 粉色标色）；<br>● CE 认证防含 A 类气体和 P3 级别的颗粒物；<br>● NIOSH 认证防含有机蒸气和 P80 级别的颗粒物 | 随弃式颗粒物防护口罩 |
| 皮肤防护 | 气密型防护服、化学防护手套、化学防护靴 | 泼溅液体防护服、化学防护手套、化学防护靴 | 颗粒物防护服或工作服，乳胶或化学防护手套 |

## C.4　硫化氢

进入硫化氢浓度较高的环境（出现因毒物造成人员或动物昏迷 / 死亡的环境，或者硫化氢浓度高于 430mg/m$^3$），采用 B 级呼吸防护，即携气式呼吸器，并佩戴硫化氢报警器，颗粒物防护服或工作服。硫化氢浓度在 8~430mg/m$^3$ 采用 C 级呼吸防护，即配适合过滤元件的全面罩防毒面具，并佩戴硫化氢气体报警器，颗粒物防护服或工作服。

进入已经开放通风，且硫化氢浓度低于 8mg/m$^3$，对防护服穿戴无特殊要求。现场卫生应急处置人员进行井下、坑道调查和救援时，必须系好安全绳，佩戴硫化氢报警器，并携带通讯工具。

硫化氢突发中毒事件个体防护装备选配汇总见表 C.4。

**表 C.4　突发硫化氢中毒事件个体防护装备选配汇总表**

| 防护类型 | 个体防护装备说明 | |
| --- | --- | --- |
| | **B 级** | **C 级** |
| 呼吸防护 | 携气式呼吸器 | 全面罩防毒面具，过滤元件满足以下要求：硫化氢和颗粒物的综合防护过滤元件，或包括硫化氢在内的多用气体和颗粒物的多功能综合防护过滤元件。如：<br>● 符合 GB 2890—2009 的防含硫化氢气体至少 P2 级别的颗粒物（含蓝 + 粉色标色）；<br>● CE 认证防含 E 类气体和 P3 级别的颗粒物；<br>● NIOSH 认证防含酸性气体和 P80 级别的颗粒物 |
| 皮肤防护 | 颗粒物防护服或工作服 | |
| 气体报警 | 硫化氢气体报警器 | |
| 其他 | 安全绳、通讯工具 | |

## C.5　氰化物

进入氰化氢中毒的事件现场，如出现毒物造成人员或动物昏迷 / 死亡，或空气中氰化氢浓度高于 $50mg/m^3$，采用 A 级防护，即携气式呼吸器和气密型防护服，并携带氰化氢气体报警器。

进入已经开放通风，空气中氰化氢浓度低于 $50mg/m^3$ 的现场，采用 C 级防护，即配适合过滤元件的全面罩防毒面具、泼溅液体防护服、化学防护手套和化学防护靴。

现场调查和处理经口途径中毒事件时，采用 D 级防护。现场采集可疑中毒食品样品时采用 D 级防护。

医疗救护人员在现场医疗区救治中毒患者时，采用 D 级防护。卫生应急人员为皮肤污染氰化物中毒患者洗消时采用 C 级防护，即配适合过滤元件的全面罩防毒面具、泼溅液体防护服、化学防护手套和化学防护靴。

氰化物突发中毒事件个体防护装备选配汇总见表 C.5。

表 C.5　突发氰化物中毒事件个体防护装备选配汇总表

| 防护类型 | 个体防护装备说明 | | |
| --- | --- | --- | --- |
| | A 级 | C 级 | D 级 |
| 呼吸防护 | 携气式呼吸器 | 全面罩防毒面具，过滤元件满足以下要求：氰化氢和颗粒物的综合防护过滤元件，或包括氰化氢在内的多用气体和颗粒物的多功能综合防护过滤元件。如：<br>● 符合 GB 2890—2009 的含 B 类气体和至少 P2 级别的颗粒物（含灰 + 粉色标色）；<br>● CE 认证防含 B 类气体和 P3 级别的颗粒物；<br>● 符合美国特定标准的含氰化氢和 P80 级别的颗粒物 | 不需要或随弃式防颗粒物口罩，过滤效率满足以下要求：<br>● 满足 GB 2626—2006 的至少 KN95 级别；<br>● CE 认 证 至 少 FFP2 级别；<br>● NIOSH 认证至少 N95 级别 |
| 皮肤防护 | 气密型防护服、化学防护手套、化学防护靴 | 泼溅液体防护服、化学防护手套、化学防护靴 | 颗粒物防护服或工作服，乳胶或化学防护手套 |
| 眼睛防护 | | 已包括 | 防护眼罩 |
| 气体报警 | | 氰化氢报警器 | 不需要 |

## C.6　亚硝酸盐

卫生应急处置人员调查和处理亚硝酸盐中毒事件时，采用 D 级防护。卫生应急人员在现场救治中毒患者时，采用 D 级防护。

亚硝酸盐突发中毒事件个体防护装备选配汇总见表 C.6。

表 C.6　突发亚硝酸盐中毒事件个体防护装备选配汇总表

| 防护类型 | 个体防护装备说明 |
| --- | --- |
| | D 级 |
| 呼吸防护 | 随弃式颗粒物防护口罩 |
| 皮肤防护 | 颗粒物防护服或工作服 |

# 附录 D （规范性附录）
# 突发中毒事件卫生应急处置人员个体防护装备穿脱顺序

## D.1　一般要求

D.1.1　应严格参照个体防护服装说明书要求穿戴。

D.1.2　在脱除个体防护装备时，应按照说明书要求，顺序脱除。

D.1.3　脱除后的防护装备采取洗消处理，避免发生环境危害事件。

## D.2　个体防护装备的正确穿脱顺序（以 A 级、C 级防护装备为例）

### D.2.1　A 级防护装备

D.2.1.1　着装时应有另外一人协助，使用没有尖锐边缘的稳固椅子或凳子。在室外或地面较粗糙时，地面上应铺一张地垫，以避免损坏防护服。

D.2.1.2　在着装前应对气密型防护服表面和各个连接处仔细检查，确保服装无破损痕迹。确保内层手套（如配备）完全嵌入外层手套（如配备）内。如环境温度低，还应在防护服目视镜里面涂上防雾剂。

D.2.1.3　检查携气式呼吸器气瓶及其连接，确认连接严密无泄漏。排气阀的内部和外部均没有罩子、塞子或泡沫填料。

D.2.1.4　防护服内穿长衣裤，去除首饰和可能损坏防护服的物品（如钢笔、钥匙圈、证件、手机、刀等）。

D.2.1.5　A 级防护装备的穿戴顺序如下：

（1）将鞋脱掉，把袜子套在裤脚上，将双脚放入外套靴内。

（2）坐下，将脚插入防护服的裤筒并伸入到袜靴（如配备）内。在提拉防护服时，腿部向前伸到最大幅度，穿上防化靴。如防化靴配备裤管门襟，先将靴子的裤管门襟向上翻起，再穿上防化靴。然后将裤管门襟尽量向下翻，盖住防化靴。

（3）站起，继续将防护服往臀部上拉，系上并调整防护服的腰带

（如配备），直至舒适贴合；

（4）背起携气式呼吸器；

（5）打开呼吸器阀门，检查压力，确定供气系统工作正常后佩戴面罩并检查其密合性；佩戴防护头盔和通讯设备（如配备）。

（6）将呼吸器面罩和供气系统连接，并确认呼吸器正常工作。

（7）在助手协助下将手臂和头放入防护服里，确保手已在手套内，助手将防护服拉起并覆盖背部气瓶及头部，确保无排气阻碍；

（8）助手拉上拉链，再合上拉链覆盖，检查拉链及拉链覆盖是否密合，面罩视野是否清晰，所有空气管路是否通畅。

D.2.1.6　A级防护装备的脱除顺序如下：

（1）如防护服被污染或怀疑被污染，在脱除防护服前穿着者必须先进行现场洗消；

（2）应确保气瓶尚有足够空气离开工作现场，继续使用携气式呼吸器直到脱下防护服；

（3）脱除装备需要有另外一个人帮助，助手应根据现场情况穿戴一定级别的防护装备；

（4）由助手打开拉链覆盖，拉开拉链，帮助穿戴者将防护服从头部脱至肩部，将袖子从手臂上脱下，不得接触防护服内部；

（5）脱下呼吸器面罩，关闭气源；

（6）将防护服拉到臀部以下并坐下，解开腰带（如配备），助手协助脱去穿戴的外靴，脱去腿上的防护服并将防护服带离脱衣区域，放入指定容器内；

（7）脱除携气式呼吸器。

D.2.2　C级防护装备

D.2.2.1　可使用没有尖锐边缘的稳固椅子或凳子。如在室外或地面较粗糙，地面上应铺一张地垫以避免损坏防护服。

D.2.2.2　检查防护服标签确定尺码，检查表面是否有破损，确认其完好；

D.2.2.3　检查过滤式空气呼吸器（全面罩）外观，按照产品说明安装滤盒；

D.2.2.4　过滤式呼吸器面罩喷涂防雾剂（如有必要）；

D.2.2.5　去除首饰和可能损坏防护服的物品（如钢笔、钥匙圈、证件、手机、刀等）。

D.2.2.6　C级防护装备的穿戴顺序如下：

（1）脱去鞋子；

（2）穿防护服，只穿到腰部位置；

（3）佩戴过滤式呼吸器，检查佩戴后气密性；

（4）穿防护服袖子，戴帽子，不能将头发漏在外面；

（5）穿防化靴；

（6）戴防护手套。

D.2.2.7　C级防护装备的脱除顺序如下：

（1）摘帽子，脱除防护服；

（2）连同防护服一同脱去防化靴和防化手套，脱的过程中手不能触摸到防护服及防护手套、防化靴的外表面；

（3）从后面摘掉过滤式空气呼吸器；

（4）脱除的防护装备放入指定容器内。

# 附录 E　（规范性附录）
## 突发中毒事件卫生应急分队个体防护装备配备方案

### E.1　概述

突发中毒事件卫生应急处置分队在执行处置任务时应按照各自职责任务配备个体防护装备，每个队伍建议按8人组成。县级可根据本地区突发中毒事件特征及风险选择个体防护装备，参考市级队伍进行配备。

防护服、化学防护手套和化学防护靴按照使用者确定号码。携气式呼吸器应配备相应充气装置。全面罩过滤式呼吸防护用品不含过滤元件，应提前确定规格。

## E.2　A 级个体防护装备配备方案

见表 E.1。

表 E.1　A 级个体防护装备配备方案

| 序号 | 装备名称 | 突发中毒事件卫生应急处置分队 | | | 最低配备数量 |
|---|---|---|---|---|---|
| | | 国家级 | 省级 | 市级 | |
| 1 | 携气式呼吸器 | √ | √ | ○ | 4 套 |
| 2 | 气密型防护服 | √ | ○ | ○ | 4 件 |
| 3 | 制冷背心 | ○ | ○ | ○ | 4 件 |

注："√"表示需要配备，"○"表示选配。

## E.3　B 级个体防护装备配备方案

见表 E.2。

表 E.2　B 级个体防护装备配备方案

| 序号 | 装备名称 | 突发中毒事件卫生应急处置分队 | | | 最低配备数量 |
|---|---|---|---|---|---|
| | | 国家级 | 省级 | 市级 | |
| 1 | 携气式呼吸器 | √ | √ | ○ | 4 套 |
| 2 | 喷射液体防护服 | √ | √ | ○ | 4 件 |
| 3 | 化学防护手套 | √ | √ | √ | 每人每天至少 2 双 |
| 4 | 化学防护靴 | √ | √ | √ | 每人每天至少 1 双 |
| 5 | 制冷背心 | ○ | ○ | ○ | 4 件 |

注："√"表示需要配备，"○"表示选配。

## E.4　C 级个体防护装备配备方案

见表 E.3。

表 E.3　C 级个体防护装备配备方案

| 序号 | 装备名称 | 突发中毒事件卫生应急处置分队 | | | 最低配备数量 |
|---|---|---|---|---|---|
| | | 国家级 | 省级 | 市级 | |
| 1 | 全面罩过滤式呼吸防护用品 | √ | √ | √ | 每人每天至少 1 个 |
| 2 | 过滤元件 | √ | √ | √ | 每人每天至少 2 副 |

续表

| 序号 | 装备名称 | 突发中毒事件卫生应急处置分队 | | | 最低配备数量 |
|---|---|---|---|---|---|
| | | 国家级 | 省级 | 市级 | |
| 3 | 动力送风过滤式呼吸器 | ○ | ○ | ○ | 2套 |
| 4 | 泼溅液体防护服 | √ | √ | ○ | 每人每天至少1件 |
| 5 | 化学防护手套 | √ | √ | √ | 每人每天至少2双 |
| 6 | 化学防护靴 | √ | √ | √ | 每人每天至少1双 |

注："√"表示需要配备，"○"表示选配。

## E.5　D级个体防护装备配备方案

见表E.4。

表 E.4　D级个体防护装备配备方案

| 序号 | 装备名称 | 突发中毒事件卫生应急处置分队 | | | 最低配备数量 |
|---|---|---|---|---|---|
| | | 国家级 | 省级 | 市级 | |
| 1 | 随弃式防颗粒物口罩 | √ | √ | √ | 每人每天至少3个 |
| 2 | 防护眼罩 | √ | √ | √ | 每人每天至少1个 |
| 3 | 颗粒物防护服 | √ | √ | √ | 每人每天至少1件 |
| 4 | 乳胶手套 | √ | √ | √ | 每人每天至少2双 |

注："√"表示需要配备。

## E.6　其他装备配备方案

见表E.5。

表 E.5　其他装备配备方案

| 序号 | 装备名称 | 突发中毒事件卫生应急处置分队 | | | 最低配备数量 |
|---|---|---|---|---|---|
| | | 国家级 | 省级 | 市级 | |
| 1 | 无线通讯器材 | √ | √ | ○ | 5件 |
| 2 | 便携式氧气报警器 | √ | √ | √ | 2个 |
| 3 | 便携式一氧化碳报警器 | √ | √ | √ | 2个 |

续表

| 序号 | 装备名称 | 突发中毒事件卫生应急处置分队 | | | 最低配备数量 |
| --- | --- | --- | --- | --- | --- |
| | | 国家级 | 省级 | 市级 | |
| 4 | 便携式毒剂报警器 | √ | √ | √ | 宜配备2种及以上常见毒物便携式报警器，每种2个 |
| 5 | 半面罩过滤式呼吸器 | √ | √ | √ | 每人1个，每天至少1副过滤元件 |
| 6 | 安全帽 | ○ | ○ | ○ | 每人1个 |
| 7 | 安全绳（带） | √ | √ | ○ | 8根 |

注："√"表示需要配备，"○"表示选配。